Health Management

健康管理学教程

主 编 鲍勇 马骏

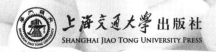

上海交通大学出版社
SHANGHAI JIAO TONG UNIVERSITY PRESS

内容提要

本书从健康管理学教程概论入手,介绍了健康管理学基础和健康管理相关的知识和技能。根据健康管理的"四部曲",对健康信息管理、健康风险评估、健康教育与健康促进、心理健康管理、重点人群与疾病的健康管理和健康管理评价指标和体系进行了系统的阐述。在功能社区健康管理方面,介绍了一般人群、高危人群、慢性病患病人群的健康管理。另外,还对健康管理在健康体检中的应用和中医健康管理等进行了说明。本书特色鲜明,理论创新,可操作性强,实用价值大,是一本不可多得的健康管理著作,本书的出版将对我国健康管理研究开展和发展有积极意义。

本书既可作为高等院校健康管理专业学生教材,也可作为教师参考用书,同时还可作为从事健康管理人员的选修资料。

图书在版编目(CIP)数据

健康管理学教程 /鲍勇,马骏主编. — 上海 :上海交通大学出版社,2015(2021重印)
ISBN 978-7-313-13630-5

Ⅰ. 健... Ⅱ. ①鲍... ②马... Ⅲ. 健康—卫生管理学—医学院校—教材 Ⅳ. R19

中国版本图书馆 CIP 数据核字(2015)第 186152 号

健康管理学教程

主　　编:鲍　勇　马　骏
出版发行:上海交通大学出版社　　　　　地　　址:上海市番禺路 951 号
邮政编码:200030　　　　　　　　　　　电　　话:021-64071208
印　　制:上海天地海设计印刷有限公司　经　　销:全国新华书店
开　　本:787mm×960mm　1/16　　　　　印　　张:15.75
字　　数:302 千字
版　　次:2015 年 9 月第 1 版　　　　　　印　　次:2021 年 1 月第 4 次印刷
书　　号:ISBN 978-7-313-13630-5
定　　价:42.00 元

编委会名单

序

　　健康管理在西方国家经历了 30 多年的发展历史,已经成为西方医疗服务体系中不可或缺的一部分。但是健康管理在中国仍然是一个新生事物,大家对它还比较陌生,特别是长久以来医疗卫生服务一直沿用管理疾病的思路和做法,对健康视而不见,导致医疗卫生服务一直停留在生物医学范畴,已经很难满足广大居民对疾病和健康管理的需求。若要进行健康管理,既没有有效的工具,也缺乏应有的理念和技能。面对民众日益增长的健康需求,如何做好社区人群的健康管理,已迫切地摆上各级医疗卫生服务机构的议事日程。

　　2008 年我国新医改要求,中国医改要从国情出发,借鉴国际有益经验,着眼于实现"人人享有基本医疗卫生服务"的目标,着力解决人民群众最关心、最直接、最现实的利益问题。坚持公共医疗卫生的公益性质,坚持预防为主、以农村为重点、中西医并重的方针,实行政事分开、管办分开、医药分开、营利性和非营利性分开,强化政府责任和投入,完善国民健康政策,健全制度体系,加强监督管理,创新体制机制,鼓励社会参与,建设覆盖城乡居民的基本医疗卫生制度,不断提高全民健康水平,促进社会和谐。"健康中国 2020"提出,要以提高人民群众健康为目标,坚持预防为主、防治结合的方向,采用适宜技术,坚持中西医并重,以危害城乡居民健康的主要问题和健康危险因素为重点,通过健康促进和健康教育,坚持政府主导,动员全社会参与,努力促进人人享有基本医疗卫生服务。2013 年国务院 40 号文件也明确指出,要把健康作为事业和产业真抓实干。

　　同时,中国的慢性病问题,如心脑血管疾病、糖尿病、恶性肿瘤、慢性呼吸系统疾病等已经达到"井喷"程度。慢性病病程长、流行广、治疗费用高、致残致死率高。现有确诊慢性病患者 2.6 亿人,导致的死亡已经占到我国总死亡的 85%,导致的疾病负担已占总疾病负担的 70%,成为重大的公共卫生问题。

　　为配合医疗卫生服务的深层次的开展和发展,为全面提升医疗卫生服务管理者和执业者的技能,使健康管理的理念更加深入人心,我们组织健康管理各相关领域专家,编写了本书,重点介绍健康管理基本概念、健康管理技能、健康管理的具体内容,同时简述了与健康管理相关的学科关系。

　　本书作为不可多得的健康管理实用指南,通俗易懂,具有实务性、技巧性、可操作性强等特点,既可以作为管理工作者的实用指南,也是从事健康管理工作者的工具手册、培训辅助教材,还可作为有关院校的教科书以及在校学生的参考书籍。

本书得到国家自然科学基金、教育部创新项目、上海市教委创新项目、上海市卫生和计生委、上海交通大学中国医院发展研究院、上海市同仁医院以及上海交通大学医学院虹桥国际医学研究院大力支持,在此一并感谢。

鲍 勇

2015 年 1 月

目　　录

第一章 健康管理学概论

健康管理学是近年来形成的学科,在概念、学科体系、内容以及流程等方面尚未成熟,本章就现有研究结果给予总结和介绍。

第一节 概 述

健康管理和健康管理学是两个不同的概念,前者注重于实践,而后者注重于理论。

一、健康管理学相关概念

根据《健康管理概念与学科体系的中国专家初步共识》,介绍以下健康管理学相关概念。

(一) 健康管理概念及内涵

1. 健康管理定义

目前国内外各领域学者对健康管理(Health Management)的定义或概念有不同的阐述。如公共卫生角度认为,健康管理是找出健康的危险因素,然后进行连续监测和有效控制;预防保健角度认为,健康管理是通过体检早期发现疾病,并做到早诊断及早治疗;健康体检角度认为,健康管理是健康体检的延伸与扩展,健康体检加检后服务就等于健康管理;疾病健康管理角度认为,健康管理说到底就是更加积极主动的疾病筛查与及时诊治。由于不同的专业视角的局限性,在对定义的表述、概念及内涵的界定上均存在明显的不足或不完整性,目前还没有一个定义和概念被普遍接受。

目前比较公认的健康管理的概念是:以现代健康概念(生理、心理和社会适应能力)和新的医学模式(生理-心理-社会)以及中医治未病为指导,通过采用现代医学和现代管理学的理论、技术、方法和手段,对个体或群体整体健康状况及其影响健康的危险因素进行全面建档检测、评估、有效干预与连续跟踪服务的健康行为及过程。其目的是以最小投入获取最大的健康效益。

2. 健康管理的内涵要素与重点

健康管理是在健康管理理论指导下的医学服务。健康管理的主体是经过系统医学教育或培训并取得相应资质的医务工作者。健康管理的客体是健康人群、亚健康人群(亚临床人群、慢性非传染性疾病高危人群)以及慢性非传染性疾病的患病人群。健康管理的重点是健康风险因素的干预和慢性非传染性疾病的管理。健康管理服务的两大支撑点是信息技术和健康保险。健康管理的大众理念是"病前主动防,病后科学管,跟踪服务不间断"。健康体检是基础,健康评估是手段,健康干预是关键,健康促进是目的。健康管理是典型的"四部曲",即健康档案建立、健康风险评估、健康风险干预和干预后效果评价。

(二) 健康管理学的概念及内涵

1. 健康管理学的概念

健康管理学是研究人的健康与影响健康的因素,以及健康管理相关理论、方法和技术的新兴医学学科,是对健康管理医学服务实践的概括和总结。

2. 健康管理学的学科内涵

健康管理学是集医学科学、管理科学与信息科学于一体,重点研究健康的概念,内涵与评价标准,健康风险因素监测与控制,健康干预方法与手段,健康管理服务模式与实施路径,健康信息技术以及与健康保险的结合等一系列理论和实践问题。

3. 健康管理学科特点

健康管理学是一门新兴的医学学科,它依赖于基础医学、临床医学、预防医学的理论与技术。它不同于传统的医学,其研究的主要内容、服务对象、服务范围与服务模式,从理论到实践都具有很大的创新性。因此,它已经成为医学科技创新体系之一。现代医学科技创新体系包括:基础医学创新体系、预防医学创新体系、临床医学创新体系、特种医学创新体系和健康管理学创新体系。

二、健康管理和健康管理学的发展历程

(一) 国际发展历程

1. 萌芽期

健康管理学是 20 世纪 50 年代末最先在美国提出的概念,其核心内容医疗保险机构通过对其医疗保险客户(包括疾病患者或高危人群)开展系统的健康管理,达到有效控制疾病的发生或发展,显著降低出险概率和实际医疗支出,从而减少医疗保险赔付损失的目的。美国最初的健康管理(Manage Care)概念还包括医疗保险机构和医疗机构之间签订最经济适用处方协议,以保证医疗保险客户可以享受到较低的医疗费用,从而减轻医疗保险公司的赔付负担同时,那时美国密西根大学就进行了功能社区的健康管理研究。

2. 形成期

1994 年,西太平洋区会员国批准了题为"健康新地平线"的政策框架。"健康

新地平线"提出有关卫生政策的长远观点,旨在为制定和计划 21 世纪的未来政策方向起推动作用。它建议按三个方面来安排和调拨卫生资源:第一方面是准备生命,即应对母亲的疾病、需求和危害,提高儿童生存率,鼓励和支持健康的生活方式;第二方面是保护中青年的生命,其重点是建立促进健康生活方式的国家政策和规划,改善营养状况,预防非传染性疾病并推迟其发生,预防残疾和开展康复活动,减少传染性和虫媒性疾病,促进健康的环境;第三方面是提高老年人的生活质量,为此必须重视老年人的需求(急慢性疾病的护理、康复、缓解痛苦等)。

随着老年人数量的增加,卫生服务部门必须采取新的对策。对老年人的未来卫生政策必须考虑疾病的多种原因,卫生部门在提供卫生服务时必须保持横向的联系和合作。

"健康新地平线"强调个人和社区对实行健康的生活和采取健康行动的责任,因此,它本身也是初级卫生保健思想的进一步发展。为了实现"健康新地平线"提出的目标,除了依靠合理的国家卫生政策外,也需要有其他部门(如教育、建筑、经济计划和发展部门)的合作和支持。

3. 发展期

最具有代表性的是 21 世纪"人人健康"战略的总目标和具体指标。

(1)总目标:①提高全体人民的期望寿命和生活质量;②改善国家间和国家内部的健康公平;③建立和完善使人人享有可持续发展的卫生保健体制与服务。

(2)两项政策性目标,以推动总目标的实现:①使健康成为人类发展的核心;②发展可持续的卫生保健体制,以期满足人民需要。重要的问题在于认识到健康不能脱离人类和社会的发展而孤立地发展。

人类发展的目的旨在使人民享有高质量健康生活,为此必须改善社会成员的生活条件和生活质量。良好的健康既是人类可持续发展的资源,又是发展的目标。以人为本的发展思路,就是要求重视健康,没有良好的健康就不可能指望个人、家庭、社区和国家实现其社会和经济目标。

(3)4 项行动准则:①妥善处理制约健康的决定性因素;②在一切背景条件下促进健康;③调整相应卫生政策;④将健康纳入可持续发展计划。

(二)国内发展历程

1. 萌芽期

在我国,健康管理最早出现于 20 世纪 90 年代后期。1994 年,在中国科学技术出版社出版的《健康医学》专著中,将"健康管理"作为完整一章,比较系统地表述了健康管理的初步概念与分类原则、实施方法与具体措施等。

2. 形成期

2009 年伊始,中华医学会健康管理学分会、《中华健康管理学杂志》在广泛征求健康管理相关专家、产业/行业机构代表意见或建议的基础上,于 2 月 28 日和 3 月 28 日,先后在天津和江苏苏州举办了"2009 中国健康管理学科体系与范畴高层论坛"(简称天津会议)及"2009 中国健康管理(体检)机构规范与发展峰会"(简称苏州会议)。两次会议均紧紧围绕"健康管理概念、学科体系与范畴、发展目标与原则"这一中心议题,进行了深入讨论和充分协商,形成了"健康管理概念与学科体系的初步共识"(讨论稿)。随后委托《中华健康管理学杂志》编辑部,将"讨论稿"以电子邮件方式提交给各中华医学会健康管理学分会常委,部分省市医学会健康管理学分会主任委员,《中华医学会健康管理学杂志》总编辑、副总编辑,部分编委及专家(共近 40 人),进一步讨论和征询修改意见。2009 年 5 月,《中华医学会健康管理学杂志》编辑部对征询意见和建议进行了认真的梳理与汇总。根据梳理与汇总后的意见,对"讨论稿"再次进行修改,最终形成了"健康管理概念与学科体系的中国专家初步共识"(简称初步共识)。

3. 发展期

围绕十七大提出的目标,以深化医药卫生体制改革为动力,卫生部组织数百名专家开展了"健康中国 2020"战略研究,其总目标是:

(1) 改善城乡居民健康状况,提高国民健康生活质量,减少不同地区健康状况差异,主要健康指标基本达到中等发达国家水平。

(2) 到 2015 年,基本医疗卫生制度初步建立,使全体国民人人拥有基本医疗保障、人人享有基本公共卫生服务,医疗卫生服务可及性明显增强,地区间人群健康状况和资源配置差异明显缩小,国民健康水平居于发展中国家前列。

(3) 到 2020 年,完善覆盖城乡居民的基本医疗卫生制度,实现人人享有基本医疗卫生服务,医疗保障水平不断提高,卫生服务利用明显改善,地区间人群健康差异进一步缩小,国民健康水平达到中等发达国家水平。

第二节　健康管理学的意义

健康管理学的意义可包括政治、社会和发展等三方面。

一、政治意义

(一) 政府对健康的责任

健康权是联合国《经济、社会和文化权利公约》第 12 条所规定的基本权利之一,中国政府于 1997 年签署该公约,并于 2001 年获全国人大常委会批准。健康权的基本含义就是政府对公民健康负有积极责任。

所谓政治责任,是指政治官员制定符合民意的公共政策并且推动其实施的职责。实现政治责任是一个实践问题,即政治责任主体按照法律、法规和政策程序行使权力。政府对保护人民健康负有不可推卸的责任,是建设全面小康社会和"以人为本、协调发展"科学发展观的具体体现,也是公共物品理论、人力资本理论、卫生保健公平性理论和边际生产力理论在健康方面的实践。

(二) 健康城区建设问题

世界卫生组织的"健康城市组织"研究组成员提出了健康城区的目标,于 1987 年 3 月在巴塞罗那(Barcelona)提出了这一指标体系。该体系由 7 个大类、26 个单项指标组成,被认为是比较有代表性的指标体系。

健康城区评价指标有 26 个单项指标,其中有 11 个指标与健康服务有关,说明健康和城市的关系非常密切。

(1) 年平均酸污染程度($NO\%$,$SO_2\%$)超过世界卫生组织标准的天数。

(2) 可感到的骚扰指标,指噪音、气味和清洁度方面的内容。

(3) 低于标准住宅水平的住宅百分比(标准住宅的概念由各城市自行制定)。

(4) 暴力犯罪的百分比(根据警察局的报告)。

(5) 感到夜间在邻里之间步行有安全感的人的百分比。

(6) 居民生活垃圾的回收率。

(7) 是否感到很容易到达附近的商店。

(8) 自己感到孤独,即:经常或总是感到孤独的人口百分比。

(9) 感到城市是"好"或"很好"的居住场所的人口百分比。

(10) 人们参与健康组织、社会组织、和平组织和环保组织的百分比。

(11) 工作的满意度。

(12) 没有独立居所的家庭百分比(独立居所的概念由各国、各城市制定)。

(13) 失业的百分比(或在贫困线以下的家庭百分比、得到福利救济或社会救济的人口百分比、收入低于平均工资一半的人口百分比,由各国、各城市提供)。

(14) 沙门氏菌的影响率(每年每千人)。

(15) 城市用于公共健康方面的投资情况,推进健康运动发展的情况。

(16) 人口中每天吸烟的人口百分比。

(17) 感到在工作场所吸烟受到限制的人口百分比(仅涉及工作人口)。

(18) 因酗酒而造成机动车事故的人口百分比。

(19) 机动车事故的影响度(18 岁以上人口)。

(20) 每天使用镇静剂的人口百分比(或每位成人服用镇静药片的数量)。

(21) 自尊心。

(22) 感到身体"好"或"很好"的人口百分比。

(23) 每年感到活动受健康限制的平均天数。

（24）围产期的健康：出生时体重低于 2500g 的婴儿百分比。

（25）70 岁以下因心血管疾病造成生命损失的百分比。

（26）艾滋病病死率或 HIV 检查中的阳性百分比。

二、社会意义

（一）健康管理是解决人口老龄化问题的重要途径

1. 人口老龄化和发展

国际上将 60 岁及以上人口所占比重超过 10％或 65 岁及以上人口所占比重超过 7％，定义为人口老龄化。新中国成立以来，尤其是改革开放以来，随着我国经济社会的迅速发展、科学技术进步、医疗卫生条件的改善，人口出生率不断下降，人均期望寿命逐渐增长（已由新中国成立初期 35 岁上升到目前的 77 岁），我国老龄人口正以年均增长率约 3％的速度飞速发展。1979 年，上海市 60 岁以上人口占总人口比重已经超过 10％，最早进入我国老龄化城市行列。据国家权威部门公布的资料，1999 年 10 月，我国 60 岁以上老年人口已达 1.26 亿，占全国总人口的 10％，提前迈入人口老龄化国家行列。2000 年，60 岁以上老年人口达到 1.3 亿，预计到 2025 年可达到 2.8 亿，占总人口的 18.4％；到 2050 年将达到 4 亿左右，占总人口的 25％。

2. 政府应采取的措施

（1）把解决老年人的医疗卫生问题的基点定位在社区卫生服务的健康管理方面。

（2）不断健全老年健康服务体系。

（3）积极推行健康服务合同制度。

（4）加强健康教育和健康管理，实现健康老龄化的宏观发展战略。

（5）建立多层次的筹资体制。

（6）完善家庭健康服务网络。

（7）制定《老年健康法》。

（8）在社区健康服务中发挥老年人的余热。

（二）健康管理是解决疾病和死亡谱变化带来问题的必由之路

1. 十大死因排序

我国十大死因排序为：①心脏病；②脑血管病；③恶性肿瘤；④意外死亡；⑤呼吸系病；⑥消化系病；⑦传染病；⑧泌尿系病；⑨神经精神病；⑩内分泌病。

2. 死因影响因素

上述死因的影响因素及构成：①生活方式与行为（包括吸烟、饮酒过量、不平衡的膳食和体力活动缺乏等），占 37.73％；②环境因素，占 20.04％；③生物学因素，占 31.43％；④保健服务制度，占 10.80％。

3. 健康管理的作用

社区卫生服务强调采取预防、保健、医疗、康复等综合服务，有助于从制度上逐步弥合医疗和预防的裂痕，提高卫生系统绩效；采取"上游策略"促进居民形成健康行为方式和饮食习惯，改善卫生环境，预防疾病发生，早期发现、早期治疗疾病，可以减少传染病和慢性非传染性疾病负担；强调政府、社区、家庭和个人共同为健康负责，建立跨部门协作机制，可以更有效地干预和控制影响健康的社会和环境危险因素。

（三）健康管理是控制医疗费用增长过快的重要途径

1. 医疗费用增长过快是世界性问题

美国是全球医疗费用最高的国家。10 年前，美国曾经爆发过医疗费用高涨的危机，目前，这一问题再次迫近。统计显示，20 世纪末，美国公民每年人均为医疗保险支付 3925 美元，比开支第二大的国家（瑞士）人均 2500 美元高出许多。据蓝十字与蓝盾协会公布的数据，与 1998 年相比，2000 年美国住院患者的医疗开支增长 11.8％，健康护理费用增长 7.2％，是 10 年来最大的一次增长。

2. 实施健康管理有利于控制医疗费用的快速上涨

（1）健康管理强调采用符合成本效益的适宜技术，而不是昂贵技术。

（2）健康管理服务预防疾病的成本远低于治疗成本。

（3）有利于扭转服务机构靠向患者收费赚取收入，因此希望患者越多越好的错误激励机制。

（4）有利于患者合理分流，减少大医院高级人员处理简单疾病造成的资源浪费，缓解"看病难"的矛盾。

3. 美国的健康管理实践

目前，有近 30％的美国人选择了集医疗服务和医疗保险于一体的凯撒医疗集团作为参保单位。凯撒医疗集团采取的医疗保险和医疗服务统一管理模式，坚持预防为主、防治结合的理念，在探索加强疾病预防控制、推进健康管理和降低医疗成本等方面初步显示出了良好的发展前景，对于推进我国医药卫生体制改革具有借鉴意义。

三、发展意义

（一）预防（Preventive）

1. 一级预防

包括两方面的任务，即增进健康和特殊防护。前者指提高人们卫生知识水平、坚持体育锻炼、合理营养、保护环境、清洁饮水、污染无害化处理，创造良好的劳动和生活(居住)条件、注意合理生活方式(不吸烟等)、控制人口过度增长、进行社会心理卫生教育、纠正不良卫生习惯等。特殊防护指免疫接种、杀菌灭虫、监测高危险性环境(如工业毒物)和高危险性人群(如免疫缺陷者等)。近20年来，日本采取少吃腌渍食品、保持食物的新鲜度(用冰箱)、多吃新鲜蔬菜(家庭种菜)、多吃牛奶制品等方法使胃癌病死率逐步下降。因此，日本现在不再是胃癌发病率最高的国家，这是一级预防的重要成果。

2. 二级预防

包括早发现、早期诊断和及时治疗(传染病是五早：发现、诊断、报告、隔离、治疗)。如定期作X线胸透以早期发现矽肺、肺癌或肺结核，定期对妇女检查以早期发现乳癌或宫颈癌，在肝癌高发区作甲胎蛋白测定以早期发现肝癌。及时治疗指在确诊后当机立断地制订防治方案、早治以求早痊愈，对传染病来说，根治疾患需要消灭传染源。对心血管疾病和恶性肿瘤，早期治疗就能控制发展、恶化和转移。我国防治肿瘤抓"三早"(早期发现、诊断、治疗)，攻"三关"(病因、早诊、根治关)，已经取得较好效果。

3. 三级预防

包括防止病残和康复工作。防止病残是为了使人不致丧失劳动能力，即病而不残，保存人的社会价值；或者虽然器官或肢体缺损，但要力求"残而不废"，即进行康复工作。康复医学有人称为"第三种医学"，它仅次于治疗和预防医学，对身体和心理残废者和老年人采取措施，使他们能够在身体上、心理上、社会上、经济上和职业上成为有用的人。

4. 健康管理的预防功能

其重要的功能是社会预防，社会预防贯彻到疾病发生、发展和转归的始终，以预防医学为主导，预防、治疗和康复三种医学互相结合、互相渗透。三级预防的提出，处处体现主动、积极向疾病进攻的态度，生动地体现整体论的健康观。

(二) 预测(Predictable)

1. 概念

预测医学是20世纪80年代新兴的一门综合性学科，是以预知先觉人体身心健康与病症为主，重点研究早期、超早期病况及先兆征的表现、演变及规律性，发掘人体潜能，发挥人的超前能动作用，测、防、治相结合，为人类健康服务的医学科学体系。医学应是"关于健康的科学"，而不是"关于疾病的科学"。人体的健康与疾病是能预测预报的。健康向疾病的转变有一个量变到质变的过程，发病之前，在不同阶段、不同层次、不同条件下，会有不同的特殊的先兆信息或预警信号，且有规律可循。掌握并运用综合的预测技术，警觉先兆信息，捕捉预警信号，就能在早期、超早期阶段揭示疾病的发生、发展规律及其特点,深刻认识发病各阶段的内在联系和机制,达到对疾病的预知先觉,测治于未萌,防病于未然,使疾病泯灭在发作之前。

2. 预测医学的分类原则

(1)一级预测,即病因预测,通过调控疾病转变的条件及特殊的优化健康防护措施,来控制病因及影响疾病流行的危险因素;基因诊断及基因治疗的蓬勃发展,使一级预测对于遗传病由"不治之症"变为可治之症,由"可望而不可及"变为现实。

(2)二级预测,即超早期预测,通过产前预测(产前诊断)能够在胚胎期超前预知某些疾病发生、发展和预后;检测患儿双亲的核型可预知是否为染色体平衡易位携带者及其子女的发病危险率;负荷试验和酶活性测定等可在超早期检测出某些遗传性先天代谢病,及时采取有效措施阻断疾病的发生。

(3)三级预测,即临床前或症状前预测,从新生儿开始,对一些遗传性疾病进行筛查,以利早期的测、防、治,在不同发育阶段,依据特殊的先兆体征和指征,就能检出许多染色体异常综合征、单基因病和复杂性多基因病。电子计算机的应用,既给医生提供了许多方便,又有助于快速准确地诊断,有利于在发病早期采取阻截措施,防范疾病的发展。

(4)四级预测,即临床预测,主要目的在于指导寻医用药,预知疗效如何,防止并发症和病残,促进病情转归与机体康复。在四级预测的不同阶段,依需要分别采取染色体检测、细胞培养法与组织养法,DNA 分子杂交技术及不同的酶学分析或生化分析等,通过检测利于确诊,便于对症治疗。

3. 健康管理在预测医学的作用

利用健康危险因素评价可以对个体进行健康预测并为健康促进提供依据,指导个体改变不良的行为生活方式,控制并降低危险因素,减少疾病的发生和危害的可能性。危险因素群体评价的结果,可以了解危险因素在人群中的分布及严重程度,为确定疾病防治工作重点、制订防治策略进行干预提供依据。

第三节　健康管理学的内容

一、健康管理学的学科基础

(一) 危险性

健康管理立足于找出隐藏在人群中可能引起疾病的危险因素,并加以预防或解决。存在于人生命中的危险性可分为以下 3 种:

(1)相对危险性。与同年龄、同性别的人群平均水平相比,个人患病危险性的高低。

（2）绝对危险性。个人在未来几年内患某些慢性疾病的可能性。

（3）理想危险性。个人在完全健康的状态下得到的数值。

（二）关系和意义

1. "绝对危险性"和"理想危险性"

"绝对危险性"和"理想危险性"之间的差别就是个人可以改善而且应该努力摒弃的不良生活行为引起疾病的危险因素可以分为"可以改变的危险因素"与"不可改变的危险因素"。"可以改变的危险因素"是随着"行为和生活方式"的改变而改变的。通过有效地改善个人的"行为和生活方式"，个人的"可以改变危险因素"的危险性就能得到控制并降低。这构成了健康管理的最基本科学依据。

2. "不可改变的危险因素"和"可改变的危险因素"

"不可改变的危险因素"包括年龄、性别、家族史等，"可改变的危险因素"包括BMI、腰围、血压、血糖、运动水平等。这些可以随着生活行为（如合理膳食、增加运动、戒烟等）的改变而改变，如增加运动量和合理膳食可以降低BMI和血压。这些危险因素的降低将降低患多种慢性疾病的风险，如糖尿病、冠心病、脑卒中和乳腺癌等。

疾病（特别是慢性非传染性疾病）的发生、发展过程及其危险因素具有可干预性，从而形成健康管理的科学基础。每个人都会经历从健康到疾病的发展过程。一般来说，是从健康到低危险状态，再高危险状态，然后发生早期病变，出现临床症状，最后形成疾病。这个过程可以很长，往往需要几年到十几年，甚至几十年的时间，而且和人们的遗传因素、社会和自然环境因素、医疗条件以及个人的生活方式等因素都有高度的相关性。其间变化的过程多且不易察觉。但是，健康管理通过系统检测和评估可能发生疾病的危险因素，帮助人们在疾病形成之前进行有针对性的预防性干预，可以成功地阻断、延缓甚至逆转疾病的发生和发展进程，实现维护健康的目的。

二、健康管理的内容

（一）人员培训

（1）针对医疗保健在职人员和医学管理人员的知识更新、服务扩展与能力提升进行培训，包括现代健康管理概念与内涵、技术与标准等。培训应严格遵循相关规定与指南，突出新颖性、专业性与实用性。

（2）针对健康管理（体检）机构人员上岗、转岗、跨岗的职业技能规范化培训，包括健康管理相关概念、技术、技能、标准、流程、模式等。培训要严格按照健康管理师国家职业标准，突出职业资质、职业技能、职业服务与职业活动能力。

（3）针对公众及家庭健康服务者的多样化需求培训，包括健康理念、健康意识、健康知识、健康技能等健康自我管理能力。

（二）服务模式和流程

1. 转变服务理念，创新服务模式

医院设置的体检中心要逐渐由传统的辨病体检向健康体检转变，由单一的健康体检服务向体检、评估、干预和跟踪的一体化综合健康管理服务转变，实现健康体检中心向健康管理科的过渡。

2. 第三方健康管理医学服务

针对健康管理服务的市场化和产业化需求，主要由新兴的健康管理公司提供的商业性的健康管理医学服务。以健康服务信息化平台为依托，以慢病早期和康复期人群为对象，以俱乐部为组织形式，提供疾病防治与就医指导等服务。

3. 规范质量控制流程，提高服务能力与效率

严格执行国家卫计委《健康体检管理暂行规定》及《体检基本项目目录》，针对不同群体或个体的健康管理需求，科学设计健康检测/监测项目与流程，通过健康注册建立健康管理档案；通过过程控制提高服务质量；通过信息技术手段的应用提高服务效率；通过培训与严格技术标准及规范，提高服务能力与水平。

（三）社区健康管理

1. 生活社区

针对不同地域特点与经济社会发展状况，以预防控制社区慢病及其风险因素流行为目标，通过规范实施健康教育与促进、个体健康咨询与指导、生活方式改善、非药物干预等健康管理医学服务项目，来提高社区人群高血压、糖尿病、冠心病、骨质疏松等慢性非传染性疾病的知晓率、治疗率与控制率。认真贯彻"保基本、强基础、广覆盖、可持续"的新医改方针，从农村和农民的实际情况出发，积极探索新农合开展健康管理医学服务的模式与路径。

2. 功能社区

针对不同职业与环境特点，以节约健康劳动力资源，促进生产率可持续发展为目标，通过实施企业员工健康与生产力管理规划、个体健康自我管理培训项目、不良生活方式干预与健康促进等，来提高企业员工的健康素养与健康自我管理能力，有效防控慢病，降低疾病负担。

（四）特殊人群健康管理

1. 老年健康管理

根据不同老人的健康服务需求，建立居家养老式健康管理、候鸟式健康颐养、旅游与健康疗养等模式与路径。

2. 高端人群健康管理

针对高端人群的健康需求,提供量身定制的健康管理医学服务内容与服务套餐,包括私密性健康信息管理,全面系统的健康检测/监测与评估,连续动态的专职保健与跟踪服务,个性化的健康解决方案与措施,及时提供人性化的就医绿色通道,等等。

三、健康管理流程

1. 健康状况的信息采集

健康状况的信息采集即寻找、发现健康危险因素的过程。信息采集的途径包括日常生活调查、正常体检(健康体检)和因病检查等方式。采集的信息中既有患者的年龄、性别、身高、体重等基本情况,也有体检后身体各系统的功能状况、实验室检查后的血糖、血脂等一些重要指标,还包括家族史、膳食习惯(如谷类、肉类、干豆类以及咸菜、酒类等摄入情况)、生活方式(如吸烟、睡眠、体力活动、锻炼、精神及社会因素等)等多方面资料。

通过健康信息采集,全面收集个人健康状况信息,为被管理者建立健康档案,进行健康危险因素的分析和评价,及早发现健康危险因素,为制定健康促进计划提供基础资料。

2. 健康状况的评估和预测

健康状况的评估和预测即认识健康危险因素的过程。根据采集到的被管理者的各种信息,对其健康状况进行评估,确定处于何种健康状况,并系统分析存在的危险因素及其发展变化趋势,为促使其改变不良的生活方式、降低危险因素做好前期工作。

3. 健康促进、行为干预、咨询指导

健康促进、行为干预、咨询指导即解决健康危险因素的过程。根据评估、预测结果,制定个性化的健康计划,并督促实施,把健康理念和健康计划转化为健康行为,指导被管理者采取正确的生活方式和行为来减少发病危险。这是整个健康管理过程的核心。

在此过程中,要通过各种途径,与被管理者保持联系,对其给予及时的咨询和科学指导,并对其健康状况的改变及时了解,定期进行重复评估,给个人提供最新的健康维护方案。

4. 效果评价

通过以上步骤,如健康促进、行为干预、咨询指导,对个体和群体的健康干预效果进行评价;同时实施反馈,进一步制定下一步的干预计划。

第四节　健康管理学与相关学科的关系

一、健康管理学与全科医学

(一) 全科医学

全科医学(General Medicine),属于家庭医疗的学术领域,是指导全科医生的理论依据,它属于临床二级学科。全科医学包含两个部分:①通过长期医疗实践产生的经验和知识技能;②通过研究发展起来的新理论。

(二) 全科医学特色

(1) 是第一线的医学。全科医学最先接触和最常接触患者和健康者,是社区医学体系的门户和基础。在患者和全科医生接触的同时,全科医生主动担负起把患者和其家庭引入到方便有效的全科医学服务体系之中。

(2) 是以门诊为主体的医疗保健。经过全科医学训练的全科医生服务涉及门诊和住院患者的预防保健及康复,其主要工作领域是患者所在的社区和家庭,其服务地点是医院的门诊部、急诊室及社区的诊所,也可以是在患者的工作单位或家中。

(3) 是一种专科性的医疗保健。全科医生为患者提供的是连续性的、周全性的、综合性的医疗保健,是以全科医学的学术理论为基础,有其自己独特的知识和技术体系及鲜明的态度和价值观,全科医学在医疗体系中扮演的角色是任何专科所不能取代的。

(4) 是以个人为中心,家庭为单位、社区为范畴的医学。全科医学着重完整的人而不是单纯的疾病,它是以尊重人的个性和权利为特征的整体性医疗保健;强调以家庭为保健单位的重要性,同时注重个人与家庭的互动关系;立足于社区,为个人及家庭提供必要的健康咨询和社区保健。

(5) 是一种持续性和周全性的医学。全科医学为社区居民提供"从生到死"的全程医疗保健,为他们提供连续性的保健服务,伴随着个人及其家庭的产生、发展直至消亡。此时,全科医师能真正了解患者的各种情况,建立长期和良好的医患关系,并使医疗保健措施的顺从性更好。同时,长期登记的病史,也是照顾患者和科学研究的重要资料。

(6) 是一种协调性(Coordinated)的医学。全科医学善于利用社会、社区和家庭的有效医疗保健资源,为提高社区人群的卫生保健水平起到协调作用。

(三) 健康管理学在全科医学的作用

(1) 健康管理是从上游解决民众"看病贵、看病难"问题,对全科医学是最有利支持。慢性病威胁和医疗负担加重是引发当前健康管理"热潮"的直接原因和最大需求。只有实施战略前移(从疾病发生的"上游"入手,即对疾病发生的危险因素实行有效的控制与管理,从以患者为中心转向健康/亚健康人群为中心)和重心下移(即将卫生防病工作的重点放在社区、农村和家庭),才是解决民众"看病贵、看病难"问题的最有效办法和举措。

(2) 发展健康管理是群众越来越迫切的需要。WHO 认为所有就诊患者中,只有 10% 左右的患者需要专科医生诊治,而人群中 80%～90% 以上的基本健康问题,可以通过以训练有素的全科医生和健康管理师为骨干的卫生服务工作人员来解决。

(3) 发展健康管理事业有利于适应疾病谱改变的需要。国家卫计委公布的全国城乡调查数据显示:恶性肿瘤、脑血管病、心脏病、呼吸系病、损伤及中毒、内分泌营养和代谢疾病、消化系病、泌尿生殖系病、神经系病、精神障碍等发病率均比上一年度大幅度上升。WHO 发布的健康公式(健康＝15% 遗传＋10% 社会因素＋8% 医疗＋7% 气候因素＋60% 生活方式)也明确显示,影响健康的主要因素是生活方式,而生活方式不当引起的疾病可以通过健康管理有效地预防。

二、健康管理学与预防医学

(一) 预防医学

1. 概念

该学科是从医学科学体系中分化出来的,是以"环境－人群－健康"为模式,以人群为研究对象,以预防为主要思想指导,运用现代医学知识和方法研究环境对健康影响的规律,制定预防人类疾病发生的措施,实现促进健康、预防伤残和疾病目的的一门科学。预防医学与临床医学不同之处在于它是以人群为对象,而不是仅限于以个体为对象。医学发展的趋势之一,是从个体医学发展到群体医学,今天许多医学问题的真正彻底解决,不可能离开群体和群体医学方法。

2. 预防医学的特点

工作对象包括个体和群体,工作重点是健康和无症状患者,对策与措施更具积极预防作用,更具人群健康效益,研究方法上更注重微观和宏观相结合,研究重点是环境与人群健康之间的关系。

3. 作用

该学科应用现代医学及其他科学技术手段研究人体健康与环境因素之间的关

系,制定疾病防治策略与措施,以达到控制疾病、保障人民健康、延长人类寿命的目的。随着医学模式的发展,该专业日益显示出其在医学科学中的重要性。

(二) 相互作用

健康和疾病的动态平衡关系与疾病的发生、发展过程及预防医学的干预策略是健康管理的科学基础。个体从健康到疾病要经历一个完整的发生和发展过程。一般来说,从处于低危险状态到高危险状态,再到出现临床症状,有一个时间过程。在被诊断为疾病之前,进行有针对性的预防干预,有可能成功地阻断、延缓甚至逆转疾病的发生和发展进程,从而实现维护健康的目的。

三、健康管理学与保健医学

(一) 保健医学

21 世纪是以自我保健为主的世纪。所谓自我保健,是指人民群众自己有知识、有能力,按医学科学要求处理好自己或家庭成员的生活和一些小伤小病。这是提高人们的医学文化水平的结果,也是健康教育的最终目标。

1. 定义

保健医学是研究环境对人群健康的影响,探讨其发病的规律,从而制定有效的预防对策和措施,以达到保护健康、促进健康目的的科学,是预防医学的重要分支。有学者认为是"第四医学"。

中医保健学是以中医基本理论为指导,用中医养生、保健的方法研究和促进人类健康、长寿的一门科学。研究的内容包括中医保健学的含义、源流、发展和特点,中医保健学的传统理论和保健原则,中医保健学的具体方法,人体不同年龄期的生理特点和保健常规,各类疾病的保健等。

2. 保健学特点

(1) 形神兼养。在养生过程中,既要注重形体养护,更要重视精神心理方面调摄,即所谓形神兼养、守神全形、保形全神等。

(2) 综合和审因施养。保健养生不拘一法一式,应形、神、动、静、食、药等多种途径、多种方式进行养生活动。另外,也要因人、因地、因时不同,用不同的养生方法,即所谓审因施养、辨证施养。

(3) 顺其自然。顺其自然体现了"天人合一"思想,强调在保健养生过程中要符合自然规律,不可违背自然规律。同时也要重视人与社会的统一协调。正如《黄帝内经》主张"上知天文,下知地理,中知人事,可以长久"。

(4) 动静结合。现代医学主张"生命在于运动",中医也主张"动则生阳",主张运动健身,但中医养生也主张"动中取静"、"不妄作劳"。

(二) 相互作用

1. 营养平衡

营养素是生命的物质基础,没有营养素就没有健康。成人身体已不再生长,要根据热能的消耗量来决定热能的摄入,也就是"量出为入",使身体热能收支平衡,这样才能保持适当体重,保持健康。摄入量过多或过少,吃的比例不对,就会失去平衡,也会没有健康。

2. 动静平衡

适度运动,可增强心、脑、肺、胃肠、神经内分泌、免疫各系统功能。美国哈佛大学研究表明,人在 35 岁以后,这些功能每年以 0.75%～1% 的速度退化,不运动和坐着的人其退化的速度是经常锻炼的人的两倍,衰老程度相差 8 年,到 45 岁时彼此相差达 20 年,以后每过 10 年差距递增 2 年。由此可见,运动对中老年人来说,是生命进程中重要的大事。美国疾病控制中心报告指出,适度运动可使血液中好胆固醇含量上升 4%,使坏胆固醇的含量下降 5%。美国医学会公布,每天运动相当于快走 30 分钟的人比不活动的人病死率降低 56%。当然,运动过度也会有损健康,甚至发生猝死、中风等。动得过少甚至不动也有损健康,不动已成为全世界引起死亡或残疾的前十项原因之一。

3. 心理平衡

心理即人的思维、内心活动。心理平衡是指内心世界的和谐状态。人的心理平衡与否,对人体健康影响很大。WHO 提出,心理健康是人类 21 世纪最严重的问题。《黄帝内经》也说:"百病生于气也。怒则气上,喜则气缓,悲则气结,惊则气乱,劳则气耗……"所以医病先医"心"。现代医学也发现,人类 65%～90% 的疾病与心理压抑有关。紧张、愤怒、敌意等不良情绪容易破坏人体免疫系统,易患高血压、冠心病、动脉硬化等症。

心理平衡的作用超过所有的"保健"措施。

四、健康管理学与循证医学

(一) 循证医学

1. 定义

循证医学(Evidence-Based Medicine,EBM)意为"遵循证据的医学",又称实证医学,港台地区也译为证据医学。其核心思想是医疗决策(即患者的处理、治疗指南和医疗政策的制定等)应在现有的、最好的临床研究依据基础上作出,同时也重视结合个人的临床经验。

循证医学创始人之一的 David Sackett 教授在 2000 年新版"怎样实践和讲授

循证医学"中,再次定义循证医学为"慎重、准确和明智地应用当前所能获得的最好的研究依据,同时结合医生的个人专业技能和多年临床经验,考虑患者的价值和愿望,将三者完美地结合制定出患者的治疗措施"。

2. 循证医学的目的

循证医学的目的是解决临床问题,包括发病与危险因素→认识与预防疾病;疾病的早期诊断→提高诊断的准确性;疾病的正确合理治疗→应用有疗效的措施;疾病预后的判断→改善预后,提高生存质量;合理用药和促进卫生管理及决策科学化。

(二) 相互作用

(1) 促进健康决策科学化与健康医学发展。

(2) 促进临床医生业务素质的提高,紧跟健康科学发展水平。

(3) 发展健康管理难题,促进健康医学与健康流行病学科学研究。

(4) 促进健康教学培训水平的提高,培训素质良好的健康人才。

(5) 提供可靠的健康科学信息,有利于健康政策决策科学化。

(6) 有利于患者本身的信息检索,监督医疗、健康和保障自身权益。

五、健康管理学与卫生事业管理学及初级卫生保健学

(一) 卫生事业管理学

卫生事业管理学是研究卫生事业发展规律和宏观卫生发展规划,寻求最佳卫生服务,科学合理地配置和使用卫生资源,最大限度满足人们对医疗预防保健需求的一门学科,也是预防医学专业的一门重要课程。

(二) 初级卫生保健学

1. 定义

初级卫生保健(Primary Health Care)是社区内的个人和家庭能够普遍获得的基本卫生保健,这类保健的获得要采取他们能够接受且充分参与的方式,并且社区和国家能够承担所发生的费用。初级卫生保健既是国家卫生体系的核心组成部分,也是社区总体社会和经济发展不可分割内容。

2. 内容

(1) 健康促进。包括健康教育、保护环境、合理营养、饮用安全卫生水、改善卫生设施、开展体育锻炼、促进心理卫生、养成良好生活方式等。

(2) 预防保健。在研究社会人群健康和疾病的客观规律及它们和人群所处的内外环境、人类社会活动的相互关系的基础上,采取积极有效的措施,预防各种疾病的发生、发展和流行。

（3）合理治疗。及早发现疾病，及时提供医疗服务和有效药品，以避免疾病的发展与恶化，促使早日好转痊愈，防止带菌（虫）和向慢性发展。药物应用以"节约、有效"为原则，那些药物应用"愈多愈有效"、"愈多愈好"的观念是错误的。用药物不仅造成药物浪费，增加病家经济负担，也增加了药物不良反应发生的可能性。

（4）社区康复。对丧失了正常功能或功能上有缺陷的残疾者，通过医学的、教育的、职业的和社会的综合措施，尽量恢复其功能，使他们重新获得生活、学习和参加社会活动的能力。

（三）相互作用

首先，卫生事业管理学为健康管理制定政策和策略。在当前的新医改中，有非常明确的阐述："健康"是医改不变的中心，提升国民健康水平、实现人人享有基本医疗卫生服务是医改的最终目标。新医改只有坚持"以健康为中心"，走健康管理之路，才能真正取得成绩。

其次，初级卫生保健为健康管理奠定基础。已经有数十年的初级卫生保健工作，在理论上、实践上都已经形成了模式，从而为健康管理奠定了基础。

六、健康管理与信息化(智能化)

（一）定义

智能健康管理是整合医疗与信息技术相关部门和企事业单位的资源，进行全面合作，通过信息化技术，研究健康管理信息的获取、传输、处理和反馈等技术，实现区域一体化，协同医疗健康服务，建立高品质与高效率的健康监测疾病防治服务体系、健康生活方式与健康风险评价体系，进行健康评价，制定健康计划实施健康干预等过程，达到改善健康状况、防治常见和慢性疾病的发生和发展、提高生命质量、降低医疗费用的目的，最终实现全人、全程、全方位的现代健康管理新技术。

（二）智能健康管理的意义

1. 智能健康管理是合理配置医疗卫生资源，提高医疗健康服务的必然选择

移动数字医疗和智能健康管理坚持预防为主、促进健康和防治疾病相结合，推进信息科技和医疗技术相结合，开发提供用于个人和社区居民的微型智能数字化人体穿戴式多参量医学传感终端等医疗与健康管理设备。以移动医疗数字信息化技术管理为手段，为居民提供实时的健康管理服务，为医护人员提供在线的医疗服务平台，为卫生管理者提供健康档案实时的动态数据，形成自我健康管理及健康监测、健康风险评估和远程医疗协助有机结合的循环系统，实现对个体健康的全程监控，显著提高重大疾病诊断和防治能力，提高医疗服务效率、质量、可及性，降低医疗成本与风险，为全民健康水平的提高提供强有力的科技支撑。

2. 智能健康管理是加快卫生信息化建设的迫切需要

"十一五"期间,我国卫生信息化建设取得较快发展,但由于健康管理和卫生服务本身固有的特殊性和复杂性,卫生信息化尚缺乏顶层设计和信息标准,顶尖的信息技术没有很好地与现代医学技术嫁接交互整合,信息孤岛和信息烟囱问题突出,组织机构建设滞后,专业技术人员匮乏分散。智能健康管理充分发挥移动信息化优势,积极助力医疗行业打通内外部信息孤岛,构筑医患沟通平台和健康信息共享机制,开发效率更高、成本更低的数字医疗服务产品及平台,制定信息标准和规范,培养智能健康管理人才,从而助推卫生信息化建设的加快发展。

3. 智能健康管理是"健康中国2020"战略的实施以及进一步推广全民健康事业的需要

国家卫计委确定的"健康中国2020"战略目标,离不开智能健康管理的建设与开发。我国经济发展,尤其是东部地区经济的快速增长,居民对健康需求的日益增长,健康产业的大力兴起,为智能健康管理的实施奠定了良好的基础。

(三) 智能医疗的现状和发展

1. 系统的架构问题

2. 无线网络的连接方式

目前短距离的连接方式主要有红外、蓝牙和 WiFi 等几种;长距离的可以用 GPRS。

3. 便携式电子医疗产品的开发与应用

尽管一些家庭保健设备可能是移动式的(如活动监视器等),但有一些保健设备通常会固定安放在家里的某个地方(如体重秤、电子血压测量仪等),可能无法连接无线网关。手表或首饰等可穿戴式设备是将来的发展。

4. 远程同步方案的设计选择

对大多数患者监控系统而言,非常重要的一点是在确保移动性和系统灵活性的同时还需保证数据完整性。如果医院能够对其所有设备进行组网并连接至患者家中的接口,患者穿戴上无线身体传感器网络设备后,护理人员就可以远程连接患者。利用医院的内部网络或链路,连接至患者的家庭安全系统数据集成管理器甚至是一部手机便可实现。这些数据传输给护理人员或呼叫中心,从而实现对患者家庭个人情况的不间断监测。

第二章　管理学理论

第一节　管理学的历史演变

把管理学作为一门学科进行系统的研究,只是最近一、二百年的事,而关于管理实践的历史则较难以追溯。有些人从后现代观出发,认为管理学在现代化之前不存在。而另一些人追溯管理学的发展历史,认为管理已经存在了几千年,许多作者所著的文献成为当代管理的奠基之作。古代的一些军事兵法策略为世俗管理人士提供了参考资料。例如,公元前6世纪中国将军孙武所著的《孙子兵法》中强调知己知彼,百战不殆。在古代与中世纪,有许多人士编写"王者明镜"的书籍,旨在劝谏新君王如何治理国家。例如印度的考底利耶所著的《政事论》(写于公元前300年左右),以及意大利作家尼可罗·马基亚维利所著的《君主论》等。

在工业革命之前,受到商业操作尺度的局限和机械化记录设备的不足,企业所有人自己将管理事物全权包揽是不足为奇的。但当组织变得越来越庞大、越来越复杂时,产业所有人(个人、工业王朝世家或股东群)与每日管理人(独立的策划、控制等专业人士)相互分离变得更加寻常。到了18、19世纪时,古典经济学家如亚当·斯密、约翰·斯图尔特·密尔为资源分配、生产、定价策略等问题提供了理论依据。1776年,亚当·斯密写了著名的《国富论》,其中提到了通过分工来提高组织生产的效率。与此同时,发明家们如伊莱·惠特尼、詹姆斯·瓦特、马修·博尔顿发展了生产技术因素如标准化、质量控制、成本会计、可互换的零件以及生产计划。这些管理的许多因素在1861年之前蓄奴的美国经济中就已经应用了。当时的社会有400万人,用现在的术语来讲,是准大规模生产的"管理"。

管理在起飞阶段所迸发出来的强大刺激力量,后来表现为工业革命的形式,管理科学产生于19世纪末20世纪初,是随着资本主义工业的发展而逐渐形成和发展起来的。一般认为,管理科学是由美国管理学家弗雷德里克·温斯洛·泰勒最早提出的,至今历经古典管理理论、行为科学理论和现代管理理论3个发展阶段。当然,这3个阶段并不是截然分开的,更不是前一阶段结束后,下一阶段才告开始。事实上,各种管理理论的产生虽然有先有后,但在产生之后却是并存发展且相互影响的,也存在着继续、借鉴关系。

一、古典管理理论阶段

古典管理理论主要包括泰勒的科学管理、法约尔的一般管理和韦伯的管理组织。其贡献在于：突出了管理中采用科学方法的重要性；指出坚持学习会不断地改善工作方法；确定了在组织有效运作中的许多重要原则；强调了薪金作为激励因素的潜在重要性。

在20世纪初，由泰勒发起的科学管理革命导致了古典管理理论的产生。古典管理理论代表人物泰勒、法约尔、韦伯从三个不同角度，即车间工人、办公室总经理和组织来解决企业和社会组织的管理问题，为当时的社会解决企业组织中的劳资关系、管理原理和原则、生产效率等方面的问题，提供了管理思想的指导和科学理论方法。

（一）泰勒——科学管理

科学管理理论的创始人是弗雷德里克·温斯洛·泰勒（F. W. Taylor, 1856—1915年）。泰勒是美国古典管理学家、科学管理的主要倡导人。他首次提出了科学管理的概念，并于1911年出版《科学管理原理》一书，被公认为"科学管理之父"。反映他的科学管理思想的主要著作还有《计件工资制》、《车间管理》等。

1. 理论建立的背景

泰勒于1878—1897年在美国米德瓦尔钢铁厂工作期间，他感到当时的企业管理当局不懂用科学方法进行管理，不懂工作程序、劳动节奏和疲劳因素对劳动生产率的影响；而工人则缺少训练，没有正确的操作方法和适用工具，这些因素都大大影响了劳动生产率的提高。为了改进管理，他在米德瓦尔钢铁厂和伯利恒钢铁公司受雇期间进行了著名的三大试验。

第一大试验是1881年进行的两项"金属切削试验"，试验结果发现了能大大提高金属切削机工产量的高速工具钢，取得了各种机床适当的转速和进刀量以及切削用量标准等资料，研究出每个金属切削工人工作日的合适工作量，并给工人制定了一套工作量标准。第二大实验是著名的"搬运生铁块试验"，这一研究改进了操作方法，训练了工人，其结果使生铁块的搬运效率提高了3倍。第三大实验是"铁锹试验"。此次试验系统地研究了铲口的负载应为多大、各种材料能够达到标准负载的锹的形状、规格等问题，与此同时还对每一套动作的精确时间做了研究，从而提出了一个"一流工人"每天应该完成的工作量。这一研究的结果是非常出色的。堆料场的劳动力从400~600人减少为140人。平均每人每天的操作量从16吨提高到59吨，每个工人的日工资从1.15美元提高到1.88美元。这三大试验集中于"动作"、"工时"的研究以及工具、材料和工作环境等标准化研究，并根据这些成果制定了每日比较科学的工作定额和为完成这些定额的标准化工具。为他的科学管理思想奠定了坚实的基础,使管理成了一门真正的科学,对以后管理学理论的成熟和发展起到了非常大的推动作用。

2. 理论的主要内容

科学管理理论的基本出发点是提高劳动生产效率,它以经济人为对象,遵循效率至上的原则,强调工厂应该以制度管理来代替传统的经验管理,而工人则应当以科学的方法取代过去已经习惯了的工作方式。其主要内容是:①使工作方法、劳动工具、工作环境标准化;②确定合理的工作量;③挑选和培训工人,使其掌握标准工作方法;④实行差别工资制;⑤实行职能工长制。

(二) 法约尔——一般管理

亨利·法约尔(Henri Fayol,1841—1925 年)为一名法国矿学工程师,管理学理论学家。他是古典管理理论的创立者,对组织管理进行了系统的、独创的研究,并于 1925 年出版了《工业管理与一般管理》一书,标志着一般管理理论的形成,后人把他称为“管理过程之父”。

泰勒的研究是从“车床前的工人”开始,重点内容是企业内部具体工作的效率。与他不同的是,法约尔的研究是从“办公桌前的总经理”出发的,以企业整体作为研究对象。他对企业内部的管理活动进行整合,提出了管理活动包含 5 种职能:计划、组织、指挥、协调、控制,并且他给出了 14 条一般管理原则。其核心是拟定一个能覆盖企业各方面收入、支出状况的预算,并将经营实绩与之比较,以求控制成本和调整企业的生产行为。这些被认为是最早出现的企业战略思想。法约尔认为,管理理论是“指有关管理的、得到普遍承认的理论,是经过普遍经验检验并得到论证的一套有关原则、标准、方法、程序等内容的完整体系”;有关管理的理论和方法不仅适用于公私企业,也适用于军政机关和社会团体。这正是其一般管理理论的基石。

1. 理论的主要内容

(1) 从企业经营活动中提炼出管理活动。法约尔区别了经营和管理,认为这是两个不同的概念,管理包括在经营之中。通过对企业全部活动的分析,将管理活动从经营职能(包括技术、商业、业务、安全和会计等五大职能)中提炼出来,成为经营的第六项职能。他也进一步得出了普遍意义上的管理定义,即“管理是普遍的一种单独活动,有自己的一套知识体系,由各种职能构成,管理者通过完成各种职能来实现目标的一个过程”。法约尔还分析了处于不同管理层次的管理者其各种能力的相对要求,随着企业由小到大、职位由低到高,管理能力在管理者必要能力中的相对重要性不断增加,而其他诸如技术、商业、财务、安全、会计等能力的重要性则会相对下降。

(2) 倡导管理教育。法约尔认为管理能力可以通过教育来获得,“缺少管理教育"是由于"没有管理理论",每一个管理者都按照他自己的方法、原则和个人的经验行事,但是谁也不曾设法使那些被人们接受的规则和经验变成普遍的管理理论。

（3）提出五大管理职能。法约尔将管理活动分为计划、组织、指挥、协调和控制等五大管理职能,并进行了相应的分析和讨论。管理的五大职能并不是企业管理者个人的责任,它同企业经营的其他五大活动一样,是一种分配于领导人与整个组织成员之间的工作。

（4）提出 14 项管理原则。法约尔提出了一般管理的 14 项原则,分别为劳动分工、权力与责任、纪律、统一指挥、统一领导、个人利益服从整体利益、人员报酬、集中、等级制度、秩序、公平、人员稳定、首创精神和团队精神。

2. 理论的影响

法约尔的一般管理最主要的贡献在于 3 个方面:从经营职能中独立出管理活动;提出管理活动所需的五大职能和 14 条管理原则。这 3 个方面也是其一般管理理论的核心。它与泰勒的科学管理并不是矛盾的,只不过是从两个方面来看待和总结管理实践。这些管理的职能和原则对企业而言,是"为和不为"的问题,而不是"能和不能"的问题;实质上也是企业维系长期的有效竞争的平台,有之未必然,无之必不然。"实践和经验是取得管理资格的唯一"。

（三）韦伯——管理组织

韦伯(MaxWeber,1864—1920 年),是德国的政治经济学家和社会学家,他被公认为现代社会学和公共行政学最重要的创始人之一,被誉为"组织理论之父"。他着重于组织理论的研究,提出了"理想的行政组织体系"理论,也就是"官僚体制"。

所谓"官僚体制"是指建立于法理型控制基础上的一种现代社会所特有的、具有专业化功能以及固定规章制度、设科分层的组织管理形式。它是一种理性地设计出来,以协调众多个体活动,从而有效地完成大规模管理工作,以实现组织目标为功能的合理等级组织。它具有熟练的专业活动,明确的权责划分,严格执行的规章制度,以及金字塔式的等级服从关系等特征,从而使其成为一种系统的管理技术体系。这一理论对工业化以来各种不同类型的组织产生了广泛而深远的影响,成为现代大型组织广泛采用的一种组织管理方式。

泰勒提出了买卖标准操作、工作定额原理和标准化原理;法约尔提出了管理不同于经营,而是经营的 6 种职能活动之一,即技术活动、商业活动、财务活动、安全活动、会计活动和管理活动;韦伯提出了理想的行政组织体系理论,强调必须建立不受个人情感影响而在任何情况下都适用的规则和纪律,组织中人员之间的关系完全以理性准则为指导。

韦伯认为理想的行政体系具有以下特点:明确的组织分工;自上而下的等级体

系;合理地任用人员;建立职业的管理人员制度;建立严格的、不受各种因素影响的规则和纪律;建立理性的行动准则。

韦伯的行政组织理论的核心内容在于权力的基础和行政组织的特征。

1. 权力的基础

行政组织理论的实质在于以科学确定的制度规范为组织协作行为的基本约束机制,主要依靠外在于个人的、科学合理的理性权力实行管理。韦伯指出,组织管理过程中依赖的基本权力将由个人转向"法理",以理性的、正式规定的制度规范为权力中心实施管理。

2. 行政组织的特征

行政组织的特征包括:①劳动分工;②权威等级;③正式的甄选;④正式的规则和法规;⑤服从制度规定;⑥管理者与所有者分离。

韦伯的理论所提出的科学管理体系是一种制度化、法律化、程序化和专业化的组织理论;阐明了官僚体制与社会化大生产之间的必然联系,突破了妨碍现代组织管理的以等级门第为标准的家长制管理形式;促进了管理方式的转变,消除了管理领域非理性、非科学的因素。理想的行政组织理论无论是对西方学术界,还是社会各个领域,都产生了深刻的影响,现代社会各种组织都在不同程度地按照科层制原理来建立和管理的。但是,韦伯的行政管理体制即官僚制也存在着难以克服的缺陷:他忽视了组织管理中人的主体作用,偏重于从静态角度分析组织结构和组织管理,忽视了组织之间、个人与组织之间、个人之间的相互作用;突出强调了法规对于组织管理的决定作用,以及人对法规的从属和工具化性质。

二、行为科学理论阶段

行为科学作为一种管理理论,开始于20世纪20年代末30年代初的霍桑实验,而真正发展却在20世纪50年代。行为科学的研究,基本上可以分为两个时期。前期以人际关系学说(或人群关系学说)为主要内容,从20世纪30年代梅奥的霍桑试验开始,到1949年在美国芝加哥讨论会上第一次提出行为科学的概念为止。在1953年美国福特基金会召开的各大学科学家参加的会议上,正式定名为行为科学,是行为科学研究时期。

(一) 霍桑试验——人际关系学说

霍桑试验(1924—1932年),是美国国家研究委员会和美国西方电气公司合作进行的有关工作条件、社会因素与生产效率之间关系的试验。由于该项研究是在西方电气公司的霍桑工厂进行的,因此,后人称之为霍桑试验。

该试验共分四阶段:

1. 第一阶段——照明试验

时间:1924 年 11 月—1927 年 4 月。

当时占统治地位的是劳动医学关于生产效率理论的观点,认为也许影响工人生产效率的是疲劳和单调感等,于是当时的实验假设便是"提高照明度有助于减少疲劳,使生产效率提高"。可是经过两年多实验发现,照明度的改变对生产效率并无影响。具体结果是:当实验组照明度增大时,实验组和控制组都增产;当实验组照明度减弱时,两组依然都增产,甚至实验组的照明度减至 0.06 烛光时,其产量亦无明显下降;直至照明减至如月光一般、实在看不清时,产量才急剧降下来。研究人员面对此结果感到茫然,失去了信心。

从 1927 年起,以梅奥教授为首的一批哈佛大学心理学工作者将实验工作接管下来,继续进行。

2. 第二阶段——福利试验

时间:1927 年 4 月—1929 年 6 月。

实验目的总的来说是查明福利待遇的变换与生产效率的关系。但经过两年多的实验发现,不管福利待遇如何改变(包括工资支付办法的改变、优惠措施的增减、休息时间的增减等),都不影响产量的持续上升,甚至工人自己对生产效率提高的原因也说不清楚。

后经进一步的分析发现,导致生产效率上升的主要原因如下:①参加实验的光荣感。实验开始时 6 名参加实验的女工曾被请进部长办公室谈话,她们认为这是莫大的荣誉。这说明被重视的自豪感对人的积极性有明显的促进作用。②成员间良好的相互关系。

3. 第三阶段——访谈试验

研究者在工厂中开始了访谈计划。此计划的最初想法是要工人就管理当局的规划和政策、工头的态度和工作条件等问题作出回答,但这种规定好的访谈计划在进行过程中却大出意料之外,得到意想不到的效果。工人想就工作提纲以外的事情进行交谈,工人认为重要的事情并不是公司或调查者认为意义重大的那些事。访谈者了解到这一点,及时把访谈计划改为事先不规定内容,每次访谈的平均时间从 30min 延长到 1~1.5h,多听少说,详细记录工人的不满和意见。访谈计划持续了两年多。工人的产量大幅提高。工人们长期以来对工厂的各项管理制度和方法存在许多不满,无处发泄,访谈计划的实行恰恰为他们提供了发泄机会。发泄过后心情舒畅,士气提高,使产量得到提高。

4. 第四阶段——群体试验

梅奥等人在这个试验中是选择 14 名男工人在单独的房间里从事绕线、焊接和检验工作。对这个班组实行特殊的工人计件工资制度。

实验者原来设想,实行这套奖励办法会使工人更加努力工作,以便得到更多的报酬。但观察的结果发现,产量只保持在中等水平上,每个工人的日产量平均都差不多,而且工人并不如实地报告产量。深入的调查发现,这个班组为了维护他们群体的利益,自发地形成了一些规范。他们约定,谁也不能干得太多,突出自己;谁也不能干得太少,影响全组的产量,并且约法三章,不准向管理当局告密,如有人违反这些规定,轻则挖苦谩骂,重则拳打脚踢。进一步调查发现,工人们之所以维持中等水平的产量,是担心产量提高,管理当局会改变现行奖励制度,或裁减人员,使部分工人失业,或者会使干得慢的伙伴受到惩罚。

这一试验表明,为了维护班组内部的团结,可以放弃物质利益的引诱。由此提出"非正式群体"的概念,认为在正式的组织中存在着自发形成的非正式群体,这种群体有自己的特殊的行为规范,对人的行为起着调节和控制作用。同时,加强了内部的协作关系。

在整个试验的基础上,梅奥创立了人际关系学说,提出了与古典管理理论不同的新观点、新思想。主要内容包括以下几个方面:

(1) 职工是"社会人"。

(2) 满足工人的社会欲望,提高工人的士气,是提高生产率的关键。

(3) 企业存在着"非正式组织"。"非正式团体"又叫非正式组织、非正式群体。它是没有明文规定的,带有鲜明的情绪色彩,以个人之间的好感和喜爱为基础而结成的朋友或同伴团体。"正式组织"与"非正式组织"有重大的区别,在"正式组织"中以效率的逻辑为重要标准,而在"非正式组织"中则以情感的逻辑为重要标准。

(4) 存在着"霍桑效应"。"霍桑效应"是指由于受到额外的关注而引起绩效或努力上升的情况。

霍桑试验和人际关系学说是对古典管理理论进行了大胆的突破,它的成功引发产业界与学术界做了一系列的研究并采取了相应措施,也为管理学打开了一扇通往社会科学领域的门。同时,也促使学者第一次把研究的重点从工作和物的因素上转移到人的因素上,不仅纠正了古典管理理论忽视人的因素的错误,在理论上对古典管理理论作了开辟和补充,还为现代行为科学理论奠定了基础,对管理实践产生了深远的影响。

(二) 行为科学理论

行为科学的含义有广义和狭义两种。广义的行为科学是指包括类似运用自然科学的实验和观察方法,研究在自然和社会环境中人的行为的科学。已经公认的属于行为科学的学科有心理学、社会学、社会人类学等。狭义的行为科学是指有关对工作环境中个人和群体的行为的一门综合性学科。进入 20 世纪 60 年代,为了避免同广义的行为科学相混淆,出现了组织行为学这一名称,专指管理学中的行为科学。

1. 研究对象的分类

行为科学的研究对象分成三个层次,即个体行为、团体行为和组织行为。

(1) 个体行为理论。此理论主要包括两大方面的内容,即有关人的需要、动机和激励方面的理论,可分为三类:①内容型激励理论,包括需要层次理论、双因素理论、成就激励理论等。②过程型激励理论,包括期望理论、公平理论等。③行为改造型激励理论,包括强化理论、归因理论等。以及有关企业中的人性理论,主要包括 X-Y 理论、不成熟-成熟理论。

(2) 团体行为理论。此理论将团体分为正式团体和非正式团体,或松散团体、合作团体和集体团体等。阐述的内容主要是研究团体发展动向的各种因素以及这些因素的相互作用和相互依存关系。如:团体的目标、团体的结构、团体的规模、团体的规范信息沟通和团体意见冲突理论等。

(3) 组织行为理论。此理论包括领导理论、组织变革和组织发展理论。领导理论包括三大类,即领导性格理论、领导行为理论和领导权变理论等。

行为科学管理理论的产生和发展是现代化大生产发展的必然产物。它把社会学、心理学、人类学等学科的知识导入管理领域,开创了管理领域的一个独具特色的学派。它提出了以人为中心来研究管理问题,同时也肯定了人的社会性和复杂性。

2. 理论所涵括的问题

(1) 人性假设是行为科学管理理论的出发点。其中各个时期、管理者对管理对象的认识可以分为 6 种基本类型:工具人假设,经济人假设,社会人假设,自我实现人假设,复杂人假设和决策人假设。

(2) 激励理论是行为科学的核心内容,具体而言,从需要层次理论、行为改造理论、过程分析理论三个方面进行。

(3) 群体行为理论是行为科学管理理论的重要支柱,掌握群体心理是研究群体行为的重要组成部分。

(4) 领导行为理论是行为科学管理理论的重要组成部分,包括对领导者的素质、领导行为、领导本体类型、领导方式等方面的研究。

3. 理论的特点

(1) 把人的因素作为管理的首要因素,强调以人为中心的管理,重视职工多种需要的满足。

(2) 综合利用多学科的成果,用定性和定量相结合的方法探讨人的行为之间的因果关系及改进行为的办法。

(3) 重视组织的整体性和整体发展,把正式组织和非正式组织、管理者和被管理者作为一个整体来把握。

（4）重视组织内部的信息流通和反馈，用沟通代替指挥监督，注重参与式管理和职工的自我管理。

（5）重视内部管理，忽视市场需求、社会状况、科技发展、经济变化、工会组织等外部因素的影响。

（6）强调人的感情和社会因素，忽视正式组织的职能及理性和经济因素在管理中的作用。

三、现代管理理论阶段

现代管理理论是继科学管理理论、行为科学理论之后，西方管理理论和思想发展的第三阶段，特指第二次世界大战以后出现的一系列学派。与前阶段相比，这一阶段最大的特点就是学派林立，新的管理理论、思想、方法不断涌现。美国著名管理学家哈罗德·孔茨认为当时林林总总共有 11 个学派：经验主义管理学派、人际关系学派、组织行为学派、社会系统学派、管理科学学派、权变理论学派、决策理论学派、系统管理理论学派、经验主义学派、经理角色学派和经营管理学派。现代管理理论是近代所有管理理论的综合，是一个知识体系，是一个学科群，它的基本目标就是要在不断急剧变化的现代社会面前，建立起一个充满创造活力的自适应系统。要使这一系统能够得到持续地高效率地输出，不仅要求要有现代化的管理思想和管理组织，而且还要求有现代化的管理方法和手段来构成现代管理科学。

1. 现代管理思想和理论的形成和发展

（1）在 20 世纪 40 年代，由于工业生产的机械化、自动化水平不断提高以及电子计算机进入工业领域，在工业生产集中化、大型化、标准化的基础上，也出现了工业生产多样化、小型化、精密化的趋势。另一方面，工业生产的专业化、联合化不断发展，工业生产对连续性、均衡性的要求提高，市场竞争日趋激烈、变化莫测，即社会化大生产要求管理改变孤立的、单因素的、片面的研究方式，而形成全过程、全因素、全方位、全员式的系统化管理。

（2）第二次世界大战期间，交战双方提出了许多亟待解决的问题，如运输问题，机场和港口的调度问题，如何对大量的军火进行迅速检查的问题，等等，都涉及管理的方法。

（3）科学技术发展迅猛，现代科学技术的新成果层出不穷。

（4）资本主义生产关系出现了一些新变化，由于工人运动的发展，赤裸裸的剥削方式逐渐被新的、更隐蔽、更巧妙的剥削方式所掩盖。新的剥削方式着重从人的心理需要、感情方面等着手，形成处理人际关系和人的行为问题的管理。

（5）管理理论的发展越来越借助于多学科交叉作用。经济学、数学、统计学、社会学、人类学、心理学、法学、计算机科学等各学科的研究成果被越来越多地应用于企业管理。

2. 学派林立的原因

现代管理理论学派林立的原因除了技术进步、生产社会化等社会、经济背景因素外还有以下重要理论、实践以及研究者个体等方面的因素：①管理领域复杂性；②管理学者知识背景不同；③管理实践发展的不同时期；④理论发展规律的影响。

3. 不同学派的共性

（1）强调系统化。这就是运用系统思想和系统分析方法来指导管理的实践活动，解决和处理管理的实际问题。系统化，就要求人们要认识到一个组织就是一个系统，同时也是另一个更大系统中的子系统。所以，应用系统分析的方法，就是从整体角度来认识问题，以防止片面性和受局部的影响。

（2）重视人的因素。由于管理的主要内容是人，而人又是生活在客观环境中的。虽然他们也在一个组织或部门中工作，但是他们在其思想、行为等诸方面可能与组织不一致。重视人的因素，就是要注意人的社会性，对人的需要予以研究和探索，在一定的环境条件下，尽最大可能满足人们的需要，以保证组织中全体成员齐心协力地为完成组织目标而自觉作出贡献。

（3）重视"非正式组织"的作用，即注意"非正式组织"在正式组织中的作用。非正式组织是人们以感情为基础而结成的集体，这个集体有约定俗成的信念，人们彼此感情融洽。利用非正式组织，就是在不违背组织原则的前提下，发挥非正式群体在组织中的积极作用，从而有助于组织目标的实现。

（4）广泛地运用先进的管理理论与方法。随着社会的发展和科学技术水平的迅速提高，先进的科学技术和方法在管理中的应用越来越重要。所以各级主管人员必须利用现代的科学技术与方法，促进管理水平的提高。

（5）加强信息工作。由于普遍强调通信设备和控制系统在管理中的作用，所以对信息的采集、分析、反馈等的要求越来越高，即强调及时和准确。主管人员必须利用现代技术，建立信息系统，以便有效、及时、准确地传递信息和使用信息，促进管理的现代化。

（6）把"效率"和"效果"结合起来。作为一个组织，管理工作不仅仅是追求效率，更重要的是要从整个组织的角度来考虑组织的整体效果以及对社会的贡献。因此，要把效率和效果有机地结合起来，从而使管理的目的体现在效率和效果之中，也即通常所说的绩效。

（7）重视理论联系实际。重视管理学在理论上的研究和发展，进行管理实践，并善于把实践归纳总结，找出规律性的东西，这些是每个主管人员应尽的责任。主管人员要乐于接受新思想、新技术，并用于自己的管理实践中，把诸如质量管理、目标管理、价值分析、项目管理等新成果运用于实践,并在实践中创造出新的方法,形成新的理论,促进管理学的发展。

(8) 强调"预见"能力。社会是迅速发展的,客观环境在不断变化,这就要求人们运用科学的方法进行预测,进行前馈控制,从而保证管理活动的顺利进行。

(9) 强调不断创新。要积极改革,不断创新。管理意味着创新,就是在保证"惯性运行"的状态下,不满足于现状,利用一切可能的机会进行变革,从而使组织更加适应社会条件的变化。

四、后现代管理理论阶段

在组织管理理论日趋成熟之时,学者们注意到:虽然管理学已经建立在社会人的人性假设之上,但员工却被局限在单个组织中并被作为组织人来看待。随着知识经济的不断发展,人已成为知识的载体,知识管理变得尤为重要,知识和技能成了管理的核心问题。在后现代哲学的影响下,管理学也向着后现代发展,企业员工不只是简单的被管理者,更应该是自我管理者。面对复杂的组织情境,任何一种管理模式都不具有所谓的普遍适用性,这就要求管理学运用不同的社会历史因子来考察在不同语境下比较有效的管理方式。人被看成是符号动物,管理学也开始强调人的非理性而否认人的理性,从而形成了后现代管理理论。这一阶段的管理理论抛弃了传统人性的理性观,主张通过充分发挥人的主观能动性来提高组织效率。因而,人性得到了充分的解放,每个人都应该成为自己的主宰,并且谋求自身的全面发展。

在后现代管理理论时期,单一组织研究正逐渐被商业生态系统研究所取代,网络打破了原有组织的空间范畴,迫使学者重新界定组织的边界。于是,网络理论成为解释组织间关系的一种代表性理论,一些复杂的组织也相应被称为网络组织。在新的竞争环境下,企业本身就是多元关系的集合,并且又嵌入在庞大的网络之中。组织间关系能够帮助企业突破自身疆界的束缚,不断与外部组织和环境进行互动,并且从外部获取自己所缺乏的资源,相对低成本地构建自己的竞争优势。摩根和亨特曾提出过网络组织管理的 5 个基本条件,它们分别是选择合适的战略合作伙伴并维持良好的伙伴关系、建立合作伙伴间的科学的信用管理体系、建立有效的冲突管理系统、培育企业的核心竞争力以及形成统一的价值观和共同目标。而甘拉迪则认为,企业在选择合作伙伴以及建立长期合作关系时,应该遵循兼容性、能力和承诺 3 个原则,即所谓的"3C 原则"。在具体探讨组织间关系的研究中,学者们从资源基础观、知识基础观、社会逻辑观和学习理论 4 个视角对组织间关系进行了探讨。此外,学者们还总结了基于市场的管理控制模式、科层制管理控制模式和以信任为基础的控制模式,分别从市场交易、合同条款和社会关系 3 个方面来建构组织间管理控制系统。

现代科学技术的快速发展导致管理科学发生了深刻的变革,使管理在功能、组织、方法和理念上产生根本性变化,从而使管理学研究呈现以下发展趋势:

(1) 管理学在科学体系中的地位将进一步提高。因为人们越来越深刻地认识到,管理不仅是决定一国的生产力发展水平不可缺少的要素,而且是现代生产力的首要构成要素。管理学的教育将会更加普遍,管理学的重要作用将会体现得更加充分。

(2) 管理学发展的理论化、哲学化趋势。纵观管理的发展史,由管理活动而管理学,由管理学而管理学原理,由管理学原理而管理哲学,这表明了人类对管理认识深化的历程,也正是管理理论发展的总趋势。管理学的理论化趋势,表现在对各类管理之间共同规律性的认识和总结,并对这些规律进行了一般性的概括与抽象。管理学的哲学化趋势,表现在从哲学的高度对管理进行了最高层次的考察与解释,把管理与哲学沟通,终使一般管理学得以完整地建立。

(3) 新的管理学分支的发展将更加迅速。管理学发展的一个重要特征就是管理学分支的发展。由于社会经济活动正在面临巨大的结构变革,进入 21 世纪的世界经济将会发生质的变化。管理工作将会要解决许多全新的课题,如知识经济时代对知识资本的管理,信息共享的体系的建设与管理,人力资本管理的创新,新型的组织结构,如学习型组织、战略联盟、虚拟企业等新型组织形式的管理,在更为复杂的社会经济环境中对组织适应性的管理等,都将形成一些新兴的管理学分支,繁荣年轻的管理学。管理学发展的今天已经呈现出这样一些趋势。

(4) 管理学将更多地与经济学、心理学、社会学、数学等紧密地结合。管理学本身就是一门综合性的学科。其发展除了管理实践创新的不断推动之外,另一个重要的推动力就是其他相近学科的发展,其中经济学、心理学、社会学、数学等学科发展的最新成果都在管理学研究中得到了运用。今天,这些与管理学密切相关的学科发展十分迅速。由此可以预测,未来的管理学在管理方法上将更多地借鉴这些学科发展的成果,表现出与这些学科发展更紧密结合的特征来。

(5) 管理学研究将更加突出以人为本的特色。在知识经济时代,决定企业、国家前途和命运的将越来越取决于人才的数量和质量,因此研究如何充分地开发人的智力和体力将成为管理学更为重要的任务。特别是将人作为一种知识的载体的研究将更为突出。

(6) 理论与实践的结合更加紧密。管理学发展最强大的推动力是管理的实践。随着社会生产力的发展,社会组织结构的变化和管理活动的创新,将会为管理学的发展提供更多的研究对象和案例,也将会在此基础上形成新的管理学理论。另外,人们为了提高管理工作的效率,避免管理中的失误,将更多地把管理置于科学理论的指导之下。管理理论越来越多地被人们所重视,不仅仅科学的研究会引起更多理论工作者的兴趣,而且管理工作者将更加重视管理理论的作用,更加自觉地在管理理论的指导下开展管理工作。由此不难推知,管理学与管理实践的结合将更加紧密。

第二节　管理的基本职能

究竟管理具有哪些职能呢?这个被人们研究了 100 多年的问题,至今仍众说纷纭。自从法约尔提出了 5 种管理的基本职能以来,后人在此基础上不断进行研究,不同的研究者们对其进行了丰富和删减。目前比较公认的观点是,管理的基本职能为计划、组织、领导、控制和创新。

一、计划

计划工作表现为确立目标和明确达到目标的必要步骤的过程,包括估量机会、建立目标、制定实现目标的战略方案、形成协调各种资源和活动的具体行动方案等。简单地说,计划工作就是要解决两个基本问题:第一是干什么,第二是怎么干。组织等其他一切工作都要围绕着计划所确定的目标和方案展开,所以说计划是管理的首要职能。

二、组织

人类从事社会工作不可能孤军奋战,一旦涉及个体间的合作就需要工作的分配,从而充分发挥各位组织成员的特点和优势。组织工作就是为了有效地实现计划所确定的目标而在组织中进行部门划分、权利分配和工作协调的过程。它是计划工作的自然延伸,包括组织结构的设计、组织关系的确立、人员的配置以及组织的变革等。而组织工作结构的具体形式和特点又是由计划工作的目标所决定的。因此,组织职能是管理活动的根本职能,是其他一切管理活动的保证和依托。

三、领导

对既定的工作做好计划和组织也不一定能保证组织目标的实现,因为工作中需要合作,而每个成员的个性、价值观等方面各不相同,在工作过程中相互之间必然会产生矛盾和摩擦。因此需要有权威的领导者进行领导,指导成员们的行为,化解成员之间的矛盾,引领全体成员朝着同一个既定的目标共同努力。领导工作就是管理者利用职权和威信施展影响,指导和激励各类人员努力去实现目标的过程。当管理者激励、指导下属、选择最有效的沟通途径或解决组织成员间的纷争时,他就是在从事领导工作。领导职能有两个要点：一是努力搞好组织的工作；二是努力满足组织成员的个人需要。领导工作的核心和难点是调动组织成员的积极性，它需要领导者运用科学的激励理论和合适的领导方式。

四、控制

人们对于一切工作的计划永远是美好而理想化的，但是事情的发展往往因为一些外界因素而产生偏差。因此为了保证计划和目标的完成，就需要控制职能来进行及时的纠偏。控制工作包括确立控制目标、衡量实际业绩、进行差异分析、采取纠偏措施等。它也是管理活动中的一个不可忽视的职能。

上述四大职能是相互联系、相互制约的，其中计划是管理的首要职能，是组织、领导、和控制职能的依据；组织、领导和控制职能是有效管理的重要环节和必要手段，是计划及其目标得以实现的保障，只有统一协调这 4 个方面，使之形成前后关联、连续一致的管理活动的整体过程，才能保证管理工作的顺利进行和组织目标的完满实现。

五、创新

随着最近几十年科学技术的迅猛发展，社会经济活动空前活跃，社会关系也日益复杂。每一位管理者都将面临新问题，过去的经验将无法完全适应新的时代。因循守旧、墨守成规将无法应对当前的挑战。因此，要办好一个事业，一定要顺应时代的发展，敢于走新的路，开辟新的天地，这样才能取得卓越的成就。

第三节 管理学的学科特点

一、一般性

管理学是从一般原理、一般情况的角度对管理活动和管理规律进行研究，不涉及管理分支学科的业务和方法的研究；管理学是研究所有管理活动中的共性原理的基础理论科学，无论是"宏观原理"还是"微观原理"，都需要管理学的原理作为基础来加以学习和研究，管理学是各门具体的或专门的管理学科的共同基础。

二、综合性

从管理内容上看，管理学涉及的领域十分广阔，它需要从不同类型的管理实践中抽象概括出具有普遍意义的管理思想、管理原理和管理方法。从影响管理活动的各种因素上看，除了生产力、生产关系、上层建筑这些基本因素外，还有自然因素、社会因素等;从管理学科与其他学科的相关性上看,它与经济学、社会学、心理学、数学、计算机科学等都有密切关系,是一门非常综合的学科。

三、实践性

管理学所提供的理论与方法都是实践经验的总结与提炼,同时管理的理论与方法又必须为实践服务,才能显示出管理理论与方法的强大生命力。

四、社会性

构成管理过程主要因素的管理主体与管理客体,都是社会最有生命力的人,这就决定了管理的社会性;同时管理在很大程度上带有生产关系的特征,因此没有超阶级的管理学,这也体现了管理的社会性。

五、历史性

管理学是对前人的管理实践、管理思想和管理理论的总结、扬弃和发展,不了解前人对管理经验的理论总结和管理历史就难以很好地理解、把握和运用管理学。

第四节　管理学的研究方法

一、职能主义范式

注重研究客观事实和社会产物,将客观存在的社会现象作为研究起点,重视对社会规律进行科学概括,试图寻求社会现象间的相关关系或因果关系;以承认存在着一个拥有特定价值观、信仰、规范和角色的外部世界为前提,集中研究现实内容本身或实质;比较注重用客观性的表达代替引索性的表达,力求补足和解释特定引索性表达的意义,以使其结果普遍化;关注被研究对象的一般性、普遍性或规律性。包括证实主义和证伪主义。

二、诠释型范式

运用直觉判断和个人洞察力获取知识,它着重个人的主观感受,认为社会现象实际上是个人主观经验。因此,以个人的感官和良知来研究事物,着重社会所创造出来的实体,探讨个人的主观经历、表现出来的意义和语言解释等。这种观点所分析的对象为组织内的记号和现象,并认为不需要寻找实际存在的客观组织法则,描述范式起着某种表达或表现作用。所以,这种角度会着重探讨个人的内心世界、认知方法,以及大家所构建的实体。包括经验或案例法、权变法、社会学法和经济学法。

三、人本主义范式

人本主义范式是指承认人的价值和尊严,把人看作是衡量一切的尺度,或以人性、人的有限性和人的利益为主题的任何管理学范式。人本主义范式强调,人的潜能是管理所能开发的最重要的资源或资本。管理就等于人,人能够开发自身。包括心理学法和伦理学法。

四、结构主义范式

结构主义范式,也称为规范范式,它强调以客观性、规范性和概括性为特征的获取新知识的方法。规范范式的研究目标是回答"应该怎样"的问题,力求构建一种规范的理论体系和概念架构。包括归纳法、演绎法、常态法和系统法。

第五节　管理理论在健康管理领域的应用

一、管理理论在健康管理领域应用的适用性

健康是人全面发展的基础,是人最核心、最直接的利益,是国家最重要的资源。国务院在新医改方案中明确指出"健康是人全面发展的基础","……不断提高人民群众健康素质,是贯彻落实科学发展观、促进经济和社会全面协调可持续发展的必然要求,是维护社会公平正义的重要举措,是人民生活质量改善的重要标志,是全面建设小康社会和构建社会主义和谐社会的一项重大任务",明确了健康作为国家最重要资源的重要性。我们每天正常生活、工作、学习,都要依靠健康这种宝贵资源的支持。如果健康资源缺失,正常生活就会受到很大的影响。健康不仅是个人资源,也是家庭、社会和国家最重要的资源,是人民的核心利益。一个健康的身体是家庭幸福、社会和谐、经济持续发展的动力。

健康是人每天生活的资源,而不是生活的目的,任何资源都是有限的,健康更是一种稀缺的资源。有些人很珍惜健康,并且很好地管理它,活到90~100岁还很健康,有些人四五十岁就不行了,同样的岁数,健康状况却大不一样。我们只有合理利用行之有效的管理理论来好好维护、管理并且合理利用这种宝贵的资源,才能使得健康这种资源最大化地被利用,更好地生活。

我们常把人的健康状况分为健康、亚健康和疾病三大类。健康与疾病是一个连续过程的两端,健康与疾病是相对独立存在的,但没有疾病不代表健康,有可能处于第三种状态——亚健康。亚健康状态是指身体生理功能减退或在病前体内发出的一系列异常信息,处于健康与疾病连续线的中间,随时间可以改变。在一定条

件下,三者可以转化,也可以同时并存。只有通过对健康进行管理,防患于未然,才能"走出疾病与亚健康",享受健康人生。

健康管理是全生命周期的管理,强调从生命孕育、发育、成长、衰老到死亡全过程的健康管理。以人的健康为中心,从健康或者疾病风险因素发生前的防控开始进行全人群的健康管理。健康管理是终生的事业,持续时间非常长。它是一套完善、周密的程序,其目的是以最小投入获取最大的健康效益。健康管理可以针对个体或群体整体健康状况及其影响健康的危险因素进行全面检测、评估并且有效干预与连续跟踪提供医学服务。这个管理过程中,需要政府、社会等方面的组织、领导、创新,和个人的实践、控制。只有多方面的相互协同工作,才能提高个人和社会的健康水平,发挥健康资源的最大优势,为健康保驾护航。

二、管理理论在健康管理领域应用面临的挑战

虽然管理理论在健康管理领域具有普遍适用性,但是健康管理领域有自身的针对性、系统性、连贯性和特异性。健康管理是动态的,需要随时进行调整。即使管理理论在健康管理领域得以充分利用,健康资源本身可能会受到客观或主观危险因素的侵扰和威胁,并且这些影响因素难以通过应用现代管理理论进行消除或规避。因此管理理论在健康管理领域的应用依然面临重大挑战,尚需结合健康管理本身的特异性对管理理论在健康管理领域的应用进一步继承和发扬。

(一) 健康面临的内在和外在客观影响因素带来的挑战

与运用既定模式管理企业不同的是,管理健康更具个性化和复杂性。人的健康会受到很多客观因素的影响。人本身面临着外部所处的社会、经济、环境等方面的影响因素,同时也被人体内部的遗传学疾病倾向、细胞新陈代谢变异等方面影响着。

1. 外在影响因素

所有人类的健康问题都与外界环境有关,包括自然环境与社会环境。地理位置、生态环境、住房条件、基础卫生设施、就业、邻里之间的和睦程度等都会不同程度地影响着健康,尤其是如病毒、细菌等威胁因素更是会严重损害健康资源。由于每个人身处的环境不同,因此健康管理需要个性化、定制化,管理模式从理论到实践都需要多样化、创新化。只有在健康管理领域充分利用管理理论,做好各项管理工作,并随外界影响因素进行恰当的调整和改变,才能管理好健康资源。

2. 内在影响因素

健康除了受到外在客观因素的影响外,还会受到内在客观因素的影响。与外在客观因素相比,内在客观因素更微观,管理和改变也更是困难。人是由分子、细胞、组织、器官和系统构成的超高度复杂的人体。自身会完成一系列的生命现象:

新陈代谢、生长发育、防御侵袭、免疫反应、修复愈合、再生代偿等。现代医学研究的遗传或非遗传性内在缺陷、变异和老化等都在改变着人的健康状况,可能会对健康资源本身造成威胁。这也导致了在管理健康时会面临更大的挑战。

(二) 人的主观能动性对健康管理的影响带来的挑战

除了前文提到的客观因素外,还有许多主观因素也同样使得健康管理面临巨大挑战,如:心理因素、行为和生活方式因素等。人类的行为具有主动性和连贯性,个性也具有稳定性。人们更习惯接受并实践一种与个人过去经验相似的行为,而管理则需要有目的性地改变人类的行为,协调发展,改善健康状况。这两者之间存在一定的矛盾性,这也使得健康管理十分困难。但值得庆幸的是,人不是固化的事物,人有思考的能力并且具有可塑造性。如果大众传媒、社区或者社会能够将正确的观念传播给广大人民,让人们相信健康管理的科学性和正确性,并且按照这种方式约束或改变自己的行为,改变大众普遍存在的短期享乐倾向,从健康的长期效益角度进行健康投资,管理好自己的健康,那么就可以有效调整人民的健康状况,使他们受益终生。

三、管理理论在健康管理领域应用适用性策略

"维护健康不是生病以后才做的事,也不是到了老年才要做的事,所有年龄阶段的人,不管身体状况如何,都应该重视。"为了达到人民健康的目的,需要进行健康管理。例如,应当将经典管理理论与最新管理理念运用到健康管理领域;应当建立个人的健康档案,由社区进行风险评估和干预计划的制定;应当定期进行健康教育和健康咨询来提高人群的健康行为和健康意识,培养健康习惯;应当指导和组织人群正确摄取营养,合理安排劳动与休息,积极参加体育锻炼等措施,以增强免疫力,提高适应环境的能力,同时使人们积极主动地去消除危害健康的不利因素,维护健康。在健康管理的过程中也应时刻监督管理理论的适用性,通过健康管理实践,适时调整健康管理方式和理念来应对管理理论在健康管理领域应用时可能出现的不同挑战。管理理论在健康管理领域应用适用性策略和面临挑战的应对具体思路,将在本书后续章节详细介绍。

第三章　健康档案应用和管理

第一节　健康档案概述

一、基本概念

健康档案(Health Record)是指对居民的健康状况及其发展变化,以及影响健康的有关因素和享受卫生保健服务过程进行系统化记录的文件,它主要包括每人的生活习惯、既往病史、诊断治疗情况、家族病史、历次体检结果等。健康档案为医生提供了完整的、系统的居民健康状况数据,是医生掌握居民健康状况的基本工具,进行诊断的主要依据,也是进行居民健康管理的重要前提。

电子健康档案(Electronic Health Record, EHR)是健康档案的电子化记录,美国医学档案研究所将 EHR 定义为"是存储于计算机中的、加有个人标识的、对个人相关卫生信息的集合"。美国卫生组织卫生标准 7(Health Level Seven, HL-7)提出:"EHR 是向每个个人提供的一份具有安全保密性,记录其在卫生体系中关于健康历史与服务的终身档案"。运用电子信息技术构建健康档案,实现健康信息的采集、存储、检索、整理、利用、分析等智能化管理,对个体而言,可以及时地更新个人健康服务信息;对群体而言,可以及时进行信息的汇总分析,了解群体的健康状况,提高健康信息的管理质量和效率。

健康档案记录每个人从出生到死亡的所有生命体征的变化。建立完整、真实的健康档案,对于个人而言,可以及时地更新个人健康服务信息,了解自身健康状况的变化、疾病发展趋向、治疗效果等情况,有利于居民采取针对性的保健措施,同时也为医生诊治疾病也带来很大的方便。对于社区卫生服务机构而言,可以通过建立个人、家庭和社区健康档案,了解和掌握社区居民的健康状况和疾病构成,发现社区居民主要健康问题和卫生问题,为筛选高危人群,开展疾病管理和采取针对性预防措施奠定基础;也便于社区医生定期对老年人、妇女、儿童及高血压、糖尿病慢性病患者等重点人群进行随访和健康指导,有助于提高社区卫生服务的管理效率,有助于社区卫生资源的合理利用,从而能够提供优质、综合、连续的社区卫生服务,提高社区居民的健康水平,改善社区卫生状况。

二、健康档案特点

（1）以人为本。健康档案是以人的健康为中心，以全体居民（包括患者和非患者）为对象，以满足居民自身健康需要和健康管理为重点。

（2）内容完整。健康档案记录贯穿人的生命全程，内容不仅涉及疾病的诊断治疗过程，而且关注机体、心理、社会因素对健康的影响。其信息主要来源于居民生命过程中与各类卫生服务机构发生接触所产生的所有卫生服务活动（或干预措施）的客观记录。

（3）重点突出。健康档案记录内容是从日常卫生服务记录中适当抽取的与居民个人和健康管理、健康决策密切相关的重要信息，详细的卫生服务过程记录仍保留在卫生服务机构中，需要时可通过一定机制进行调阅查询。

（4）动态高效。健康档案的建立和更新与卫生服务机构的日常工作紧密融合，通过提升业务应用系统，实现在卫生服务过程中健康相关信息的数字化采集、整合和动态更新。

（5）标准统一。健康档案的记录内容和数据结构、代码等都严格遵循统一的国家规范与标准。健康档案的标准化是实现不同来源的信息整合、无障碍流动和共享利用、消除信息孤岛的必要保障。

（6）分类指导。在遵循统一的业务规范和信息标准、满足国家基本工作要求基础上，健康档案在内容的广度和深度上具有灵活性和可扩展性，支持不同地区卫生服务工作的差异化发展。

三、健康档案国内外现状

在医疗卫生行业，实现医疗卫生信息的共享和互操作，建立 E-health 系统和电子健康档案，已经成为各国政府的共识。美国、加拿大、澳大利亚、荷兰等国家都已建立了全国性的电子健康档案系统，其中，美国是电子健康档案建设的先行者，经过近 40 余年的发展，取得了显著进展，并在电子健康档案的组织建设、标准制定、资金筹集、隐私与安全保护、利益相关者协调方面积累了相当丰富的经验。加拿大政府于 2000 年 9 月建立了加拿大的卫生信息网络系统，计划到 2016 年实现电子健康档案的全民覆盖。澳大利亚使用名为"Clinical Packages"的医疗信息系统来实现电子诊疗的全覆盖，该系统以电子处方和电子健康档案为核心，包含了丰富的电子诊疗功能模块。荷兰、北爱尔兰相继提出适用于本国的电子健康档案相关草案或试行方案。尽管目前还没有成熟的电子健康档案系统广泛推广使用的案例，但这些草案方案的出台，为各国展开电子健康档案应用的后续论证与推广奠定了重要基础。

目前看来,发展电子健康档案是一种必然趋势,发达国家在这方面开展比较早,相对领先。我国的电子健康档案起步较晚,是伴随着卫生信息系统与社区卫生信息化的发展而展开。2009 年 3 月 18 日,中共中央、国务院发布《医药卫生体制改革近期重点实施方案(2009-2011 年)》,该实施方案规定,从 2009 年开始逐步在全国统一建立居民健康档案,并实施规范管理。2009 年 5 月 15 日,卫生部组织制定了《健康档案基本架构与数据标准(试行)》,并提供标准文本以供下载。这是我国首次发布居民健康档案的基本架构与数据标准,推进了居民健康档案标准化和规范化建设工作,标志着我国在卫生信息化标准建设方面取得重大突破。总的来说,我国的电子健康档案发展仍处于起步阶段,各地区的发展程度也不同,以电子健康档案为核心的社区卫生服务信息系统的发展尚不能满足需要,健康档案管理不规范、使用效率低以及区域信息化进程缓慢等问题还比较突出。

四、健康档案发展方向

健康档案中,居民的个人身体状况、健康行为、临床医疗数据、家庭健康信息等都将汇集成海量数据,为我们提供了形形色色的信息,如何挖掘利用这些信息资源,实现健康管理的目标,提升健康服务的价值,是未来发展的方向。

所谓大数据,并非简单地理解为“海量数据”、“巨量数据”,而是以多类型、巨量级数据为基础,通过对其的迅速采集、分析和处理,从而实现发掘、应用和管理的价值创造过程。这一过程,就是将复杂类型的、巨量的碎片化信息,通过迅速的收集、分析和处理,提炼为整合化的可用信息,实现价值的再创造。

从上述对大数据的定义可见,个人碎片化的医疗、健康数据经过采集、分析和处理,能够成为整合化的有用信息。医疗、健康信息数据作为一种资源,能够使传统健康服务业发生变革。大数据可以为健康信息调查提供一定的参照与提示,一方面,亟待使用大数据分析视角来看待和处理庞杂的健康信息;另一方面,也为健康信息调查提供了可供对照的方法工具,贯穿于调查研究整个过程中,从数据搜集到数据处理,以及结果的验证,都提供了有意义的参照;大数据的发展还将使个性化医疗成为可能,健康专家或医生能够根据健康信息用户的各类数据,提供适合个人的健康信息或治疗方案,设定个性化的体检套餐等;也可根据个人的疾病史和生活习惯,提供疾病预防的建议。此外,利用大数据预测疾病的发生发展,也将是十分有益的尝试。

第二节　健康档案的建立和维护

一、组织体系

为确保居民健康档案工作的顺利实施,居民健康档案管理工作应形成当地政府牵头、卫生行政部门组织、疾病预防保健专业机构具体实施的组织体系,从而完善居民健康档案管理网络。

1. 卫生行政部门

卫生行政部门负责其辖区内居民健康档案的组织管理工作,并制订落实各项技术标准和技术规范要求,将建立居民健康档案纳入社区卫生服务工作和疾病预防保健工作的基础工作内容之一,协调解决工作中的困难和问题。

2. 疾病预防保健专业机构

疾病预防保健专业机构负责制订各项相关工作信息采集、质量控制和效果评价的技术规范和工作方案,负责对辖区内各社区卫生服务中心开展有关疾病防治和预防保健工作的技术指导和人员培训,并以居民健康档案采集的信息为依据,开展质量控制和管理。

3. 医疗机构

医疗机构信息化主要指医院管理信息化,主要内容包括:①实现 HIS、CIS、PACS、LIS 等系统;②医院内部通过固定网络和无线网覆盖;③网络完全运行;④和上、下级部门联系和资源共享。

4. 社区卫生服务中心/乡镇卫生院

社区卫生服务中心应将建立居民健康档案作为转变服务模式、深入开展社区卫生服务的一项基础性工作,在卫生行政部门的组织领导和各疾病预防保健专业机构的指导下,完成健康档案基础资料的采集录入和分类管理等工作,不断将服务产生的信息充实到居民健康档案中,对健康档案实施动态维护,并按照卫生行政部门和各疾病预防保健专业机构的要求,定期上报相关工作的统计报表及数据。

二、健康信息收集和数据框架

健康档案信息量大、来源广且具有时效性,其信息收集应融入医疗卫生机构的日常服务工作中,随时产生、主动推送、一方采集、多方共享,实现日常卫生服务记录与健康档案之间的动态数据交换和共享利用。

由于人的主要健康和疾病问题一般是在接受相关卫生服务(如预防、保健、医疗、康复等)过程中被发现和被记录,所以健康档案的信息内容主要来源于各类卫生服务记录、健康体检记录以及专题健康或疾病调查的记录。另外，还可以通过保险及劳动保障部门的理赔及伤残数据，收集个人健康及疾病信息。相关健康信息可通过收集常规资料、问卷调查、个别访谈以及健康体检等而获得。

1. 常规资料

常规资料是医疗、卫生、防疫、保健部门日常工作记录、报告卡和有目的的统计报表，包括医院门诊病历、传染病报告卡及慢性病监测资料等，收集和使用这种资料时，要特别注意它们的完整性和正确性。因为，这类记录和报告卡的填写者涉及很多人，这些人往往不固定，又是在一个相当长的时期内不断填写出来的，所以，这部分资料经常会出现取重复、漏项、填写不清乃至错误。其中，报告卡最容易出现重复和填错。因此对于常规资料要经常检查与核对，及时纠正错误。

2. 问卷调查

问卷法是调查者运用事先设计好的问卷向被调查者了解情况或征询意见的一种书面调查方式。问卷调查是专题调查的主要方式之一，主要用于了解研究对象的基本情况、行为方式、人们对某些事件的态度以及其他辅助性情况，从而找出卫生防疫和保健方面应该开展的工作重点。

3. 访谈法

访谈法也称访问法，是指通过有计划地与被管理对象进行口头交谈，以了解有关信息的一种方法。常见的访谈形式包括面对面访谈、电话访谈、网络访谈等。访谈过程中，不仅要提问，而且要引导和追问，帮助被访者正确理解和回答已经提出的问题。

4. 健康体检

健康体检是实施健康管理的基础和先行，是健康信息采集过程中不可缺少的重要环节。体检套餐的设定是决定体检信息量的一个重要因素，除常规体检项目外：应根据受检者的年龄、性别、职业、生活方式、相关危险因素、既往健康状况、家族遗传史以及受检者的支付能力等科学、合理地设置有针对性的、个性化的体检套餐，再逐一完成信息的采集。

三、健康档案的内容构建

一份完整的居民健康档案应包括个人基本健康信息、家庭健康信息和社区健康信息三大部分。

1. 个人基本健康信息

个人基本健康信息主要是由以问题为中心的个人健康问题记录和以预防为导向的周期性健康检查记录两个部分组成。

社区医疗中心的个人健康问题记录多采用以问题为导向的病例记录

(Problem-Oriented Medical Record，POMR)方式，比传统的以疾病为导向的病例记录(Disease-Oriented Medical Record，DOMR)方式所记录的内容更加全面，并且 POMR 按照不同的健康问题分类记录，若日后患者发生同一健康问题，其资料可以添加在该问题栏目中，相当于每个问题都有了自己的资料库，便于日后的追踪、查询。

POMR 由基本资料、问题目录、问题描述、病情流程表等组成。

（1）基本资料。一般包括人口学资料、临床资料及健康行为资料。

（2）问题目录。问题目录中所记录的问题可以是明确诊断的疾病，也可以是某种症状、体征及异常的化验结果；可以是生物因素所致的问题，也可以是社会、心理、行为方面的问题。从时间跨度上，包括发生在过去、现在和将来的任何时期。问题目录的主要作用是可以让医生通过对问题目录的扫视，迅速获取患者健康的基本信息。问题目录通常以表格形式将确认后的问题按发生的时间顺序逐一记录。为了便于筛选，可以把健康问题分为主要健康问题和暂时性健康问题两大类，前者是指慢性健康问题和健康危险因素(也可把健康危险因素另列)；后者是指急性、一过性或自限性健康问题。问题目录表一般至于健康档案之首，使医生对患者的情况一目了然。

（3）问题描述。通常采用 SOAP 格式，即按照主观资料(Subject Information，S)、客观资料(Objective Data，O)、评估(Assessment，A)、计划(Plan，P)的顺序进行推述。

S：是指由患者提供的主诉、症状、病史、家族史等。应尽量表述出患者的意愿，避免把医生的主观看法加入其中。

O：是指医生在诊疗过程中所观察到的患者资料，包括体检所获得的体征、实验室检查及其他辅助检查所获得的资料，还包括患者的态度、行为等。

A：是指医生根据获得的主、客观资料，进行综合、分析，对问题作出全面的评价，包括诊断、鉴别诊断、问题轻重程度及预后判断等。健康问题的名称应采用 WONCA 制定的"基层医疗的国际分类 ICPC"中的命名。

P：是指针对患者的健康问题所制订的处理计划，包括进一步明确诊断应作哪些检查(诊断计划)，针对健康问题应采取哪些治疗措施(治疗计划)，如何对患者进行健康教育，是否需要会诊、转诊等。

（4）病情进展记录。对于主要健康问题，尤其是需要长期监测的慢性疾病，应对其病情变化及治疗情况做连续性记录。在社区医疗中，较多的是采用病情流程表的方式来记录，这种流程表可根据不同疾病和不同观察项目设计成不同的格式，如果需要观察的指标较多，可分别制成若干张监测表，如症状、体征监测表、实验室检查监测表等。因此，病情流程表是针对主要健康问题而设置的，其目的是为了对主要健康问题实施动态的连续性管理。

（5）会诊及转诊记录。在社区卫生服务机构，由于受条件限制，有些疾病需要通过会诊、转诊来解决。因此，会诊、转诊是社区医生协调性服务的重要手段。会诊记录与医院现行的记录方式相同，而社区医疗中的转诊是一种双向转诊（社区医生把患者转到综合性医院，综合性医院把患者处理后又转回社区）。

（6）周期性健康检查记录。周期性健康检查（Periodic Health Examination, PHE）属于个人健康档案中的预防性资料。它是根据社区主要健康问题的流行状况，针对居民的不同性别、年龄而设计的终生性的健康检查计划。这种检查与传统的年度条件相比，具有较强的个体针对性和健康预测的连续性，是社区医生实施一、二级预防的有用工具。实施周期性健康检查，首先要为个体设计好健康检查计划。周期性健康核查作为一个预防性计划，其基本内容应包括两个方面：①一级预防中的计划免疫、生长发育评估、健康教育等；②为了早期发现疾病而设置的定期检查项目。

2. 家庭健康信息

家庭健康档案是记录与居民健康有关的各种家庭因素及家庭健康问题的系统资料。家庭健康档案是居民健康档案的重要组成部分，主要包括：

（1）家庭基本资料。包括家庭住址、家庭成员及成员的基本资料、建档医生和护士姓名、建档日期等。

（2）家系图。以绘图的方式表示家庭结构及成员的健康状况和社会资料，是简明的家庭综合资料，其使用符号有一定规定。

（3）家庭生活周期。可分为8个阶段（新婚、第一个孩子出生、有学龄前儿童、有学龄儿童、有青少年、孩子离家创业、空巢期和退休），每一阶段均有其特定的发展内容及相应的问题，包括生物学、行为学、社会学等方面的正常转变及意料之外和待协调的危机。全科医生需对每个家庭所处的阶段及存在的问题做出判断，并预测可能出现的转变和危机，进而制订适宜的处理计划并实施。

（4）家庭卫生保健记录记录家庭环境的卫生状况、居住条件、生活起居方式，是评价家庭功能、确定健康状况的参考资料。

（5）家庭主要问题目录及其描述记载家庭生活压力事件及危机的发生日期、问题描述及结果等。家庭主要问题目录中所列的问题可依编号按POMR中的SOAP方式描述。

3. 社区健康信息

健康档案是居民健康档案中最主要的部分，主要包括四部分内容：

（1）社区基本资料。包括社区的自然环境状况，如社区的地理位置、范围、自然、环境状况、卫生设施和卫生条件等；社区的人口学特征，如社区的总人数、年龄性别构成(人口金字塔)、出生率、病死率、人口自然增长率、种族特征、生育观念等;社区的人文和社会环境状况,如社区居民的教育水平、宗教及传统习俗、消费水平及意识、社会团体发展情况及作用、家庭结构、婚姻状况、家庭功能、公共秩序等;社区的经济和组织状况等。

(2)社区卫生资源。包括社区的卫生服务机构和卫生人力资源状况等。

(3)社区卫生服务状况。包括一定时期内的门诊量统计、门诊服务量、门诊服务内容、患者的就诊原因分类、常见健康问题的分类及构成、卫生服务利用情况、转会诊病种、转会诊率及适宜程度分析等。

(4)社区的健康状况。包括社区健康问题的分布及严重程度,如社区人群的发病率、患病率及疾病构成、病死率及残疾率;社区居民健康危险因素评估,如饮食习惯、缺乏锻炼,紧张的工作环境、生活压力事件、人际关系紧张、就医行为、获得卫生服务的障碍等;社区疾病谱、疾病年龄性别职业分布、死因谱等。

健康档案中所采集的信息是以个人为中心、家庭为单位、社区为范围,以健康问题为导向,综合生物、心理、社会等影响因素,从各个角度去观察和了解健康问题的全貌。家庭特征和社区特征可以通过对各家庭成员和各社区居民个人间的共同特点的识别,然后进行逐一提取归纳。不同个人、家庭、社区健康档案间的比较可以反映不同社区环境因素、家庭环境因素、个体生活方式差异等给个人健康所带来的不同卫生问题和影响。

四、健康档案管理与维护

1. 健康档案的建立

居民健康档案的建立是一项长期的、系统的工作,居民健康档案信息是在不断变化的、动态的信息。因此,信息采集的工作应当采用入户调查与日常医疗、预防和保健等各项工作的开展相结合的方式来完成。建立居民健康档案的对象应为辖区内实际居住的所有人员,社区卫生服务中心为辖区居民建立居民健康档案,并通过整合各级各类医疗卫生服务信息系统的健康相关数据,形成以个体为核心的数据集合,常见的档案建立有以下几种形式:

(1)辖区居民到乡镇卫生院/社区卫生服务中心(站)接受服务时,由医务人员负责为其建立居民健康档案,并根据其主要健康问题和服务提供情况填写相应记录。同时为服务对象填写并发放居民健康档案信息卡。

(2)通过入户服务(调查)、疾病筛查、健康体检等多种方式,由乡镇卫生院/社区卫生服务中心(站)组织医务人员为居民建立健康档案,并根据其主要健康问题和服务提供情况填写相应记录。

(3)已建立居民电子健康档案信息系统的地区应由乡镇卫生院/社区卫生服

务中心(站)通过上述方式为个人建立居民电子健康档案,并发放国家统一标准的医疗保健卡。

(4)将医疗卫生服务过程中填写的健康档案相关记录表单,装入居民健康档案袋统一存放。农村地区可以家庭为单位集中存放保管。居民电子健康档案的数据存放在电子健康档案数据中心。

2. 健康档案的使用与维护

(1)已建档居民到乡镇卫生院/社区卫生服务中心(站)复诊时,应持居民健康档案信息卡(或医疗保健卡),在调取其健康档案后,由接诊医生根据复诊情况,及时更新、补充相应记录内容。

(2)入户开展医疗卫生服务时,应事先查阅服务对象的健康档案并携带相应表单,在服务过程中记录、补充相应内容。已建立电子健康档案信息系统的机构应同时更新电子健康档案。

(3)对于需要转诊、会诊的服务对象,由接诊医生填写转诊、会诊记录。

(4)所有的服务记录由责任医务人员或档案管理人员统一汇总、及时归档。

健康档案的日常业务维护工作通常由社区卫生服务中心承担,保证健康档案数据中个人基本情况登记的准确性、及时性和完整性,并充分利用辖区实有人口数据库,完善电子健康档案个人基本信息登记以及利用社区卫生服务相关信息系统,及时更新各类卫生服务记录,实现档案的动态建档、动态管理、动态服务。

3. 健康档案的管理

居民健康档案记载了居民一生中有关健康问题的全部,涉及个人隐私,应统一编号,集中存放在社区卫生服务中心(站)(或全科医疗门诊部),由专人负责保管,建立健全制度,定期做好数据备份,保证数据信息的安全。各社区卫生服务中心在维护和使用健康档案时,应按照国家相关数据标准要求,补充、核实、录入、修订、提交健康档案相关个人基础信息。

居民在乔迁、嫁娶等自然迁徙过程中,管辖地可以通过有效的身份证明(出生证、身份证、军官证、护照等)将居民健康档案信息直接导入到管辖地。居民健康档案的有关统计和分析信息应由卫生行政部门按要求统一发布,其他机构,如:有关部门、医疗机构、高等院校、科研机构等,因工作需要使用健康档案相关信息时,或社区卫生服务中心因工作需要对外使用健康档案信息时,应书面报卫生行政部门备案;使用时不得调用原始数据信息,居民健康档案信息不得用于任何商业用途。

五、健康档案工作考核和评价

为了保证居民健康档案工作的顺利进行,应定期对健康档案工作进行考核,卫生行政部门应健全健康档案数据质量管理措施,对辖区机构上传数据的及时性、完整性、准确性、一致性进行管理和监管并列入机构考核内容,根据各单位建档完成情况,采取定期与不定期抽查相结合的方法进行考核,考核通常采取现场查看资料和走访建档居民评分相结合。

常用的考核指标包括居民健康档案建档率、健康档案合格率、健康档案使用率等指标,指标计算公式如下:

居民健康档案建档率＝已建档居民健康档案数/年内辖区内常住人口数×100％;

健康档案合格率＝填写合格的健康档案份数/健康档案总数×100％;

居民健康档案使用率＝有动态记录的档案份数/随机抽检的健康档案份数×100％。

第三节　健康档案应用和发展

一、健康档案应用

居民健康档案是居民一生健康信息的连续动态的纪录,不仅是社区卫生服务工作者掌握社区卫生资源、居民健康状况的重要途径,是制定预防保健措施的重要依据,而且对所有医疗机构的医务人员掌握居民完整健康信息及健康发展史,从而提高医疗诊治水平和质量,以及从事医学科研都具有现实的意义。

1. 健康档案是社区卫生服务工作的指南

社区卫生服务是以个人为主体、家庭为单位、社区为范围的综合卫生服务,其内容是为社区居民提供医疗、预防、保健、康复、健康教育、计划生育技术指导的"六位一体"服务,目的是提高居民和整个社区的健康水平。健康档案既是社区卫生服务必须依据的信息,也是社区卫生服务记录信息的反映,为了对居民提供以家庭为单位的、个性化、连续化的健康服务,必须为居民建立从出生到死亡的一生的健康信息,包括家庭成员间关系、家族疾病史、健康危险因素的健康档案等。同时,为更好地制定社区综合防治策略,还必须建立体现社区卫生人口学特征、疾病谱、健康危险因素、环境信息、医疗卫生资源信息的社区健康档案。

2. 健康档案是社区诊断的信息来源

健康档案较全面地收集了居民、家庭、社区的基本信息、人口学信息、主要健康问题、疾病管理、健康危险因素、社区卫生资源、社区经济信息以及社区卫生服务记录信息,是进行社区人群健康诊断和管理的有效途径,通过社区居民健康档案可以了解社区居民主要健康问题的流行病学特征,为筛选高危人群、开展疾病管理、采取针对性预防措施打下基础。社区诊断就是要利用这些信息,评估社区的健康状况、居民需求、卫生资源利用及服务提供情况,为进一步制定疾病预防控制措施提供决策依据。

3. 健康档案是区域医疗卫生信息交换与共享的基础

居民健康档案是居民一生健康信息的连续动态的纪录,这些信息不仅来源于社区卫生服务的过程,而且也来源于居民在其他医疗机构接受医疗、保健和其他卫生服务的过程。

电子健康档案(EHR)是以个人健康、保健和治疗为中心的数字记录,是以人为本的数字化健康资料,它跨越不同的机构和系统在不同的信息提供者和使用者之间实现信息交换和共享,将为提高患者的安全、提高医疗质量、改善健康护理、推进患者康复和降低医疗费用提供有效的手段。为了实现对居民的全程化、连续化的医疗、保健以及公共卫生服务,必须实现区域内社区卫生、医疗、公共卫生机构之间的业务协调和信息整合,社区居民健康档案是各卫生机构之间共同信息需求的载体,是区域医疗卫生信息交换与共享的基础。

4. 健康档案是社区卫生服务管理决策的依据

社区卫生服务的公益性决定了政府对社区卫生工作管理的必要性,卫生行政部门通过社区卫生服务利用健康档案及社区卫生服务记录的原始数据生成的统计报表,实施对社区卫生的服务量、效率、质量、成本以及满意度等关键绩效的管理,实现社区卫生服务经费的合理拨付及有效使用。为提高社区卫生服务工作的效率、质量和居民满意度,社区卫生工作还包括社区卫生综合管理,如组织及人力资源管理、计划任务管理、成本管理、绩效管理、报表编制与上报、居民签约管理,这些管理也需要利用健康档案信息,健康档案数据的统计分析为社区卫生服务的管理决策提供支持。

二、健康档案的隐私保护

居民健康档案中记录了一个人成长过程中的全部健康卫生信息,记录、储存的信息与特定的个人不可分割,隐私性强,且包含既往病史、生理状况等,特别是涉及传染病、精神病、艾滋病等特殊疾病时,极具敏感性,一旦泄露将对个人生活发展造成巨大影响。然而,目前居民健康档案往往通过互联网以电子数据形式进行存储和利用,记录的个人健康数据信息在应用过程中很容易受到其他主体的侵犯,主要表现为:

(1) 健康信息征集过程中侵权。如卫生行政部门的相关机构为收集居民健康信息进行公共健康分析和科学研究,未经当事人同意,且收集的信息可能片面、错误、产生与当事人真实情况不符的现象。

(2) 个人健康信息管理中的侵权。主要表现为信息机构工作人员不当泄密,擅自公布、宣扬当事人的健康信息；网络传输系统安全存在漏洞而泄密、错误信息未及时得到更正、不良信息经过法定期限不删除等，从而使健康信息主体受到不必要的伤害。

（3）健康信息使用中的侵权。对个人信息使用超出原定目的，尤其是商业机构对信息的滥用，侵犯了健康信息主体的安宁。

因此，建立居民健康档案前，可以通过专家讲座、查房沟通等形式向居民解释清楚健康档案的内容、意义以及管理部门对于保障信息安全性的措施，让居民充分认识健康档案，消除疑虑；其次，通过发放告知书的形式告知居民建立健康档案需提供家庭和个人相关信息资料，其部分信息有可能用于疾病控制、科学研究以及其他资料的来源等，充分尊重居民的最终决定，体现人文关怀。

此外，还应该在建立健康档案时增加对隐私级别和信息公开权限的设置，尊重居民自愿，对居民认为需要保密的信息加密，只有经过居民同意才能获得其中信息，进而做到尊重居民隐私权，对居民健康档案的调用应有合格的审批制度，应加强对调档过程的监控，记录曾调用过居民档案的人员信息，尽力避免在调用过程中出现泄漏居民隐私的情况。

目前，居民健康档案个人信息隐私保护尚缺乏完善的法律保护，我国《宪法》和《民法通则》中均未明文规定隐私权。基于居民健康档案个人数据隐私权的易受侵犯性和特殊性，随着社区卫生服务的发展和健康档案信息化的推进，我们应对居民健康档案所包含的个人信息资料隐私予以重视，逐步建立完善相关的法律法规，为居民健康档案的使用提供全面，适当的法律保护，在发挥居民电子健康档案高效、便捷作用的同时，更好地保护居民健康主体的隐私权。

三、健康档案的拓展

健康信息实现区域内互通、共享，有利于社区卫生服务工作的开展，建立完整、规范、准确的居民健康档案，推进健康档案的信息化进程，将为我国健康信息的共享奠定良好的基础，对于开发利用疾病预防控制档案信息资源，实现资源共享，极大地提高健康管理与医疗救治工作效率等有着重要意义。

（1）健康档案建立后，用流行病学和统计学方法可分析居民健康状况指标，如患病率、病死率等，以及影响其发生的社会生活环境或条件及生活方式和行为等暴露因素。健康档案是分析社区卫生问题存在原因的主要依据，同时也可预测卫生问题的发展趋势及可能发生的卫生问题，有助于卫生行政决策部门确定卫生工作重点及制定卫生策略。

（2）可以更好研究社区特殊人群即妇女、儿童、青少年及老年人的生理特点及健康防病的需求并提供连续性、周全性的卫生服务；跟踪慢性病患者的疾病的发展情况,分析干预的效果和效益;早期发现并跟踪各种心脑血管疾病、糖尿病等严重危害人群健康的慢性病的易感者,并分析干预的效果;降低此类慢性病的发病率,为寻找合适的干预措施做深入的研究。

(3) 连续完整的居民健康档案易于估计社区居民卫生服务需求量,合理利用现有卫生资源,控制医药费用过快增长,可以给卫生计划决策提供便利的依据,如人员设备的投入、基本药物的确定等。

(4) 建立健康档案,有利于医疗卫生机构更好地了解居民整体健康状况,提供连续性、综合性健康管理服务。健康档案通过信息化手段,可实现不同医疗卫生机构之间健康信息资源共享,促进公立医院与基层医疗卫生机构的双向转诊和分工协作,有利于提高卫生服务效率,改善服务质量,节约医药费用。

(5) 建立社区家庭个人健康档案后,可以利用这些资料进行投资效益分析,亦可将社区卫生服务的投入产出与医院服务做直观的比较,既可明确社区卫生服务的重要性,又可为制订合理、经济、高效率的社区卫生措施提供依据。

(6) 应用软件的开发实现包括常见病、多发病和已经确诊疾病、候诊、出诊、转诊、定期访视、部分住院等信息管理;社区慢性病防治功能指健康档案、健康普查、健康教育、常规治疗等信息管理;社区传染病防治包括免疫接种、卫生宣传、卫生环境改善、疾病治疗控制、传染病发生与发展等信息管理;社区妇幼保健功能包括妇女与儿童的主要疾病和影响,孕妇、儿童健康保健、社区计划生育等信息的管理;社区脆弱人群保健和心理功能损害等人们的健康护理、疾病预防、病后功能重建等信息管理的功能。

第四章　健康风险评估理论与实践

第一节　健康风险评估的起源和发展

进入 20 世纪以来,以实验室检验为手段,通过培养疫苗和注射疫苗来预防传染病在人群中的传播,还有消炎药、抗生素发现与广泛使用,对降低人口病死率,提高人口平均寿命,起到了不可磨灭的作用。

第二次世界大战后,美国全面崛起,成为经济、政治与军事的超级大国,引领世界的经济与科技的发展。在这一背景下,相对和平的世界大环境,经济的蓬勃发展、科学技术的飞速变迁,物质生活的极大丰富,现代医学的长足进步,极大增强了人类对自身生存环境的控制能力,显著提高了人口的平均寿命与生活质量,有力地遏制了传染病对于人们生存与寿命的威胁。为进一步提高人的生活质量与人口寿命,公共卫生得到美国政府越来越多的关注。在美国,提高与保持人口健康成为继政治、经济与军事之后发展最快的服务业。美国人的平均预期寿命在 1900 年仅为 47 岁,而到 1960 年则达到了 70 岁。表 4-1 列出了美国 1900 年、1960 年及 2010 年排在前十位的疾病病死率的变化趋势。

表 4-1　美国前十位的疾病病死率的变化趋势

排位	疾病	1900 年病死率	疾病	1960 年病死率	疾病	2010 年病死率
1	肺炎/流行性感冒	202	心脏病	369	心脏病	179
2	结核病	194	癌症及肿瘤	149	癌症及肿瘤	173
3	腹泻、肠炎和溃疡	143	血管病变影响中枢神经	108	慢性下呼吸道疾病	45
4	心脏病	137	意外事故死亡	52	脑血管疾病	42
5	血管疾病	107	幼儿某些特种疾病	37	意外事故死亡	39
6	肾炎(所有形式)	89	流行性感冒/肺炎	37	阿尔茨海默氏病	38
7	意外事故死亡	72	一般动脉硬化	20	糖尿病	25
8	癌症及肿瘤	64	糖尿病	18	肾炎、肾病综合征	21
9	衰老	50	先天性畸形	12	流行性感冒/肺炎	15
10	白喉病	40	肝硬化	11	自杀	15
合计		1719		955		747

注:资料源于美国疾病控制中心,不同年代美国人口病死率(每 100000 人)比较。

正如表 4-1 所示,从 1900 年到 1960 年的 60 年间,美国人口病死率降低了 44%;由 1719 例/10 万人降为 955 例/10 万人。但是,正是在这 60 年间,心脏病由第四位上升为第一位,成为危及美国人生命的头号杀手;其病死率由 137 例/10 万人跃升为 369 例/10 万人;心脏病占美国人口病死率的比重亦大幅度提升:由 1900 年的 8% 上升到 1960 年的 39%。

一、美国健康风险评估的萌芽期

(一)吸烟与肺癌研究及健康管理

作为经济发展的大国,美国政府从循证医学入手,全力支持医学科学界对于心脏病、癌症、中风等致病因素的研究,1959 年,时任美国国家医疗总监(Surgeon General)的 Leroy E. Burney 在美国医学协会杂志上发表了吸烟与肺癌的文章,指出致力于吸烟与肺癌的研究是美国医疗卫生服务界的职责所在,而吸烟是导致肺癌患病率增加的元凶。这篇论文开创了美国医学与生命科学界对吸烟危害研究的先河。5 年后,他的继任者 Luther L. Terry,在 1964 年以美国国家医疗总监的名义,发表了由美国政府出版的、关于吸烟对人口健康危害的白皮书。这本著名的《吸烟与健康》白皮书,指出吸烟是导致心脏病、癌症、中风等“现代文明病”的元凶,号召美国人为个人与人口的健康不要吸烟,指出的美国吸烟人口比不吸烟的人得心脏病的几率高 70%,更加深了美国大众对生活方式选择的重视,也促进了美国政府对公共卫生的支持与投入。

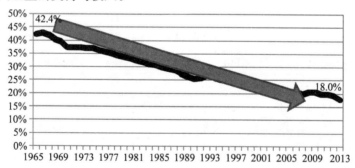

图 4-1　1965—2013 年美国成年人吸烟人群分布趋势

在美国政府引领下,针对防治心脏病、糖尿病、血压高等疾病开展的戒烟运动,自 20 世纪 60 年代中期到 70 年代末,卓有成效:吸烟人口在这 15 年期间稳定与持续地下降,从 42.4% 下降到 32.9%,下降趋势持续到 2013 年,美国成年人吸烟比例降到 18.0%,比 1965 年的 42.4% 下降了 58%。与此同时,在 70 年代末“回归自然”的口号引导下,美国人针对防治心脏病、糖尿病、血压高等疾病开展的有氧锻炼及全民健身运动,也开展得如火如荼,成为美国 20 世纪 80 年代初的时尚,全社会的戒烟与健身的努力,标志着美国社会对健康的生活方式与行为对人体健康的认可,也对美国疾病预防与保健行业提出了新的课题——如何在经济高速发展的同时,面对与日俱增的戒烟,使得现代的健康理念与知识及医疗卫生的研究成果以通俗易懂的方式更好地传播给普通大众? 引导人们"从我做起",选择健康的生活方式,自觉参与健身、戒烟等活动,主动预防"现代文明病"。

(二) 弗莱明翰心脏病研究与健康管理

把"现代文明病"的临床研究成果,及时转化为通俗易懂的科普知识,是医疗与公共卫生学术界的一大挑战。自 1949 年起延续至今的弗莱明翰心脏病研究(Framingham Heart Study)堪称美国最经典的对心脏病长期跟踪的社区临床研究。早期参与这一研究的心脏医生路易斯-罗宾逊(Lewis Robbins)博士,作为时美任麻省弗莱明翰社区心脏病科主任医生,于 20 世纪 60 年代,创立了预测医学(Prospective Medicine)学科,首次提出了健康风险评估(Health Hazard Appraisal,HHA)的概念。罗宾逊医生提出了弗莱明翰心脏病预测模式,以此帮助社区医生通过了解患者的心脏病危险因素的严重程度,来估算其发生心脏病及导致死亡的概率,从而开展健康教育,指导当地居民预防心脏病。

罗宾逊医生通过流行病学的研究手段开展心脏病防治,把对于生活方式的干预作为预防心脏病的重要措施,促进了医疗服务与公共卫生之间的有机结合。1964 年,他发起、组织了美国"预测医学学会(Society of Prospective Medicine)。"1970 年,他与另一位心脏病医生杰姆斯-浩勒(James Hall),合著出版了第一本有关健康风险评估的专著。该专著针对美国当时所面临的心脏病的病死率、患病率的急剧上升趋势,确定了多种致病、致死的心脏病危险因素,提出了防患于未然的策略。他们通过生物统计学家 Harvey Geller 和健康保险学家 Norman Gesner 制定的 Geller-Gesner 心脏病的风险因素分数转换表,确定了心脏病的风险因素量化标准,提出了以个人危险因素来预测其死于心脏病的概率的方法,奠定了预测医学的理论基础。

由罗宾逊医生创建与领导的美国预测医学学会,着手建立与完善心脏病与部分癌症的病死率与个人的生理指标、环境因素、心理因素、人口统计因素、家族与个人病史、个人所选择的生活方式的量性关系,预测个人患病与死于不同疾病的概率。通过医疗服务,在美国大众中间推广与开展健康风险评估,进行健康教育,着眼于改善人们的不健康生活方式。

随着美国预测医学学会的壮大,以罗宾逊医生为首的美国预测医学学会所提出的心脏病与部分癌症风险评估模式得到了美国心脏科与癌症科医生乃至整个医学界的认可,将其纳入医疗实践,并将疾病病死率、患病率与其诱导因素的量性研究模式引入到对其他疾病的病死率、患病率的研究中。

二、美国健康风险评估形成期

(一)健康风险评估的理论基础

美国国家医疗总监 1979 年发表的《健康美国人》报告,概括了上述专家组的研究结果,根据美国 1976 年排名最高的 10 种疾病的病死率,分析了不同种类的危险因素与这 10 种疾病总体病死率的因果关系,推算出美国人主要死亡成因表,指出在死于这 10 种疾病的美国人中,50%要归咎于不健康的生活方式与行为;20%归咎于自身的生物基因与条件;20%归咎于生活的环境;10%归咎于医疗服务的缺欠。图 4-2 即是根据这个主要死亡成因表绘制的图表,为健康风险评估奠定了理论基石:促使人们认识到不健康的生活方式与行为对健康与生命的危害。因此,改进不健康的生活方式与行为是预防"现代文明病"的关键所在。

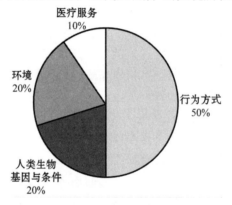

图 4-2　美国 10 种主要疾病致死原因分布

资料来源:美国国家医疗总监 1979 年发表的"健康人民"报告

20 世纪 70 年代末,随着计算机技术的发展与普及,根据《健康美国人》报告的精神,美国疾病控制与预防中心整理、总结了其及加拿大卫生与福利部对于健康风险评估方法的 10 年研究成果,推出了用于大型计算机的第一代美国成年人健康风险评估软件。而由罗宾逊医生命名的健康风险评估(Health Hazard Appraisal,HHA)的英语名称,也被美国预测医学学会做了轻微的改动,成为健康危险评估(Health Risk Appraisal,HRA),一直延续使用至今。

(二)健康风险评估范例

美国疾病控制与预防中心推广的第一代健康风险评估软件根据不同性别、种族的美国人年龄与 25 种主要疾病及疾病总体今后 10 年的病死率,通过不同疾病与不同的致病、致死健康危险因素的相互关系,参照不同性别与年龄,进行运算,指出个人的生理指标、家族与个人病史、个人所选择的生活方式对于其 25 种主要疾病及疾病总体病死率的影响及危害。其后,美国疾病控制与预防中心和密西根大学体质研究中心(密西根大学健康管理研究中心前身),各自负责向美国西南地区与东北地区的 25 个州,推广这一软件。

图 4-3 列出了美国疾病控制与预防中心推出的第一代健康风险评估的基本理论依据——年龄与今后 10 年的病死率的线性关系。但是,图中所示的年龄与病死率的线性关系,并不限于总体病死率,各种致死的主要疾病也呈现了这种年龄与病死率同向相增的线性关系。因此,根据被评估人的年龄、性别、种族(非洲裔与其他族裔),可找出特定年龄的 25 种主要疾病病死率及总体病死率;根据不同疾病与不同的致病、致死的危险因素(生理指标、环境因素、心理因素、人口统计因素、家族与个人病史,生活方式)与该疾病的相互关系,可估算出被评估人的健康危险因素所确立的 25 种主要疾病各自的"评估"病死率,将这评估病死率代入 25 种各自主要疾病的年龄与今后 10 年的病死率的曲线上,可得到各自估算年龄;也可得到各自估算年龄与实际年龄的差别。将这些差别汇总,可得出总体的估算年龄与实际年龄的差别,将这一总体差别与实际年龄相比,得到其总体估算年龄,或者叫总体健康年龄。

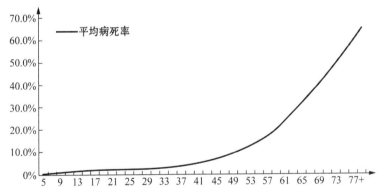

图 4-3　健康年龄的计算方法

如图 4-3 所示,一位 60 岁的人,可以通过其实际年龄、性别、种族,在特定疾病的年龄与今后 10 年的病死率的曲线上,得到他本人年龄组的今后 10 年的特定疾病病死率,而根据他本人的相关健康危险因素及这些因素与该疾病的相互关系,可以得到其在该疾病上的估算年龄;从而得到其该疾病的估算年龄与实际年龄的差别。如果被评估人的健康年龄低于实际年龄,说明被评估人在健康危险因素方面,做得比其同龄人强,在身体健康上比其同龄人"年轻";反之,这一被评估人的健康年龄为 63 岁,高于实际年龄,则说明这位 60 岁被评估人的健康危险因素比其同龄人要高,身体健康比其同龄人"衰老,"而这位 60 岁的被评估人的预期寿命相等于一位 63 岁同性别人的预期寿命。

但是,健康风险评估还可以将这位 60 岁被评估人的在具体疾病中的相关危险因素修正,将其所有可控的危险因素的危险程度降到最低,重新估算出被评估人的最低健康危险因素所导致该疾病"可达到的最低病死率",再将这可达到的最低病死率代入该疾病的年龄与今后 10 年的病死率的曲线上,得到该疾病的可达到的最低年龄。依此类推,健康风险评估可以得到 25 种主要疾病的各自可达到的最低年龄及各自最低年龄与健康年龄的差别;将这 25 个差别汇总,可得出总体的最低年龄与健康年龄的差别,将这一总体差别与总体健康年龄相比,可得出总体可达到的最低年龄,或者叫总体可达到的最健康的年龄。因此,如果这位 60 岁被评估人改进不良的生活方式,将所有可控的危险因素降到最低。这样,这位 60 岁被评估人的健康年龄与其可达到的最健康的年龄的差别很大,则指出被评估人在降低健康危险因素方面有很大的潜力;反之,如果被评估人的健康年龄与可达到的最健康年龄的差别很小,甚至为零,则说明被评估人已经较好地控制了自己的健康危险因素,其健康年龄也达到或接近了其最健康的状态;被评估人需坚持不懈,保持健康的生活方式与生理指标。

综上所述,第一代健康风险评估的目的是通过年龄的表达,通过疾病、病死率、健康危险因素的相互关系,为被评估人提供了 3 个年龄概念:实际年龄、健康年龄及可达到的最健康年龄。健康风险评估以通俗易懂的健康年龄的说法,实施健康教育,帮助公众认识个人可控制的健康危险因素,诸如生理指标、生活方式、心理因素对于个人健康与寿命的影响,从而增强自我关切健康的意识,选择健康的生活方式,保持健康的心理状态,提高自我健康管理的责任感。

第二节　健康风险评估的意义

一、健康风险评估是进行健康教育的前提

通过风险评估实施健康教育是帮助被评估人,了解个人对生活方式与健康行为的选择重要途径。选择与保持健康的生活方式与行为,是提高个人健康水平与改进生活质量的基本保证。健康风险评估帮助被评估人进行科学的健康定位,更好地了解自己,在可以自我控制的健康危险因素方面,坚持正确的健康行为,改进不健康的生活方式,目标明确、有的放矢、力所能及、全力以赴,把健康风险降到最低。因此,参加健康风险评估的个人,需要有"健康觉悟",意识到个人应为自己的健康负责。

二、健康风险评估可以更好地促进健康

健康风险评估使人们了解不同性别、种族在不同年龄段的最主要的致死、致病原因与该年龄段造成死亡、伤残的主要疾病，意识到不同健康危险因素与这些疾病的病死率与生病率关系。如年龄与家族病史是不可控制的健康危险因素；而生活方式与健康行为属于可以自我控制健康的危险因素。尽管健康风险评估的模式主要是根据健康人口的健康风险与疾病的相互关系而建立的，主要适用于健康人群，但是，心脏病、癌症、中风及糖尿病患者也可通过健康风险评估，了解所患的疾病是可以自我控制的，得知健康危险因素对疾病举足轻重的影响，从而摈弃不良的生活方式，选择健康的生活方式，管理好疾病，降低其急性发作的几率，提高生活质量与生存率。健康风险评估不仅可以为被评估人提供健康指导，提高被评估人健康知识，依次指出对被评估人最重要的健康危险因素及被评估人可采用的降低健康风险的目标；而且为评估人提供预防疾病与开展健康干预的主要资源与具体渠道。指导被评估人充分利用现有的资源，根据个人需求，承担个人保健职责。

三、健康风险评估为开展人群健康干预提供第一手健康信息

首先，通过开展健康风险评估，不仅可以取得健康风险评估参加者的健康数据与评估结果，从而了解参加者人群的健康状况及其健康危险因素分布情况，并在此基础上，根据参加者人群占被评估人群的比例，估算出被评估整体人群的健康状况及其健康危险因素的分布。同时，健康风险评估也可以作为人群健康比较、跟踪的工具，了解、描述与预测重复参加健康风险评估的人群与被评估整体人群的健康趋势及随时间推移而改变的健康危险因素变化趋势。在人群数据库中，包括人口变量资料，所以根据人口变量，例如年龄、性别、教育程度、职业类别，可以进行个人资料的分类与汇总，取得特定人群的健康数据，做出对特定人群的健康描述与评估。不同于计划缜密、投入巨大、手续繁杂的医学临床研究与社会专题调查，健康风险评估成为收集个人健康数据的高效、廉价、简便的工具之一，开创了应用现代计算机技术"多快好省"建立人群"大数据"的先河。

四、健康数据库有助于个人保健与疾病预防

建立在现代计算机技术上的健康风险评估，需要储存与分析被评估人提供的第一手健康数据。电子计算机可以储存大量的个人健康数据，包括健康风险评估问卷的原始数据与通过评估计算的定量结果。被评估人可以将其健康风险评估问卷的答案与评估结果储入数据库，作为今后对比的依据。重复被评估的亦可将以前的健康风险评估数据调出，与当前的健康风险评估数据相比较，确定个人健康数

据与评估结果的变化,决定个人保健的目标与预防疾病的重点。健康风险评估开创了以现代计算机技术储存与使用个人详细健康信息进行健康干预的先河,对医疗卫生服务业进一步使用现代计算机技术,储存与管理患者病历与详细个人与家庭遗传信息,治病防病有所启迪,促进了医疗卫生服务信息计算机化的进程。

五、健康风险评估推动了健康服务业的发展

健康风险评估,不仅对个人、人群及人口健康促进与疾病防治的有极其重要的意义,而且极大地推动了新兴的、以健康为导向的服务业的蓬勃发展。

正如前面提到的,1979 年,美国国家医疗总监发表的《健康美国人》报告,其核心内容是号召美国人民提高健康理念与自我保健意识,抛弃不健康的生活方式,戒烟节酒,加强生活与生产中的安全保障,积极预防疾病,提高生活质量与延长寿命。而紧步其后,美国疾病控制与预防中心推出了健康风险评估,旨在提高人民的健康理念。因此,20 世纪 80 年代初,以举国上下开展了十几年的戒烟运动为先导,以美国婴儿潮年龄段人们带动的健身热为动力,健康风险评估不仅作为美国《健康美国人》的重要举措,得以推广,更被作为推动美国开展健康促进、疾病预防与慢病管理的基本武器,增强健康知识,提高人民自我保健意识。开展健康风险评估成为新兴的健康服务业开展人群健康促进与疾病防治的首选项目。可以说,健康风险评估是新兴的健康服务业发展的原动力。

第三节　健康风险评估方法和发展历程

一、第一代健康风险评估问及的危险因素

在美国疾病控制与预防中心推出的健康风险评估的问卷基础上,密西根大学健身研究中心增加了有关人口信息的 4 个问题及工作满意度问题。表 4-2 则列出了密西根大学健身研究中心所用的第一代健康风险评估问卷所提及的健康危险因素及类别。

表 4-2　密西根大学健康管理研究中心第一代健康风险评估问及的危险因素

	人口信息	健康行为	心理因素	生理指标	个人健康条件
1	性别	吸烟状况及历史	生活满意程度	身高	家族心脏病史
2	年龄	饮酒数量	工作满意程度*	体重	家族糖尿病史
3	种族	睡眠数量	对个人健康评价	血压	个人糖尿病史
4	婚姻状况*	体育锻炼情况	对社会支持度的感受	胆固醇	个人哮喘、肺气肿病史

（续表）

	人口信息	健康行为	心理因素	生理指标	个人健康条件
5	教育程度*	年驾驶与乘坐汽车里程数	过去一年不幸事件数量		痔疮、直肠流血及是否年度直肠检测
6	工作状况*	使用汽车安全带比例			妇女:是否子宫摘除
7	家庭收入情况*	使用药物调整情绪经常性			妇女:子宫颈抹片检查频率
8	居住地邮编	参与可危及人身安全活动次数			妇女:自我检查乳房频率
9	居住地区				妇女:家族乳房癌病史

注:* 为密西根大学健身研究中心在疾病控制与预防中心的健康风险评估基础上添加的新问题。

二、第二代健康风险评估选用的重大疾病与致死原因的预测与评估方法

1981 年,美国政府为前总统卡特在其家乡佐治亚州的埃默里大学修建了卡特中心,旨在支持卡特继续完成在其总统任内所力推的两件大事:维护世界和平及与疾病抗争。在卡特的推动下,埃默里大学卡特中心与美国疾病控制与预防中心携手合作,集合了两百多位专家对 300 多篇有关人口健康与疾病的科学论文进行了反复推敲及重新评估,并对疾病控制与预防中心的第一代健康风险评估计算系统及其风险评估技术进行了重大修改与更新,在 1989 年推出了新一代的美国疾病控制与预防中心/卡特中心的"健康风险评估"计算机系统。新系统把第一代健康风险评估所涉及的 25 种重大疾病与致死原因增加到 43 种,并强调了干预与改变健康行为的重要性。但是,评估针对的主要变量还是病死率,与第一代健康风险评估针对的主要变量相同,第一代与第二代健康风险评估所进行的评估运算,都是围绕病死率展开的。表 4-3 列出了第二代健康风险评估涉及的 43 种重大疾病与致死原因的病死率估算方法。

表 4-3 第二代健康风险评估选用的重大疾病与致死原因的预测与评估方法

	重大疾病与致死原因	预测与评估方法
1	艾滋病	人口病死率估算法
2	口腔癌	人口病死率估算法
3	咽喉癌	相对风险组合估算法

（续表）

	重大疾病与致死原因	预测与评估方法
4	食管癌	相对风险组合估算法
5	胃癌	人口病死率估算法
6	结肠癌	人口病死率估算法
7	直肠和肛门癌	人口病死率估算法
8	胰腺癌	相对风险组合估算法
9	鼻咽癌	相对风险组合估算法
10	肺癌	相对风险组合估算法
11	皮肤癌	人口病死率估算法
12	乳腺癌	回归方程/分类估算
13	宫颈癌	相对风险组合/分类估算
14	子宫癌	相对风险组合估算法
15	卵巢癌	人口病死率估算法
16	前列腺癌	人口病死率估算法
17	膀胱癌	相对风险组合估算法
18	脑癌	人口病死率估算法
19	淋巴癌	人口病死率估算法
20	白血病	人口病死率估算法
21	糖尿病	人口病死率/分类估算
22	酒精中毒	人口病死率估算法
23	风湿性心脏病	人口病死率估算法
24	高血压性心脏病	人口病死率估算法
25	心肌梗死	回归方程估算
26	中风	回归方程估算
27	动脉硬化	人口病死率估算法
28	流感/肺炎	相对风险组合估算法
29	肺气肿/慢性气管炎	相对风险组合估算法
30	尘肺	人口病死率估算法

（续表）

	重大疾病与致死原因	预测与评估方法
31	胃和十二指肠溃疡	相对风险组合估算法
32	肝硬化	相对风险组合估算法
33	尿毒症	相对风险组合估算法
34	汽车事故受伤	组合风险加倍估算法
35	行走受伤	人口病死率估算法
36	中毒	人口病死率估算法
37	摔伤	人口病死率估算法
38	烧伤	人口病死率估算法
39	溺水	人口病死率估算法
40	自杀	人口病死率估算法
41	他杀/他伤	人口病死率估算法
42	其他所有无意受伤	人口病死率估算法
43	其他各种原因	人口病死率估算法

（1）估算心肌梗死、中风与乳腺癌的病死率采用的方法是回归方程,而这 3 种疾病的病死率占美国人口整体病死率的三分之一以上。

（2）相对风险组合估算法是根据年龄、性别特定的某疾病病死率及相对风险组合系数相乘而得到结果,算出个人的健康危险因素决定的"评估"病死率及将个人危险因素修正后,算出的"最低"病死率;采用相对风险组合估算法的 16 种疾病的病死率占美国人口整体病死率的 18.8%。

（3）把年龄、性别特定的汽车事故病死率与组合风险倍数相乘,可估算出汽车事故病死率,汽车事故是造成美国为成年人死亡的第一位原因,为更精确估算汽车事故病死率,第二代健康风险评估问卷不仅包括了每年驾车或乘车里程数与使用汽车安全带比率的问题,而且还增加了日常工作、生活使用的交通工具、驾车或乘车的车型、驾车超速概况及酒后驾车或乘酒后司机驾车频率等问题。

（4）分类估算是与上述 3 种估算法分别结合使用的,使得对乳腺癌、宫颈癌及糖尿病的病死率估算更精确。

（5）43 种不同疾病及死因中的 23 种病死率及死因,是根据年龄、性别的特定病死率统计资料而决定的,其中包括 9 种癌症与除汽车事故死亡外的 8 种事故死亡或自杀与他杀的致死,这 23 种疾病及死因的病死率占美国人口的 44.8%。由于当时尚未发现一些人为改变的健康危险因素与这 23 种疾病及死因紧密相关,可以用于第二代健康风险评估,因此,这 23 种疾病及死因所估算的"评估"病死率与"最低"病死率和其年龄、性别特定病死率相等。

与第一代健康风险评估相似,第二代健康风险评估也通过 3 个年龄概念:实际年龄、健康年龄、可达到的最健康年龄,作为健康的总体指标,为被评估人提供健康教育与指导。同时,在更新病死率预测与估算法的同时,将软件所采用的年龄、性别、疾病及死因的人口 10 年死亡统计资料,也全部由 20 世纪 70 年代的病死率表更新为 80 年代的。

三、第三代健康风险评估

第三代健康风险评估增加了关于个人的生活方式、医疗消费行为、生理指标、心理因素、个人、家族病史、个人医疗消费习惯、生活质量的问题数量,问卷信息亦由手工计算机输入晋级为光电扫描输入。

为了更好地使得被评估者了解生活方式对这些主要疾病的患病率的重大影响,密西根大学健康管理研究中心在其第三代健康风险评估报告中,提出了个人健康综合指数的概念。

根据多种人口健康统计资料,通过大量的数理统计分析与换算,密西根大学健康管理研究中心总结了个人健康综合指数与今后两年个人医疗消费的线性关系,得出"今后两年个人医疗消费多少与上述个人生活方式…患病率等反映健康的变量密切相关,是个人健康状况的晴雨表"的结论。个人健康综合指数与个人医疗费用密切相关,个人健康综合指数越高,个人医疗消费会越低,而指数越低,医疗费用越高。

密西根大学在第三代健康风险评估中研发与使用个人健康综合指数,涵括下列三大部分:

(1) 可以人为控制的健康危险因素,占综合指数的 50%。

(2) 以估算病死率为背景,根据健康年龄与可达到的最健康年龄的相互关系得到的健康风险因素,占综合指数的 38%～44%;视年龄、性别与个人身体条件不同,而定期进行美国预防医学专案组所推荐预防疾病的检测状况,占综合指数的 6%～12%,根据专案组的推荐,每定期进行一项特定疾病筛查的,可以获得两分;反之,记零分。需要被筛查项目数量,因年龄、性别与个人身体条件而异,最多的为 6 项;最少的为 3 项。

密西根大学研发的个人健康综合指数,旨在全面反映个人的生活方式、健康行为、生理指标、心理因素、个人、家族病史、个人医疗消费习惯、生活质量、预测病死率与患病率的综合情况。它取代了通过病死率而估算的健康年龄概念,得到了健康风险评估服务业与工作场所的认可,成为第三代健康风险评估采用的衡量个人健康风险的重要指标。

四、第四代健康风险评估

第四代健康风险评估强调健康的多元性,在评估问卷中增加了对社会健康、环境健康、情绪与心理健康及新陈代谢健康的问题比重,除继续使用个人健康综合指数外,还分别对所列出的 6 项健康指标进行评分、估算,如图 4-4 所示。

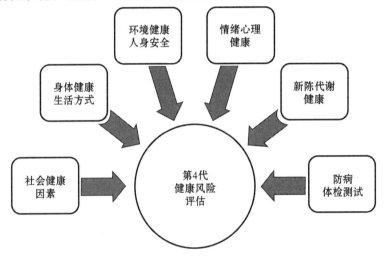

图 4-4　第四代健康风险评估的理论模式

以互联网技术为基础的第四代健康风险评估,将充分利用云计算的优势,设立云端个人健康风险门户,在保证个人隐私的基础上,建立云端个人健康数据库,对个人健康风险进行双向跟踪、比较、监测与评估;可以及时、快速、方便地寻找与锁定个性化的健康促进、疾病防治资源,降低个人健康风险。互联网技术支持个性化健康风险评估问卷智能化,改变了纸笔问卷的统一、通用局限,被评估人通过互联网,实行人机互动,根据被评估人的性别、年龄及健康状况而选择评估问题,评估问卷因人而异。例如,在网上问卷,女性与老人可以仅仅被问到针对女性与老人的问题,而不吸烟的人亦无需被问到关于吸烟史的问题。

互联网技术支持的云计算平台使健康风险评估可以按需而定,产生多样化评估报告。被评估人可以根据自己的健康风险与需要,设计个性化报告。对某些感兴趣的健康专题,能够深入探究,得到专题报告。互联网技术大大加强了信息的传递速度与储存能力,使健康风险评估与个人健康数据库结合更紧密。总之,第四代健康风险评估将充分利用互联网、多媒体、云计算、大数据等现代技术,提高信息驱动的健康指导回馈,增强风险评估的警示作用,促进健康风险评估与健康及医疗干预的连接,发挥其防治疾病与促进健康的潜力与功效。

第四节　健康风险评估与工作场所健康管理

一、工作场所健康管理理论

从 1960 年到 2011 年,美国的国家医疗卫生费用翻了 99 倍;而国家国民生产总值仅翻了 29 倍。其中,从 1980 到 1990 的这 10 年间,美国的国家医疗卫生费用占相对增长最快,翻了 3.48 倍,下一个 10 年间,医疗卫生费用增长幅度仍为 2.9 倍。这 20 年间,美国医疗卫生费用增长幅度达到了历史的最高峰:2000 年医疗卫生费用为 13770 亿美元,是 1980 年 2560 亿美元的 5.37 倍。1960 年,美国国家医疗卫生费用为 270 亿美元,占其国民生产总值的 5.2%;而到 2011 年,其国家卫生费用高达 2.7 万亿美元,占国民生产总值的 17.9%,51 年间,美国医疗卫生费用的增长幅度是国民生产总值增长幅度的 3.44 倍。

自 20 世纪 80 年代初期起,医疗费用的飞速增长,给美国的工作场所,特别是为员工提供企业自主医疗保险、直接为员工支付医疗费用的跨国大企业,带来了巨大的经济压力,直接冲击着企业利润额度。企业管理层对为其员工提供医疗服务的医疗卫生供应链的送来的账单一筹莫展,只能照单支付。因此,企业管理层把控制企业医疗费用增长的注意力转到对员工的医疗卫生需求的管理,立足于引导员工促进健康,减少与合理使用医疗服务,在支付医疗费用上有所压缩,并加强控制。这样,健康风险评估及由其所带动的各种新兴的健康服务项目,成为当时美国的工作场所用于对抗企业支付员工医疗费用增长的主要武器。

二、工作场所健康管理兴起

在 20 世纪 80 年代中期,"工作场所的健康促进"在席卷全美的"健康美国人"活动中,与健康风险评估的推广相似,工作场所是最大的亮点。当时的"健康美国人"活动有三大目标:①预防疾病拯救生命;②预防疾病提高生活质量;③长期坚持健康促进与疾病预防可以节约开支。美国密西根大学体育学院院长、体质研究中心主任艾鼎敦教授总结了工作场所健康促进的成果,首次提出了工作场所健康管理的概念,诠释了在工作场所开展健康风险评估的基础上的健康管理服务的模式,如图 4-5 所示。

自 1985 到 2004,美国分别开展了对工作场所健康促进活动的发展的 4 次调查,健康促进活动在美国工作场所,展示了蓬勃与持续发展的势头。1985 年,66%

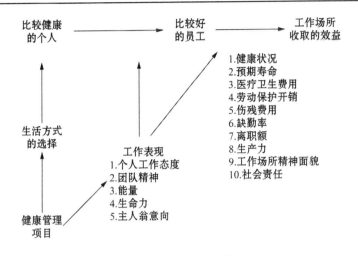

图 4-5　工作场所的健康

参加调查的工作场所推行至少一项健康促进活动,在 1992 与 1999 年,这一指标分别达到了 81% 与 90%。美国工作场所的健康促进活动的发展与工作场所的大小相关紧密,有 5000 以上员工的工作场所,不仅绝大多数开展了健康促进活动,而且这些活动多种多样,并且有专门疾病管理的项目,展现了工作场所的健康服务由单纯的健康促进到更有具体目的、以人为本的健康管理的转化。这个转化,与工作场所对于经济指标的重视,对于健康管理的经济效益关注息息相关。艾鼎敦博士在其模式中列出了 10 项效益变量,其中 6 项是工作场所的实际经济支出。因此,降低与员工健康紧密相关的劳动力成本,是美国工作场所,特别是大企业,开展与支持健康管理的原动力。图 4-6 显示了美国工作场所为美国 2013 年医疗费用买单的情况,工作场所支付了高达 54% 的 2013 年美国国家医疗卫生费用。

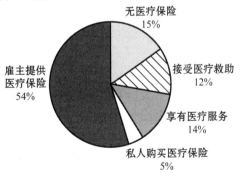

图 4-6　美国人口医疗保险率分布一览

资料来源:美国统计局 2013 年 9 月数据

艾鼎敦博士提出的工作场所健康模式,不仅得到了企业决策阶层的认可,也通过密西根大学健康管理研究中心,对实际案例进行了数年的跟踪、分析,证实了其模式命题的正确:①健康风险评估界定的个人健康危险因素与其今后 3 年的医疗费用紧密相关,采用健康生活方式的人,医疗费用相对较低;②医疗费用随生活方式的改变而起伏,改进不健康生活方式,医疗费用随之降低,增加健康危险因素,医疗费用随之增长;③工作场所对应为员工的提供全面的健康服务,而员工的医疗费用需加强管理。

三、工作场所健康管理内容

密西根大学健康管理研究中心对艾鼎敦博士工作场所健康模式的论证,把工作场所对员工提供全面的健康服务的经济效益作为健康管理研究的重要课题;把医疗费用、缺勤率、伤残率、劳保支出及生产力等经济变量与指标引入健康管理的范畴和作为健康管理的终极指标;把面向员工开展的健康促进与疾病预防作为员工人事管理的重要组成部分,不仅受到工作场所管理层的欢迎;也得到了健康促进与疾病预防研究人员的认同。

当时的健康管理的服务包括以下两类项目:①健康检查,包括健康风险评估、身体检查、血糖、血脂、骨密度等个人健康危险因素的检测、健康知识讲座、不同疾病的早期测试;②健康干预,包括健康信息热线、健康生活方式教练、保健课程、慢病管理、重病个案管理。在美国,可能为这些服务买单有三者:政府、个人和工作场所。

第五章 健康管理实践:一般人群

第一节 社区健康管理的支撑

一、健康管理的信息支撑

(一) 信息技术在健康管理中的作用

健康管理服务的特点是标准化、量化、个体化和系统化。健康管理的具体服务,必须依据循证医学、循证公共卫生的标准,以及学术上公认的疾病预防控制指南及规范来确定和实施。健康评估和干预的结果,既要针对个体和群体的特征和健康需求,又要注重服务的可重复性和有效性,强调多平台合作提供服务。因此,可以毫不夸张地说,正是信息技术的飞速发展为健康管理的起飞安上了翅膀。

1. 数据采集与记录处理

各类个体健康相关信息的收集,是健康管理服务流程的起始环节,也是健康管理的基础。健康管理体检,不仅需要记录常规健康检查所产生的大量医学指标,还需要记录与健康相关的其他数据信息,包括家族史、生活方式等。这些庞大的数据如果没有计算机管理系统协助采取、记录、处理,并适时更新、维护,居民健康档案就难以"激活"。

而且,健康管理体检所使用的信息管理系统,也有别于普通的体检管理软件,前者对收集数据的广泛性和处理数据的复杂性有更高的要求。

2. 数据分析与挖掘

对健康管理体检所收集的资料,运用一定的计算方法和数学模型进行处理分析,对居民个体及群体的整体健康状况、生活方式及疾病风险进行评估和预测,也必须依赖信息化技术,人工运算是无法实现的。

3. 对健康的规范指导

健康管理干预中,最重要的部分是有关饮食与运动的指导,即量入为出、出入平衡。对于摄入与消耗的计算,也需要依靠信息技术来实现。同时,服务流程的科学、规范实施和质量控制,也依赖于信息技术的辅助。

(二) 区域卫生信息化建设

国家"十二五"规划将信息化作为国家核心竞争力。面对日新月异的信息化时代,卫生系统也应当及时更新观念,宏观把握,以不断创新的精神扎实推进卫生信息化建设。上海某区自 2005 年率先启动卫生信息化建设,根据卫生部"352121 工程"和上海市"健康网工程"的建设要求,以服务与管理并重为目标,率先搭建了以居民电子健康档案(EHR)和电子病历(EMR)为核心的区域卫生信息网,构建涵盖医疗服务、公共卫生、绩效考核、合作医疗、药品管理、健康网等 18 个大系统、180 多个业务功能模块,形成医疗服务、公共卫生、医疗保障、药品监管和综合管理等应用系统信息互联互通、资源共享、规范统一的现代区域卫生服务体系的信息支撑平台,推动产生新的管理模式。

该区居民电子健康档案于 2006 年底获得上海市信息化发展专项资金项目,2007 年底被列为卫生部建立社区居民电子健康档案(EHR)试点。截止 2012 年底,全区已建立电子健康档案 186.7 万份,并基于健康档案开展多样化的居民健康管理和政府卫生公益服务,普及科学的健康管理知识,转变了居民"重治轻防"的就医理念,逐步形成了连续、动态、个性化的健康管理新模式,实现"记录一生、管理一生、服务一生"。

二、健康管理的管理模式支撑

技术、应用、服务、管理层面信息化功能的实现,推动了传统管理模式逐渐退出历史舞台,新的管理模式应运而生。2004 年,上海某区率先改变传统的公共卫生经费按人头拨付,实施年度公共卫生经费按项目拨付方式;2013 年,又在项目化管理的基础进一步突破,探索全面预算管理模式,有效引导、稳步推进了区域社区卫生服务模式的转型。

2012 年起,该区实现将原区、镇两级卫生事业经费全部统筹到区财政专户,根据各医疗卫生单位绩效考核结果进行下拨,政府补偿与绩效考核直接挂钩,从制度上建立起卫生事业经费统筹机制和合理增长机制。由此,在全区建立起公立医院绩效考核评价体系和社区卫生服务中心绩效考核评价体系,实行以信息化为基础的"双卡制"管理,即常住居民持有健康卡、医务人员使用绩效卡。通过服务过程中刷绩效卡和健康卡,信息化平台自动采集和发布数据,一方面建立了可以实时维护的居民电子健康档案,真正实现了健康档案记录一生、管理一生、服务一生的基本功能;另一方面,也建立了医务人员绩效工作档案,实现了医务人员监管和评价的信息化应用,有效发挥"公益性为核心"的指标体系的指挥棒作用,促进医疗卫生机构切实履行公共服务职责,使社区的基本医疗服务、家庭医生服务、公共卫生服务和健康管理服务落到实处。

三、主-被动健康管理的互补共赢

(一) 实现服务转型,推进家庭医生责任制服务

家庭医生制服务是以全科医生为主体、社区卫生服务中心为依托、社区居民及其家庭的健康服务及管理为工作内容、建立契约关系为服务形式的新型医疗保健服务模式。家庭医生是与居民建立签约服务关系的注册全科医师,是家庭医生制度的核心,家庭医生与签约家庭之间建立相对稳定的契约服务关系,是签约家庭成员健康管理的第一责任人。家庭医生在医生助理的协助下,在外部服务体系的支撑下,为签约家庭提供包括健康档案管理维护、基本医疗服务、基本公共卫生服务、社区健康管理、特殊人群健康管理等服务,进一步优化卫生资源利用,提高卫生服务的可及性和使用效率。

2012 年起,上海某区社区卫生服务由原全科医生团队服务模式向家庭医生责任制服务模式转型,家庭医生责任制工作也被列为年度区政府实事项目。截至 2012 年底,全区共配备 402 名家庭医生和 594 名家庭医生助理,按 1:600 户或 1:2500 人的比例,由居民自住选择家庭医生,签订家庭医生制服务协议,在家庭医生与居民之间建立相对稳定的契约服务关系。同时,探索基于信息平台,建立家庭医生助理制度和家庭医生外包服务体系。全区家庭医生签约 1213773 人,其中户籍居民 782636 人,签约率为 84.75%,非户籍人口签约 431137 人,签约率 33.25%。按主动服务、上门服务的工作理念,家庭医生深入社区和家庭,做好特殊人群健康管理和家庭病床服务。

(二) 倡导自主管理,扩大健康自检覆盖面

为了倡导并建立现代社区自助式健康管理模式,促进居民健康管理观念的转变,引导居民主动参与健康管理,2008 年 6 月,上海某区在区内两个社区率先创立了公益免费自助式健康检测室(以下简称"自检小屋")。随着试点的成功,"自检小屋"陆续在全区推广。

通过简便、经济的自助式健康体检,让每个来"自检小屋"的居民都了解自己的血压、血糖、BMI 指数、骨密度、肺功能、心血管功能等常见重要健康指标,并根据自身情况定期进行监测。每次体检的结果都会自动存储在居民电子健康档案(EHR)内,便于居民随时登陆健康网进行查询。社区卫生服务中心也可利用这些数据开展疾病筛查,发现疾病高危人群;社区医生还将对体检指标异常的聚醚您进行及时追踪和健康干预,对新发现的高血压、糖尿病等慢性病患者建立专项管理档案,开展定期的慢性病随访管理,真正做到疾病的早发现、早干预、早治疗,提高社区居民的健康水平和生活质量。

第二节　一般人群的健康测量

各类个体健康相关信息的收集,是健康管理服务流程的起始环节,也是健康管理的基础。在上海某区,在信息平台的支撑下,居民健康相关信息得以多途径收集并适时更新。针对不同人群的体检、社区中医体质辨识、居民的社区健康自检、患者的随访就诊以及常规性或项目化的调查工作,都成为居民健康相关信息搜集的可靠途径;通过刷卡应用,数据自动实时抓取,从源头上确保了数据的真实性,为数据的进一步管理应用提供保障。

提到健康信息的收集,当然离不开健康的测量。随着生理—心理—社会医学模式的建立,人们对健康的理解越来越立体而全面,因此对于健康的测量,也可从生理、心理和社会医学等方面来进行。

一、生物学方面

体格检查是目前监测居民健康状况的最简单易行的方法,也是建立、完善、更新和维护居民健康档案信息的重要途径。医师甚至居民个人均可运用自己的感观,借助一些简单的工具,了解被检查者(自身)的身体状况,以发现有意义的阳性体征。

(一) 常规体格检查项目

体格检查一般从常规项目开始。在此基础上,结合居民的年龄、性别及常规检查中发现的问题,再实施进一步的检查。目前,上海市某区根据儿童和成人生理特征实施的常规体检项目包括:

1. 儿童

(1) 一般检查:包括体重、身长(高)、坐高、头围、胸围、腹围、上臂围、皮下脂肪厚度(皮褶厚度)等。

(2) 血常规:包括白细胞计数、淋巴细胞、中性粒细胞、粒细胞、淋巴细胞百分率、中性粒细胞百分率、粒细胞百分率、红细胞计数、血红蛋白、血细胞比容、平均红细胞容积、平均红细胞血红蛋白、平均红细胞血红蛋白浓度、红细胞体积分布宽度、血小板计数、血小板比容、血小板平均容积、血小板分布宽度等。

(3) 尿常规:包括外观、尿蛋白、尿糖、尿胆红素、尿胆原、尿潜血、尿酮体、尿亚硝酸盐、尿白细胞、尿比重、酸碱值、尿沉渣检查等。

(4) 听力筛查:包括响板听力筛查、圆舞板听力筛查、PA5 听力筛查。其中 9 个月内的婴儿每次体检用响板、圆舞板进行筛查;9 个月后的婴幼儿每年用 PA5 进行筛查。

(5)视力筛查:红球视力筛查。1岁内的婴儿每次体检用红球测试。

(6)智力筛查:1~2岁每年1次。

2.成人

(1)一般检查:包括身高、体重、体质指数(BMI)等。

(2)内科:包括血压、心脏、肺部、腹部、肝脏、脾脏、神经系统等。

(3)外科:包括甲状腺、淋巴腺、乳腺、脊柱、四肢、男性生殖器官及前列腺、疝气、肛诊、皮肤等。

(4)眼科:包括视力、色觉、眼睑、结膜、泪器、角膜、虹膜、晶体、玻璃体、眼肌、眼底等。

(5)耳鼻喉科:包括外耳道、鼓膜、鼻中隔、鼻咽、口咽、喉咽(声带、会厌)等。

(6)口腔科:包括唇、口、腭、牙齿、牙周黏膜、颞下颌关节、腮腺等。

(7)妇科:包括外阴、阴道、子宫颈、子宫、卵巢、盆腔、宫颈防癌涂片等。

(8)乳透:即电脑红外线乳腺扫描。

(9)血常规:与儿童第(2)项相同。

(10)血生化:包括空腹血糖、丙氨酸氨基转氨酶、天冬氨酸氨基转氨酶、血清总蛋白、血清蛋白、血清球蛋白、清蛋白/球蛋白比、血清总胆固醇、血清甘油三酯、血清低密度脂蛋白、血清高密度脂蛋白、血清尿素氮、血尿酸、血清钙等。

(11)血免疫:包括乙型肝炎表面抗原、乙型肝炎表面抗体、乙型肝炎e抗原、乙型肝炎e抗体、乙型肝炎核心抗体、甲胎蛋白、癌胚抗原等。

(12)血型:即ABO血型检查。

(13)尿常规:与儿童第(3)项相同。

(14)粪便:即粪便潜血试验。

(15)心电图:即多导联心电图检查。

(16)超声波:包括肝脏、肝内胆管、肝门静脉、总胆管、胆囊、胰腺、脾脏、肾脏的超声波检查。

(17)胸部X线:包括心脏、肺、纵膈。

(二)针对特定人群的检查项目

1.成年男性

(1)眼睛。

可能出现的症状:视力减退,眼睛容易疲劳、疼痛、干涩,视物模糊,畏光,甚至有头痛、恶心的症状同时出现。

检查内容:近视,远视,弱视,散光,青光眼,白内障,老花眼,糖尿病视网膜病变。如果平时戴眼睛(普通镜或接触镜),更需要周期性地检查视力。

何时检查:正常情况下,每两年需做1次眼部检查。有糖尿病、高血压或家族眼疾史的男性,至少每年需检查1次眼睛。

(2)牙齿。

可能出现的症状:牙痛。牙齿松动,牙龈出血,咀嚼困难,口腔异味。

检查内容:龋齿,牙结石,牙龈炎,牙周炎,牙根,以及是否有口腔癌。

何时检查:至少每半年做1次检查。

(3)背。

可能出现的症状:疼痛,有不适感。

检查内容:背部是否存在骨折,椎骨脱臼,疝气,肌肉或是韧带受伤。必要时还需验血验尿,检查背部不适是否与内脏器官的病变有关。

何时检查:背痛往往是一种提示,告诉你身体出了问题,一有症状出现,就要及时就医。

(4)血压。

可能出现的症状:常常感到头晕,恶心,早上起来头痛。

何时检查:正常情况下,建议一年做一次血压测量。有家族病史、工作压力大、酗酒、吸烟的人群,或有糖尿病与体重超重者,要特别注意高血压病的检查,最好能自备血压测量仪器。

(5)血脂。

血脂检查,包括总胆固醇(TC)、甘油三酯(TG)、低密度脂蛋白胆固醇(LDL-C)和高密度脂蛋白胆固醇(HDL-C),可以帮助评估患冠心病的风险。

何时检查:从20岁开始应该每年做一次检查。如果胆固醇水平比正常高,或家族有冠心病史,应当向医生咨询是否需要更频密的检查。

(6)血糖。

可能出现的症状:口渴、多饮、多尿、多食,体重下降。

检查内容:血糖水平(包括空腹血糖、糖耐量试验),血压,家族病史,体重。

何时检查:正常情况下,每年检查1次。当出现了上述典型症状时,需及时就医。

(7)结肠检查。

检查主要从50岁开始,如果结果正常,一般每3～5年检查1次。有家族史的结肠息肉、结肠癌、溃疡性结肠炎史者,检查的次数应更频繁。

(8)前列腺检查。

检查内容:①数字型直肠检查(DRE),直接检查前列腺的异常增长或肿瘤。②前列腺特异抗原检查(PSA),测量一系列隐藏在血液中的蛋白质。

何时检查:应当从40岁开始每年进行检查。如测试结果较正常水平偏高,表明体内可能有癌症存在。

(9) 睾丸。

可能出现的症状:睾丸肿大,内有肿块,睾丸疼痛。

检查内容:可通过睾丸检查,验血、验尿等途径检测癌症是否存在。

何时检查:自查是检查睾丸癌的一个主要途径,最好保证每个月检查1次。初步自查感觉有肿块、下坠感时,应及时去医院做进一步检查。

(10) 性传播疾病。

可能出现的症状:尿频,尿急,尿痛,阴茎分泌物异常,有异味等。

检查内容:阴茎检查,验血、尿。

何时检查:正常男性最好每年做1次检查;如同时拥有几个性伴侣,或经常发生一夜情,最好每年检查几次。出现上述症状,需及时就医。

2. 成年女性

第(1)～(7)项与男性相同。

(8) 乳腺。

常规检查方法:触诊、X线或电脑红外线乳腺扫描。

目的:筛查乳腺癌,及早发现可能出现的乳腺疾病。

何时检查:①大于20岁的妇女,每月自行检查1次;②年龄在20～40岁的妇女,每3年接受医师检查1次;③大于40岁的女性,每年接受医师检查1次;④30～35岁的妇女,要有一次乳房X线的摄片,作为日后医师检查时的对照。

(9) 阴道。

常规检查方法:视诊、阴道镜、实验室检查。

目的:诊断治疗阴道炎。

阴道的检查首先看外阴有无肿瘤、炎症、尖锐湿疣之类;其次是阴道检查,看看有无畸形、炎症、白带异常。阴道炎主要依靠实验室检查白带。正常的白带应是无气味、少量半透明或白色的略显黏稠的分泌物。如果发现内裤上的痕迹是微黄或绿色的脓性液体,或是血性白带、淘米水样白带,并伴有腥臭或其他异味,需及时就医。

提醒:在女性体检前的24h内,可以清洗外阴,但不要冲洗阴道,即使阴道分泌物增多,有异味。更不能因为自觉肮脏或有异味而用高锰酸钾或洗必泰等消毒液清洗,可能影响医师作出正确诊断。

(10) 子宫。

常规检查方法:触诊、阴道镜、实验室检查。

目的:筛查宫颈癌和子宫肌瘤。

检查内容:子宫的检查包括宫颈和子宫体。

宫颈的检查要看有无宫颈炎症、宫颈糜烂等。为了防止漏诊宫颈癌,还要做防癌涂片检查,即宫颈涂片细胞学检查(巴氏涂片)。涂片检查方法:轻轻地在女性的阴道及子宫颈口采取一些分泌物,抹在玻璃片上,经过染色后,放置在显微镜下观察,以筛检是否有子宫颈癌的可能。还可做 TCT 检查(液基薄层细胞学检查),其灵敏度和特异度均优于巴氏涂片。

子宫体的检查包括子宫的大小、形态以及子宫的位置是否正常。子宫体检查的目的是筛查子宫肌瘤,绝大多数子宫肌瘤属良性肿瘤,但随着肿瘤的增长会引起不孕、阴道排液、小腹酸胀、贫血和月经不调等妇科病,影响生活质量。

何时检查:30 岁以上的妇女,建议每年定期做此项检查。如每年 1 次的宫颈涂片,连续 3 次完全正常,可经医生同意改为每 2 年检查 1 次。

提醒:做子宫检查时,如果有尿意,一定要先去卫生间,以免因膀胱充盈直接影响检查效果。

(11) 卵巢。

常规检查方法:彩超。

目的:筛查卵巢癌。

何时检查:每年 1 次的卵巢彩超检查是早期发现卵巢癌的唯一方法。对于有妇科肿瘤家族史的女性,应当积极进行卵巢检查。

3. 适龄妇女孕前体检

包括体格检查、血常规、血型、尿常规、血糖、肝肾功能、生殖道分泌物、TORCH(弓形虫、风疹病毒、巨细胞病毒、单纯疱疹病毒)检测等实验室检查以及妇科 B 超等影像学检查。

4. 退休及生活困难妇女

针对退休及生活困难妇女实施妇科病、乳腺疾病筛查,包括乳腺手法检查及红外线检查、妇科检查、阴道分泌物检查、宫颈防癌涂片检查、阴道 B 超检查。

5. 60 岁及以上老人

(1) 基本项目:包括内、外科检查;尿常规、大便隐血、血脂 4 项、空腹血糖及肝、肾功能 6 项实验室检查;心电图检查;腹部超声检查;胸部数字摄影片等。主要筛查呼吸、泌尿、心血管、内分泌等系统的急、慢性疾病,同时开展健康教育、健康问卷调查等。

(2) 性别项目:针对老年妇女,主要筛查女性生殖系统及乳腺疾病。包括乳腺手法检查、妇科检查、阴道分泌物检查、宫颈脱落细胞学检查、红外线乳腺检查、阴道超声检查等。

特殊项目:包括肿瘤标志物甲胎蛋白或癌胚抗原、血清前列腺特异性抗原以及消化道内镜、宫颈活检、阴道镜、乳腺彩超或钼靶。对易患肿瘤的高危老人进行有针对性的进一步筛查,以明确诊断。

二、行为学方面

(一) 生活节奏规律性

1. 科学安排作息时间

一般认为,上午 8 时、下午 2 时和晚上 8 时是人精力最好的时候,可以连续工作 2h 左右(中间休息一次),不要打疲劳战。

2. 睡眠充足不熬夜

不同的年龄有不同的睡眠需求,但一般要求每天保证 8h 的睡眠时间。睡眠不足,不但身体的消耗不能得到补充,而且由于激素合成不足,会造成体内的内环境失调,长期睡眠不足还会造成免疫力的下降。

3. 自我观察,及时休息

要学会识别疲劳,及时休息。比如早晨可以观察面色,如果有面色灰暗和眼圈发黑的现象,即是疲劳,需适当增加休息。另外,还可以进行自我衡量,如果有周身乏力、头昏目眩、耳鸣等现象,即是疲劳,需适当增加休息。

(二) 膳食平衡适量性

平衡膳食是指膳食要量适质优、干净卫生。《中国居民膳食指南》建议:食物多样、谷类为主;多吃蔬菜、水果和薯类;常吃奶类、豆类或其制品;经常吃适量鱼、禽、蛋、瘦肉、少吃肥肉和荤油;食量与体力活动要平衡,保持适宜体重;吃清淡少盐的膳食;如饮酒,应限量;吃清洁卫生、不变质食物。

为了帮助居民在日常生活中实践《中国居民膳食指南》,专家结合中国居民的膳食结构特点,将平衡上市的原则转化成各类食物的重量,并以直观的宝塔形式表现出来。《中国居民平衡膳食宝塔》共分 5 层,包括我们每天应吃的主要食物种类。宝塔各层位置和面积不同,在一定程度上反映出各类食物在膳食中的地位和应占的比重。谷类食物居底层,每人每天应摄入 300~500g;蔬菜和水果占据第二层,每人每天应摄入 400~500g 和 100~200g;鱼、禽、肉、蛋等动物性食物位于第三层,每人每天应摄入 125~200g(鱼虾类 50g,畜、禽肉 50~100g,蛋类 25~50g);奶类和豆类食物合占第四层,每人每天应摄入奶类及奶制品 100g 和豆类及豆制品 50g。第五层塔尖是油脂类,每人每天不超过 25g。

(三) 合理运动适度性

生命在于运动。早在 2500 年前,古希腊名医希波克拉底就说过"阳光、空气、水和运动,是生命和健康的源泉",由此可见健康与运动的关系,以及运动的重要性。运动的方法很多,最简单而重要的是走路。洪昭光教授针对走路运动提出了"三五七原则":"三"是每天步行 3km,时间在 30min 内;"五"是每周运动 5 次;

"七"是有氧运动的强度以运动后心率＋年龄＝170左右。

（四）健康行为持久性

1. 丢弃不健康行为

不健康行为有很多,其中主要是吸烟和酗酒。

2. 坚持健康行为

没有不良行为的不要尝试,例如吸毒。有不良行为的要坚决摒弃,例如吸烟。饮酒要适量,一般葡萄酒100mL以内,啤酒300mL以内,45°的白酒40mL以内。另外,从早上到晚上,要保持"醒来不要急于起床"、"晨饮一杯白开水"、"冷水浴脸好处多"、"中午一定打个瞌睡"、"晚上热水坐浴和泡足",这些经验对健康大有益处。

（五）家庭用药科学性

家庭用药是健康保健的重要方式,对于一些感冒和消化不良等小问题,家庭用药同样可以达到医院治疗的效果。但家庭用药要注意几个问题:一是疾病家庭诊断的结果,千万不要因为家庭治疗而耽误了疾病的治疗;二要注意药物的适应症和不良反应,有的药物不良反应可能对一些人不显现,但对另一些人就会显现;三是要注意把家庭用药和医生的咨询结合在一起。

三、心理学方面

（一）增强健康心理

人一生有喜怒哀乐、生死离别,要正确对待已经发生的事情,采取有效的方法,善于适应复杂的环境。其中最重要的方法是增强健康心理,寻求心理平衡。

（1）正确对待自己。正确对待自己的关键是把握好自己人生的坐标定位:不越位、不错位和不要不到位。

（2）平定情绪。有烦恼时,可以放掉手头的工作,到公园走走,听听音乐,做做体力劳动,减少心灵的创伤。

（3）宣泄情绪。有不快的情绪时,可以向亲友或信赖的朋友诉说,及时将不快的情绪宣泄出来,不让怒气积压在胸中。

（二）培养乐观情绪

（1）树立"三乐"精神。"三乐"精神即"知足常乐"、"助人为乐"和"自得其乐"。在日常生活中,要多体谅别人,多看别人的优点,不要苛求别人,要心胸开阔,心境平静。快乐的情绪不仅可以提高工作效率,而且可能益寿延年。

（2）克服性格缺陷。主要克服三种性格缺陷,即"虚荣心理"、"倚赖心理"和"妒忌心理"。有这些性格缺陷的人要在处理日常事物的方法上作出改进,要严以律己、宽以待人,要学会冷静的思考问题,要有豁达大度和忍让的精神。

四、社会学方面

社区健康自我管理小组(社区自助小组)是目前社区家庭保健的重要组织。这些小组是有相同问题和愿望的社区居民组成,例如高血压健康自我管理小组、糖尿病健康自我管理小组、健康自我管理小组等。居民可通过参与社区健康自我管理小组活动,在社区卫生服务人员的指导下,通过交流经验、相互鼓舞和帮助,解决自身实际的健康问题。

第三节　健康教育与健康促进

在日常生活中,影响自身健康的重要决定,大部分是由个人或家庭自己做出的,而不是有医务人员或者其他社会工作者做出的。为了使这些决定都是明智的,医护人员及其社会工作者必须努力听取、学习和理解人们对健康做出的决定,并通过适当的教育活动,帮助人们学习必要的健康知识和技能,使人们知道为了自己的健康幸福应该怎么做。而这种教育活动是人类最早的社会活动之一。现今,随着人类行为与生活方式的改变、疾病谱的变化和新的严重传染性疾病的出现,以及人们对健康的更强烈的追求,使系统的健康教育活动越来越受到关注与重视。各国政府和卫生部门领导已达成共识:健康教育和健康促进是当今促进和保障人群健康的最有力手段之一。健康教育和健康促进的开展已经成为社会发展的需求和必然。在健康促进框架下实施健康教育服务,是覆盖全人群的最经济有效的健康管理手段。

一、健康教育与健康促进的概述

(一) 健康教育

1. 健康教育的定义

健康教育(Health Education)是旨在帮助对象人群或个体改善健康相关行为的系统的社会活动。健康教育在调查研究的基础上,采用健康信息传播等干预措施,促使人群或个体自觉采纳有利于健康的行为和生活方式,从而避免或减少暴露于危险因素,帮助实现疾病预防控制、治疗康复、提高健康水平的目的。

以上定义强调了健康教育的特定目标是改善对象的健康相关行为,而健康教育主要以人群为对象;健康教育的干预活动,以调查研究为前提;干预措施主要是健康信息传播,但健康教育是包含多方面要素的系统的活动。

行为与生活方式是人类健康和疾病的主要决定因素之一,因此在疾病预防控制和健康管理中,健康教育和免疫规划被并称为最重要的主动健康保护措施。目前,健康教育工作不仅由专业的公共卫生医师和基层卫生工作者的承担,也有广人社区社会工作者的参与。

2. 健康教育与卫生宣教

健康教育与既往的"卫生宣教"既有联系又有区别。

联系在于:我国当前的健康教育是在过去卫生宣教的基础上发展起来的,目前健康教育的主要措施仍可称为卫生宣教。

区别在于:①与过去的卫生宣教相比,健康教育明确了自己特定的工作目标——促使人们改善健康相关行为,从而防制疾病、增进健康,而不是仅仅作为一种辅助方法为卫生工作某一时间的中心任务服务;②健康教育不是简单的、单一方向的信息传播,而是既有调查研究又有干预的,有计划、有组织、有评价的,涉及多层次多方面对象和内容的系统活动;③半个多世纪以来,健康教育在融合医学科学和行为科学(包括社会科学、心理学、文化人类学等)、传播学、管理科学等学科知识的基础上,已经积累了相当丰富的知识,逐步形成了自己的理论和方法体系。

3. 健康教育既是卫生工作的一个领域,也是一种方法

健康教育通过改善人们的健康相关行为来防制疾病,增进健康。尤其在当前针对一般人群的健康管理和慢性非传染性疾病的预防控制方面,健康教育成为一个独立的、活跃的领域。

健康教育同时又是一种工作方法。健康教育对人们的健康相关行为及其影响因素进行调查研究的方法与健康教育干预方法、评价方法,已经被广泛应用于预防医学和临床医学的各个领域。所以,参与其他卫生工作领域的活动或为其提供相关技术支持,应是健康教育另一方面的任务。

(二) 健康促进

1. 健康促进的定义

世界卫生组织将健康促进(Health Promotion)定义为"促使人们维护和提高自身健康的过程,是协调人类与环境的战略,它规定个人与社会对健康各自所负的责任"。根据这一定义,健康促进无疑对人类健康和医学卫生工作具有战略意义。也有学者认为,健康促进是一切能促使行为和生活条件向有利于健康改变的教育和环境支持的综合体,因此健康促进是"健康教育＋环境支持"。1995 年 WHO 西太区办事处发表《健康新视野》(New Horizons in Health),提出:健康促进是个人与其家庭、社会和国家一起采取措施,鼓励健康的行为,增强人们改进和处理自身健康问题的能力。因此,健康促进是旨在改进健康相关行为的活动。

2. 健康促进的领域

首届国际健康促进大会上通过的《渥太华宣言》(Ottawa Charter for Health

Promotion,1986)将 5 个方面的活动列为优先领域:①建立促进健康的公共政策;②创造健康支持环境;③加强社区行动;④发展个人技能;⑤调整卫生服务方向。

1998 年 7 月发表的关于指导 21 世纪健康促进发展的《雅加达宣言》又提出 5 个需优先考虑的方面:①提高对健康的社会责任;②增加对健康发展的资金投入;③扩大健康促进的合作关系;④增强社团及个人的能力;⑤保护健康促进工作的基层组织。

3. 健康促进的策略

《渥太华宣言》指明了健康促进的 3 个基本策略:倡导、赋权和协调。但从健康促进的内涵上看,健康促进涉及各级各类行业和部门,各方面的人群。因此,社会动员是健康促进的最基本的也是最核心的策略。

(三) 健康教育与健康促进的作用

1. 在卫生工作中的作用

(1) 实现初级卫生保健的先导。《阿拉木图宣言》把健康教育列为初级卫生保健 8 项任务之首,并指出健康教育是所有卫生问题、预防方法及控制措施中最为重要的。实践证明,为了完成初级卫生保健其他 7 项任务,必须有健康教育作为基础和先导。同时,实现初级卫生保健的目标所需的最根本性的条件,如领导重视,群众参与,部门协作均需有健康教育的开发、动员、组织与协调。

(2) 健康教育与健康促进是卫生保健事业发展的必然趋势。随着疾病谱的改变,行为生活方式作为疾病危险因素越来越受到关注。当前我国正面临着传染性疾病和非传染性疾病双重负担,健康教育和健康促进的核心是促使人们建立新的行为和生活方式,也体现了卫生事业发展的趋势。制定一系列使行为和生活方式向有益于健康发展的策略,减低危险因素,预防各种"生活方式疾病",正是一种社会性的突破。健康教育和健康促进在各项措施中处于核心地位并具有战略意义,是卫生保健事业发展的必然趋势。

(3) 健康教育与健康促进是一项低投入、高产出、高效益的保健措施。健康教育引导人们自愿放弃不良的行为和生活方式,减少自身制造的危险,追求健康的目标,从成本—效益的角度看是一项投入少、产出高、效益大的保健措施。

(4) 健康教育与健康促进是提高广大群众自我保健意识的重要渠道。自我保健是指人们为维护和增进健康,为预防、发现和治疗疾病,自己做出的与健康有关的决定以及采取的卫生行为,包括个人、家庭、邻里、同事、团体和单位开展的以自助/互助为特征的保健活动。它是保健模式从"依赖型"向"自助型"发展的体现。它能发挥自身的健康潜能和个人的主观能动作用,提高人们对健康的责任感。但自我保健意识和能力不能自发产生和拥有,只有通过健康教育和健康促进才能提高居民自我保健意识和能力,增强其自觉性和主动性,促使人们实现躯体上的自我保护,心理上的自我调节,行为生活方式上的自我控制和人际关系上的自我调整,提高整体医学文化水平,提高人口的健康素质。

2. 在健康管理工作中的作用

在健康管理工作领域,不仅有个体化的健康管理,也包括面向社区、企事业单位、学校等场所的群体性的健康干预与健康管理工作。健康教育与健康促进是群体健康管理工作的重要工具、方法与策略。因此,健康管理工作者需了解、掌握和运用健康促进的策略、行为干预的理论方法、健康传播的方法技巧、健康干预计划设计的基本步骤,以及健康效果的评价方法,将有助于实现其社区群体健康管理工作的目标。

二、健康信息传播

健康信息传播作为健康教育与健康促进的基本策略和方法,在卫生保健服务的各个领域发挥着重要的作用。通过有效的沟通和传递健康信息,帮助人们掌握科学的健康知识,培养健康观念,养成健康的生活方式,提高基本的健康素养,从而促进和维护人类的健康,提高生活质量。

(一) 传播

1. 传播的定义与特性

传播(Communication)是一种社会性传播信息的行为,是个人之间、集体之间以及集体个人之间交换、传递新闻、事实、意见的信息过程。传播具有 5 个方面的基本特性,即社会性、普遍性、符号性、互动性和共享性。

传播是一种社会性行为,是人类生存与发展的一种基本方式。而信息的交流是人类社会中一种普遍的社会性需要。作为社会人,信息传播行为与人的健康息息相关,密不可分。传播对人类健康的作用主要表现在 3 个方面:①人际传播和群体传播是影响个人身心健康的社会心理因素;②媒介环境是作用于人类健康的重要社会环境因素;③信息对健康具有双面效应,有积极的方面,也可能起负向的作用。

2. 传播的分类

人类的传播活动纷繁复杂,形式多样。从传播的符号,可分为语言传播、非语言传播;从使用的媒介,可分为口语传播、印刷传播、电子传播;从传播的效果,可分为告知传播、说服传播、教育传播……按传播的规模和传-受双方的关系,可将人类传播活动分为 5 种类型:自我传播、人际传播、群体传播、组织传播和大众传播。

(二) 健康传播

1. 健康传播的概念及特点

健康传播(Health Communication)是传播学的一个分支和部分,是指以"人人健康"为出发点,运用各种传播媒介渠道和方法,为维护和促进人类健康的目的而制作、传递、分散、分享健康信息的过程。健康传播是一般传播行为在卫生保健领域的具体和深化,它具有一切传播行为共有的基本特性,同时也有其独自的特点和规律:①健康传播活动具有公共性和公益性;②健康传播对传播者有突出的素质要求;③健康传播传递的是健康信息;④健康传播具有明确的目的性;⑤健康传播过程具有复合性。

2. 健康传播效果

健康信息的传播是一个十分复杂的过程,在其每个环节上,都有许多因素可能直接或间接地影响传播效果。研究影响健康传播效果的因素,目的在于探索干扰因素产生的原因与影响,注意防止和排除干扰因素的影响,才能使健康传播活动达到传得快,传即通,传有效。传播效果是指受传者接受信息后,在情感、思想、态度、行为等方面发生的反应。健康传播的效果,按可达到的难度层次由低向高依次分为 4 个层次,即知晓信息、信念认同、态度向有利于健康转变、采纳健康的行为和生活方式。

3. 影响健康传播效果的因素

(1) 健康传播者方面。虽然人人都可以是传播者,但并非人人都能充当健康传播者。健康传播者既要具有健康教育意识和以"人人健康"为传播的出发点,又要有医学科学知识和必要的传播与教育技能。因此,健康教育工作者与所有负有健康教育职责的人是健康传播的主体。①发挥好健康信息的把关人作用,要求健康教育人员自身须及时追踪了解医学发展前沿,不断更新知识,学习新理论和新方法,避免传递错误信息,误导群众;加强业务指导和管理;要有精品意识,注意评估和更新传播材料。②选择合适的传播者,既要求传播者有一定信誉和威望,也要具备一定的文化素质修养,对医学了解的深度与广度,对健康话题的理解与沟通交流技巧等。③不断提高业务素质,增加与受众及媒体的共同经验范围。

(2) 健康信息方面。信息内容的针对性、科学性和指导性,使用符号的准确性、通用性及是否适合受传者理解与媒体采用,讯息表达形式的设计等因素均可能影响传播效果。因此,要根据受传者的需要选择信息内容,所使用的信息符号形式也须符合各文化层次人群的需要,讯息表达形式的设计应根据传播目的和受传者需求,符号和讯息的抽象层次要符合目标人群的知识结构和理解能力,这样健康信息的传播效果才会好些。

(3) 媒介渠道方面。媒介渠道的选择和多媒介渠道的组合策略,也会影响信息传播效果。为了收到较好的传播结果,可利用听与看相结合,通过具体的直感和体验,唤起兴趣,加深记忆,提高传播的效果。通过合理地策划媒介组合,多层次多渠道开发利用多种媒介,扩大信息有效到达率和暴露频率。同一信息,反复强化。

合理应用媒介,一方面扩大信息的覆盖面,另一方面也要增加媒介使用的频度。

(4) 受访者(受众)方面。首先,受传者接受一种新信息或采纳一种新行为时所要经历的心理发展过程,会影响信息传播的效果。同时,受传者在接受信息传播过程中的共同心理特征,包括"3 选择"和"5 求"心理特征:①选择性注意;②选择性理解;③选择性记忆;④求真(真实可信);⑤求新(新鲜新奇引人);⑥求短(短小精悍,简单明了);⑦求近(与受传者在知识、生活经验、环境、空间及需求欲望接近);⑧求情厌教(喜欢富有人情味的、动之以情的信息,而厌恶过多的居高临下的说教)。另外,受传者的社会经济文化特征,包括民族、年龄、性别、职业、文化水平、宗教、经济状况等背景与人群的生活方式、卫生习惯、卫生知识需求和对新知识的敏感性密切相关。而,受访者自身的健康状况,也会直接影响到他对健康信息的需求、选择和迫切程度。

(5) 环境方面。除了上述传播过程的四要素外,传播活动赖以发生的自然环境和社会环境,也会影响信息传播的效果。自然环境,如传播活动地点、场所、距离、环境布置等;而社会环境,则如社会经济状况、文化习俗、社会规范、政府及社区的政策法规,以及受传者生活圈子内的所有人对其的态度和行为的影响等。

三、健康教育实践案例

健康教育与健康促进是动员全社会和多部门的力量,营造有益于健康的环境,传播健康相关信息,提高人们健康意识和自我保健能力,倡导有益健康的行为和生活方式,促进全民健康素质提高的活动。健康教育与健康促进作为上海某区公共卫生服务体系建设中的主要工作内容,服务理念贯穿于个体生老病死的每个生命阶段,在全人群、各类重点人群的健康管理及疾病预防控制中发挥着重要的作用。

1. 健康素养宣传

针对健康素养基本知识和技能、优生优育及辖区重点健康问题等内容开展健康教育与宣传,包括定期开展咨询、发放健康处方和宣传品等。

2. 宣传阵地

借助社区、医疗机构固有的宣传阵地定期开展健康相关知识的宣传。2012 年起,尝试依托社会媒介资源,发布疾病防治与健康管理的公益宣传广告,有效扩大了宣传覆盖面,提高了健康讯息的亲民性。

3. 健康教育讲座

构建由"区疾病预防控制中心—社区—医疗机构"组成的专业网络,以及"爱卫办—社区—NGO(非政府组织)"新的组织构架,组织各级各类健康教育讲座,定期向广大社区人群传播疾病预防、卫生保健、健康管理的相关知识。

4. 健康咨询服务

借助重大卫生节日,在社区卫生服务点及社区健康咨询服务点提供相应的防病保健咨询服务;为各类从业人员提供有关传染病相关知识的咨询服务;为居民提供疫苗及预防接种相关知识咨询以及高血压、糖尿病、肿瘤等慢性非传染性疾病防治知识咨询;为工厂企业及职工提供职业卫生相关知识咨询等。

5. 疾病预防、卫生保健知识发布

结合疾病预防和突发公共卫生事件的应对需要,通过区疾病预防控制中心、电视台、报社及网站发布防病保健知识和相关信息。与区广播电台长期合作,联合制作专家访谈节目,聚焦健康热点,共同探讨居民防病保健及健康管理技巧。

6. 开具健康处方

针对门诊和住院的就诊患者,根据患者的不同病种开具个性化的电子健康教育处方,指导患者改变不良的生活习惯,提高患者的自我保健能力。

第六章　健康管理实践:高危人群

第一节　健康危险因素概述

随着人类疾病谱的转变,慢性非传染性疾病(简称慢性病)已经成为威胁人类健康的主要疾病。从慢性疾病发生的自然进程来看,在危险因素出现的早期,测定危险因素的严重程度,分析这些因素对健康造成的可能损害,积极开展对危险因素的干预,提倡健康的生活方式对预防慢性病的发生和发展具有重要意义。目前,作为健康教育、健康促进的一项重要实施策略,健康危险因素评价的重要性正在被越来越多的人所认识。

一、健康危险因素

(一) 健康危险因素的定义

危险因素(Risk Factors)是指接受暴露后增加患病危险性的因素。健康危险因素(Health Risk)是指使疾病或死亡发生的可能性增加的因素,或者是能使健康不良后果发生概率增加的因素,包括环境、生物、社会、经济、心理、行为诸因素。

(二) 健康危险因素的分类

1. 根据来源区分

(1) 环境因素。包括自然环境中的生物、物理和化学因素,社会环境中的政治、经济、文化教育、就业、家庭及各类生活事件等因素。

(2) 心理、行为生活方式因素。这类因素又称自创性危险因素,是由于人类不良的生活行为方式而创造出来的健康危害。WHO 在 2002 年报告列举了影响全球的十大健康危险因素:营养不良、不安全性行为、高血压、吸烟、酗酒、不安全饮用水及不良卫生设施和卫生习惯、铁缺乏、室内烟尘污染、高胆固醇、肥胖等,其中大部分危险因素均与人类的行为有关。

(3) 生物遗传危险因素。这类因素是指从亲代遗传的体形特征、生理特征、代谢类型、行为本能等因素。

(4) 医疗卫生服务中的危险因素。这类因素是指医疗卫生服务系统中存在各种不利于保护并增进健康的因素,如医疗行为中开大处方、诱导过度和不必要的医疗消费;医疗程序中院内感染,滥用抗生素和激素;医疗服务中质量低下、误诊漏诊等情况。从广义上讲，医疗资源的不合理布局，初级卫生保健网络的不健全，城乡卫生人力资源配置悬殊以及重治疗轻预防的倾向和医疗保健制度不完善等，都是危害人类健康的因素。

2. 从疾病预防和健康管理的角度区分

健康危险因素分为可控（变）的健康危险因素和不可控（变）的健康危险因素。其中，心理行为生活方式因素、医疗卫生服务中有关服务利用方面的因素属于前者，而环境因素、生物遗传因素以及医疗卫生服务中有关医疗卫生设施和制度方面的因素属于后者。

（三）健康危险因素的特点

1. 潜伏期长

在危险因素暴露与疾病发生之间常存在较长的时间间隔，人们一般要经过多次、反复、长期的接触后才会发病，这个间隔期就是慢性病的潜伏期。潜伏期因人、因地而异，并且受到很多因素的影响。潜伏期长，使危险因素与疾病之间的因果联系不易确定，这是对判断病因和疾病预防工作不利的一面；但由于潜伏期长，可在其间采取有效的防治措施，又为阻断危险因素的危害提供了时机。

2. 特异性弱

危险因素对健康的作用，往往是一种危险因素与多种疾病有联系，也可能是多种危险因素引起一种慢性病。如吸烟既是肺癌的危险因素，又是支气管炎、心脑血管系统疾病和胃溃疡等疾病的危险因素；又如高脂、高热量饮食、盐摄入量过多、吸烟、紧张和静坐作业方式和肥胖等都对导致冠心病的发生起重要作用。

3. 联合作用明显

随着大量危险因素越来越多地进入了人类的生产、生活环境，导致了人类健康危险因素的多重叠加。一因多果、多果一因、多因多果，因果关系链的研究和因果网络模型的提出，提示人们多种危险因素联合作用的大量存在。

4. 广泛存在

危险因素广泛存在于人们日常生活和工作环境之中，各因素紧密伴随、相互交织。而且这些因素对健康的危害作用往往是潜在的、不明显的、渐进的和长期的，这无形中增加了人们对危险因素的发现、识别、分析和评价的难度。尤其是当不利于健康的思想观念已经固化成为人们的文化习俗，并成为人们的思维定势时，甚至当不利于健康的行为已经成为人们的生活方式和习惯时，对这种危险因素的干预将是非常困难的。

二、几种疾病的健康危险因素

(一) 我国人群高血压发病的重要危险因素

1. 高钠、低钾膳食

人群中,钠盐(氯化钠)摄入量与血压水平和高血压患病率呈正相关,而钾盐摄入量与血压水平呈负相关。膳食钠/钾比值与血压的相关性甚至更强。我国14组人群研究表明,膳食钠盐摄入量平均每天增加2g,收缩压和舒张压分别增加2.0mmHg和1.2mmHg。

高钠、低钾膳食是我国大多数高血压患者发病主要的危险因素之一。我国大部分地区,人均每天盐摄入量12～15g以上。在盐与血压的国际协作研究(INTERMAP)中,反映膳食钠/钾量的24h尿钠/钾比值,我国人群在6g以上,而西方人群仅为2～3g。

2. 超重与肥胖

身体脂肪含量与血压水平呈正相关。人群中体质指数(BMI)与血压水平呈正相关,BMI每增加$3kg/m^2$,4年内发生高血压的风险,男性增加50%,女性增加57%。我国24万成人随访资料的汇总分析显示,BMI$\geqslant 24kg/m^2$者发生高血压的风险是体重正常者的3～4倍。身体脂肪的分布与高血压发生也有关。腹部脂肪聚集越多,血压水平就越高。腰围男性$\geqslant 90cm$或女性$\geqslant 85cm$,发生高血压的风险是腹围正常者的4倍以上。

随着我国社会经济发展和生活水平提高,人群中超重和肥胖的比例与人数均明显增加。在城市中年人群中,超重者的比例已达到25%～30%。超重和肥胖将成为我国高血压患病率增长的又一重要危险因素。

3. 饮酒

过量饮酒也是高血压发病的危险因素,人群高血压患病率随饮酒量增加而升高。虽然少量饮酒后短时间内血压会有所下降,但长期少量饮酒可使血压轻度升高;过量饮酒则使血压明显升高。如果每天平均饮酒>3个标准杯(1个标准杯相当于12g酒精,约合360g啤酒,或100g葡萄酒,或30g白酒),收缩压与舒张压分别平均升高3.5mmHg与2.1mmHg,且血压上升幅度随着饮酒量增加而增大。

在我国饮酒的人数众多,部分男性高血压患者有长期饮酒嗜好与饮烈性酒的习惯,应重视长期过量饮酒对血压和高血压发生的影响。饮酒还会降低降压治疗的疗效,而过量饮酒可诱发急性脑出血或心肌梗死。

4. 精神紧张

长期精神过度紧张也是高血压发病的危险因素,长期从事高度精神紧张工作的人群的高血压患病率增加。

5. 其他危险因素

高血压发病的其他危险因素包括年龄、高血压家族史、缺乏体力活动等。除了高血压外,心血管病危险因素还包括吸烟、血脂异常、糖尿病、肥胖等。

(二) 2型糖尿病的危险因素

2型糖尿病发生的风险主要取决于不可改变危险因素和可改变危险因素的数目和严重度。其中,不可改变危险因素包括年龄、家族史或遗传倾向、种群、妊娠糖尿病史或巨大儿生产史、多囊卵巢综合征、宫内发育迟缓或早产等;可改变危险因素包括糖耐量异常或合并空腹血糖受损(极高危)、代谢综合征或合并空腹血糖受损(高危人群)、超重肥胖与体力活动减少、饮食因素与抑郁、可增加糖尿病发生风险的药物、致肥胖或糖尿病的社会环境等。

第二节　慢性病的筛查

慢性病的发生、发展和致残是疾病危险因素长期作用于机体的结果。根据疾病的自然史(见图 6-1),疾病大致可分为易感期、临床前期、临床期和结局 4 个阶段。如果疾病在临床前期出现一些可以识别的异常特征,如肿瘤的早期标识物、血压升高、血脂升高等,则可使用一种或多种方法将其查出,并对其作进一步的诊断和治疗,则可延缓疾病的发展,改善其预后,筛检是在此背景下提出的。对慢性病进行筛检是减少慢性病发生、发展的根本性措施。

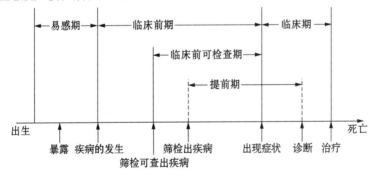

图 6-1　疾病自然史与筛检

一、筛检概述

筛检的目的是早期发现和早期诊断患者,是医疗卫生服务机构和人员运用快速检验方法主动在人群中发现无症状患者的措施。

（一）筛检

筛检（Screening），也称为筛查，是运用快速、简便的实验、检查或其他方法，将健康人群中那些可能有病或缺陷、但表面健康的个体，同那些可能无病者鉴别开来。它是从健康人群中早期发现可疑患者的一种措施，不是对疾病作出诊断。

筛检试验（Screening Test）是用于识别外表健康的人群中可能患有某疾病的个体或未来发病危险性高的个体的方法。它既可是问卷询问、体格检查、内镜与X线等物理学检查，也可是血清学、生物化学等实验室检验，甚至是基因分析等高级分子生物学技术。一项好的筛检试验应具备以下5个特征：①简单性，指易学习、易操作，即便是非专业人员经过适当的培训也会操作；②廉价性，费用-效益是评价筛检的一个重要标准，筛检试验的费用越低，则筛检的费用-效益就越好；③快速性，指能很快得到结果；④安全性，指不会给受试者带来任何伤害；⑤可接受性，指易于被目标人群接受。此外，筛检试验还要有良好的可靠性和精确性。

图6-2所示的筛检过程，首先利用筛检试验将受检人群分为两部分。结果阴性者为健康个体，结果阳性者为可疑患者，建议后者作进一步的诊断，如果诊断试验结果也为阳性者则接受治疗。

最初，筛检应用于早期发现处于临床前期或临床初期的患者，以提高治愈率，如用检查尿糖以筛查糖尿病。近年来，筛检较多地应用于及时发现某病的高危人群，以减少发病，如筛查高血压以预防脑卒中。

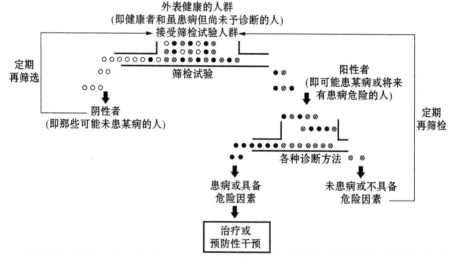

图6-2　筛检试验流程

图例○:筛检试验阴性　⊗:筛检试验阳性但未患病　●:筛检试验阳性且目前已患病

（二）筛检的类型

按照筛检对象的范围分为整群筛检(Mass Screening)和选择性筛检(Selective Screening)。整群筛检指在疾病患(发)病率很高的情况下,对一定范围内人群的全体对象进行普遍筛检,也称普查。如对 35 岁以上妇女作阴道细胞涂片筛检宫颈癌。选择性筛检是根据流行病学特征选择高危人群进行筛检。如筛查慢性疾病选择年龄在 40 岁以上的人群。

另外,按筛检项目的多少,还可分为单项筛检(Single Screening)和多项筛检(Multiple Screening)。前者指用一种试验筛检一种疾病,后者指同时使用多项筛检试验筛检一种疾病。

（三）筛检的原则

（1）本地区危害较大的慢性病,如高血压病、糖尿病等应列入首选。

（2）选择高危人群为重点进行筛查,如肝癌的高危人群包括肝硬化患者、HBsAg 阳性和有肝癌家族史者。

（3）所筛查的疾病在无症状期诊治可大大减少发病率和病死率,如子宫颈刮片检查查出早期宫颈癌,已显著降低宫颈癌的发病率和病死率。

（4）所筛查的疾病在无症状期治疗可有更好的效果,如体检查出乳腺肿块后证实为乳腺癌,治愈率很高。

（5）尽可能采用价廉可得的无创伤检查方法,如用大便潜血试验筛查 40～50 岁人群中的结肠癌。

此外,筛检试验应符合快速、简便、经济、安全及真实可靠的标准。从方法学上评价一项筛检试验时要考虑到真实性(效度)、可靠性(信度)和效益(经济效益与社会效益)等。

（四）筛检效果的评价

在疾病控制和健康管理中,筛检主要用来早期发现患者或高危个体,以便对其采取相应的医疗保健和健康管理干预措施,以延缓疾病的发生或发展,改善预后的目的。因此对筛检效果的评价可从生物学效果和社会经济学效益等方面进行评价。主要内容有收益、检出患者的预后、卫生经济学评价等。

1. 收益

收益(Yield)也称收获量,指经筛检后能使多少原来未发现的患者得到诊断和治疗。为了提高筛检收益,应尽可能多地从人群中发现无症状的患者,通常采取下列方法:

（1）选择患病率高的人群(即高危人群)。有些疾病在某些年龄、性别、种族和职业暴露等特征人群中有较高的患病率,在这些高危人群中开展筛检,即选择性筛检,所获得的收益比在一般人群要高得多。这样既可发现较多患者,又可提高阳性预测值,进一步增加筛检效益。

(2) 选用高灵敏度的筛检试验。一项筛检计划必须能筛出相当数量的病例。如灵敏度低,只能筛出少量患者,不管其他因素怎样,收益依然是低的。

(3) 采用联合试验。在实施筛检时,可采用多项筛检试验检查同一受试对象,以提高筛检的灵敏度或特异度,增加筛检的收益,这种方式成为联合试验。根据联合的形式,分为串联与并联:①串联,指全部筛检试验结果均为阳性者才定为阳性。该法可以提高特异度,但使灵敏度降低。例如筛检糖尿病先做尿糖检查,阳性者再查餐后 2h 血糖。只有两者都阳性时才作为筛检阳性,以便进一步用糖耐量确诊。②并联,指全部筛检试验中,任何一项筛检试验结果阳性就可定为阳性。该法可以提高灵敏度,却降低了特异度。如乳腺癌筛检,并联使用胸部扪诊和乳腺 X 线检查,不论何者阳性,均为筛检阳性,再做进一步确诊。

2. 生物学效果的评价

通过比较筛检与未筛检人群的病死率、病死率和生存率,对筛检的生物学效果进行评价。

3. 卫生经济学效果的评价

从公共卫生的角度讲,筛检效果的评价还应从卫生经济学的角度进行。原则上,一项好的筛检计划,要求发现和确诊的患者要多,而投入的卫生资源要少。该评价可从以下 3 个方面进行。

(1) 成本效果分析(Cost-Effectiveness Analysis),指分析实施筛检计划投入的费用与获得的生物学效果。通常可估计每个病例的平均筛检成本(直接与间接成本),及在健康改善方面所取得的效果(临床指标的改善和生存期的延长等),并以此计算成本效果的比率(每延长一年生存期所消耗的成本)。

(2) 成本效益分析(Cost-Benefit Analysis),指分析实施筛检计划投入的费用与获得的经济效益的比值。投入的费用和经济效益均以货币单位衡量。可用直接和间接投入的成本与直接和间接获得的效益进行比较。

(3) 成本效用分析(Cost-Utility Analysis),指分析实施筛检计划投入的费用与获得的生命质量的改善。

二、慢性病筛查的主要内容

(一) 个人健康史

个人健康史的询问是仅以筛查慢性病危险因素或潜在的健康问题为目的的,它花费最少却能获得许多重要的健康信息。询问的内容应围绕我国死亡谱前列的脑血管疾病、心脏病、恶性肿瘤等慢性病的危险因素;也可围绕当地发病率高、严重危害当地人群健康的慢性病的危险因素。询问提纲是:吸烟、体力活动、日常饮食、酗酒、口腔卫生、职业与环境因素、精神卫生状态、家庭疾病史、近期的体格检查结论或接受预防性检查的频度、本人疾病史以及已采取的治疗和预防措施。对于精神卫生状态、性生活史、药物(毒品)依赖、意外伤害的危险因素可在易发生这类问题的人群中选择进行。

(二) 体格检查

慢性病的临床预防中,体格检查侧重于发现重点防治的慢性病及一些可用体格检查发现的恶性肿瘤。这里主要介绍检查心脑血管病和体表肿瘤的一些简单、方便、有效的方法。

1. 测量血压

高血压病是最常见的心血管疾病,不仅患病率高,而且可引起严重的心、脑、肾并发症,是脑卒中及冠心病的主要危险因素。高血压的筛检主要是定期测量血压。①筛查对象:所有 18 周岁以上的成年人。②理想血压,指收缩压<120mmHg,且舒张压<80mmHg;正常血压,指收缩压<130mmHg,且舒张压<85mmHg;正常高值,指收缩压介于 130~139mmHg,且舒张压介于 85~89mmHg;单纯收缩期高血压,指收缩压≥140mmHg,而舒张压<90mmHg;高血压,指收缩压≥140mmHg,舒张压≥90mmHg。③诊断高血压必须根据患者未服降压药时的血压,对照规定的高血压标准,并且必须多次测量才能诊断。④发现高血压后序排除继发性(症状性)高血压,如妊娠高血压综合征、肾脏疾病、内分泌疾病等引起的高血压。⑤遇到收缩压>210mmHg 或舒张压>120mmHg 者,必须怀疑急进型高血压,应立即处理。

2. 测量体重和身高

体重和身高的筛查是为了发现超重和肥胖,身高还可用于老年人骨质疏松症的监测。超重和肥胖是糖尿病、高血压、冠心病、高脂血症、胆囊炎、胆石症、脂肪肝等慢性病的危险因素。儿童期肥胖亦可为成年肥胖症、高血压、冠心病和糖尿病的先驱病。测量对象为全体人群。判断标准有以下两种:

方法一:通过查表法或计算法计算标准体重,实际体重超过标准体重 10% 为超重,超过 20% 为肥胖。即:标准体重(kg)=[身高(cm)－100]×0.9 或标准体重(kg)=身高(cm)－105。

方法二:体质指数(Body Mass Index,BMI),BMI=体重(kg)/[身高(m)]^2,BMI>24 为肥胖。

3. 皮肤检查

皮肤检查的目的是为了发现皮肤病、性病和皮肤癌。筛查对象为皮肤癌高危人群,即有皮肤癌家族史,有预兆的皮肤损害(发育异常的痣、光化性角化病、某些先天性痣)及职业性、娱乐性阳光过度暴晒史者。

为确保全身皮肤都能被检查,检查应按一定顺序进行,特别是易受太阳照射的部位以及自我检查时易遗漏的部位,如腋下、臀部、会阴、大腿后面及上内侧等。

良性痣如迅速增大、颜色改变、边缘不规则、高出皮肤、表面凹凸不平,溃疡或结痂要警惕恶性黑色素痣的可能。

常规皮肤癌筛查要完全暴露皮肤,光线充足,最好是自然光,配有放大镜和手电筒。

4. 乳腺检查

早期发现的乳腺癌往往没有淋巴结转移,治疗后有较高的生存率,早期诊断和治疗具有重要的意义。

(1) 筛查对象:40岁以上的妇女,特别是单侧乳腺癌术后,乳腺癌家族史,30岁以后生头胎,从未生育,55岁后才绝经者或单纯使用雌激素时间较长者等乳腺癌高危人群。

(2) 检查方法:提倡自我乳房检查,包括望诊(对着镜子观察双侧乳房的大小位置,轮廓是否对称,皮肤是否水肿,有否回缩或下陷等异常)和触诊(用中间三指指腹以螺旋式运动触摸整个乳房、再膜两侧腋窝、锁骨上,感觉有无结节、肿块、增厚、凹陷、肿胀、压痛等,同时注意乳头有无渗出乳汁样、血性或淡黄色液体)。

乳房检查以月经结束后3～7天为宜,无月经者可于每月初进行。

5. 睾丸检查

睾丸上的肿块,恶性的可能性很大。睾丸肿瘤作为一种浅表的恶性肿瘤完全有条件被早期发现和早期诊断,而且早期治愈率很高。

(1) 筛查对象:青春期及性活跃的青壮年期、隐睾及纠正后的隐睾患者。

(2) 自我检查:热浴后阴囊下垂时,用手托睾丸,感觉左右睾丸重量有无异常,阴囊大小有无不同。

(3) 医生复查:区分睾丸、附睾和精索,注意它们的位置关系;用拇指和其他手指轻轻地滚动睾丸,检查其大小,质地,是否光滑,有无硬结块,有无压痛,对比两侧有无不同。

注意排除急性附睾炎、睾丸炎、睾丸鞘膜积液等。

6. 直肠指查

用于发现肛管、直肠和前列腺肿瘤。

(1) 筛查对象:40岁以上人群。

(2) 检查方法:受检者取左侧卧位,屈膝,区髋或膀胱截石位、膝胸位或站立;检查者应戴手套,手指涂有润滑剂,在肛门周围轻轻按摩几下,使肛门括约肌放松然后插入肛门,沿直肠壁向前。检查者应仔细感觉有无息肉、结节、肿块、狭窄或触痛;抽出手指后,观察指套上粪便颜色、质地、有无脓血。

检查男性时,检查手指通过直肠前壁触诊前列腺,先感觉前列腺的中央沟和中叶,然后手指在侧叶上滑动触摸,注意前列腺是否光滑,有无结节,以及前列腺的质地、形状、大小和活动度。

直肠癌表现为结节状、环形或菜花样肿块,典型表现为无蒂、质地坚硬,边缘高起,中央有溃疡、结节状息肉样肿块。

前列腺表现为一个或多个结节,质地坚硬如石,无压痛,中央沟消失。

(三) 实验室检查

实验室检查可以获得询问和体检所不能得的危险因素信息,而且实验室检查比体格检查更能引起医生和被服务人群的关注,但用于筛检的方法不同于临床检验项目,至少应具有:①检测速度快、易于操作,耗费低和适用人群筛查;②检测方法应灵敏地发现处于早期阶段的疾病;③较少假阳性和假阴性,可用真实性和可靠性两项指标来选择。

三、筛检异常结果的处理

通过慢性病的筛查,可以从看似"健康"的人群中筛查出不少异常结果——包括健康史、体征或实验室的异常。这可以是不良行为和生活方式方面的,可以是心理和社会适应方面的,也可以是生物医学方面的。针对这些异常结果,采取健康教育、医学咨询和进一步诊断、治疗达到临床预防的目的(见表6-1)。

表6-1　常见慢性病筛查异常结果处理

异常筛查结果	进一步诊断研究	可供参考的治疗方案	可咨询者	随访
根据诊断标准提示高血压	全血细胞计数、眼底镜检查、尿液常规、血液生化(血胆固醇、空腹血糖、血肌酐、血钾)、心电图、心超、胸片、肾图、危险因素评定、危险因素分层	非药物治疗:低钠饮食、控制能量摄入、控制酒的摄入、锻炼、控制体重、异常结构的手术治疗(如肾动脉狭窄);药物治疗:利尿剂、β受体阻断剂、血管紧张素转化酶抑制剂、钙拮抗剂	心内科医生、肾病科医生、眼科医生、内分泌科医生、营养师、药剂师	血压测定;患者依从性;药物不良反应;药物服用剂量与方法

（续表）

异常筛查结果	进一步诊断研究	可供参考的治疗方案	可咨询者	随访
总胆固醇或LDL-C升高、HDL-C降低提示高血脂	总胆固醇等复查、脂蛋白测定、危险因素分析	非药物治疗：第一步低脂肪饮食、第二步低脂肪饮食、减肥、锻炼；药物治疗：他汀类（抑制胆固醇形成）、纤维素类（抑制三酸甘油形成）	内分泌科医生、心内科医生、营养师	饮食计划；锻炼；体重控制；监测处理；药物的不良反应
EKG改变提示静止性心肌缺血提示无症状性冠心病	EKG监测、运动试验、心肌灌注扫描、心超（负荷）、冠状动脉造影	抗心绞痛药物治疗；冠状动脉再通术；行为调节	心内科医生、核医学科医生、心外科医生、营养师、运动医学医生	运动/静息；EKG；负荷心肌；灌注显影
空腹血糖升高≥7.1mmol/L提示糖尿病	空腹血糖检测、葡萄糖耐量试验、糖化血红蛋白检测、血脂检测、血清肌酐检测、尿液分析、甲状腺功能试验、心电图	糖尿病饮食；锻炼；口服降糖药；胰岛素	内分泌科医生、眼科医生、神经科医生、肾病科医生、心内科医生、营养师、家庭护理、社会服务	体检；空腹血糖；糖化血红蛋白；尿液分析；肌酐清除率；自我监测血糖、尿糖；尿酮测定
视力下降	正规的视敏度检查、视网膜检查、视觉诱发反应试验、视野或视周长	矫正的透镜；治疗原发性弱视；眼罩；斜视手术	眼科医生、验光师、学校系统	视力；视力矫正（儿童）
低血色素或血细胞容积浓度异常提示贫血倾向	全血细胞计数、周围血涂片、网织红细胞计数、铁、铁结合力、铁蛋白、Coombs试验、隐血试验、骨髓穿刺、叶酸/B12测定、甲状腺功能试验	治疗病因；铁的硫酸盐（缺铁者）；叶酸（叶酸缺乏者）；维生素B12（维生素B12缺乏者）	血液科医生、病理科医生、遗传工作者、消化科医生、营养师	血清蛋白；红细胞计数；血红蛋白测定；红细胞比容；营养水平

（续表）

异常筛查结果	进一步诊断研究	可供参考的治疗方案	可咨询者	随访
乳房检查异常、钼靶扫描异常 提示乳腺癌	综合放大或点压钼靶检查、细针穿刺细胞学检查、B超、活检冰冻切片、胸片、CT、肝功能检查	乳房部分切除； 腋窝淋巴结切除； 化疗放疗； 激素治疗； 乳腺癌切除术	普外科医生、放射学医生、病理学医生、放疗学医生、咨询和支持组织、社会服务、家庭护理	乳房检查； 钼靶摄片； 骨盆检查； 肝功能检查
大便性状改变、大便隐血（＋）、直肠指检触及肿块、乙状结肠镜筛检时发现息肉或块物 提示结肠、直肠癌	结肠镜、气钡灌肠造影、活检、血常规、肝功能、胸片、盆腔 CT、CEA（癌胚抗原）	息肉手术切除； 辅助放疗； 辅助化疗	胃肠病医生、普外科医生、放疗学医生、咨询和支持组织、营养师、家庭护理、社会服务	结肠镜； 气钡双重造影； 大便隐血试验； CEA
宫颈上皮细胞异常（如不典型增生、宫颈上皮细胞内肿瘤、原位癌）、腺细胞异常（如腺癌、鳞状上皮细胞癌、巴氏Ⅲ～Ⅳ级） 提示宫颈癌	阴道镜检查、宫颈内膜刮宫、宫颈针刺、活检、诊断性宫颈切除、内膜取样、环形电外科切除	局部切除； 冷冻疗法； 环形电外科切除； 子宫切除术； 根除性淋巴切除术； CO_2 激光疗法	细胞病理学医生、妇产科医生、肿瘤科医生、化疗医生、咨询和支持组织、营养师、家庭护理、社会服务	巴氏试验； 阴道镜检查
直肠指检异常、PSA（前列腺癌特异抗原）水平、经直肠 B 超 提示前列腺癌	PSA 水平、经直肠 B 超、细针穿刺、腹部或盆腔CT、骨核素扫描	密切随访观察； 前列腺根除术； 外置放疗； 间质放疗； 激素治疗	泌尿科医生、肿瘤科医生、放射学医生、核医学医生、放疗医生、咨询和支持组织、营养师、家庭护理、社会服务	PSA 水平； 其他肿瘤标记物； 骨 CT 扫描

（续表）

异常筛查结果	进一步诊断研究	可供参考的治疗方案	可咨询者	随访
口腔检查可疑病灶 提示口腔癌	口腔脱落细胞检查、活检	手术切除； 放疗； 化疗	耳鼻咽喉科医生、颌面外科医生、整形师、肿瘤医生、放疗学医生、咨询及支持组织、营养师、家庭护理、社会服务	临床监测
可触及睾丸肿块 提示睾丸癌	睾丸超声波、β-hCG、AFP测定、睾丸切除术、胸片、胸部CT	睾丸切除； 腹膜后淋巴结切除； 化疗； 放疗	放射科医生、泌尿科医生、放疗学医生、普外科医生、咨询及支持组织、家庭护理、社会服务	β-hCG； AFP； 胸腹部CT
皮肤可疑病灶 提示皮肤癌	彻底皮肤检查、活检、全血细胞计数、肝功能、胸片	切除非黑色素皮肤癌； 经典化疗； 激光； 放疗； 切除黑色素皮肤癌； 预防性淋巴结切除	皮肤科医生、整形医生、放疗学医生、咨询和支持组织、营养师、家庭护理、社会服务	全血细胞计数； 化疗咨询； 胸片； 肝功能； 腹部CT

资料来源:傅华等.临床预防医学[M].上海:上海医科大学出版社,1999.

对异常结果的处理原则包括:①提供包括生物、心理和社会适应能力方面的全面咨询和支持;②根据需要和可能选择进一步的筛查,特别是实验室或仪器检查;③列入随访,对已确诊的患者要按医嘱要求进行随访;④分发与筛查疾病有关的健康教育资料,使人群了解疾病筛检的意义,及早期处理的重要性和必要性;⑤根据需要和可能对一些有共性的异常结果实施临床预防项目。

四、慢性病筛查案例研究

(一) 2 型糖尿病高危人群筛查和管理

据 2010 年数据,上海市糖尿病患病率高达 15.48%,近一半人群未得到及时诊断,严重影响居民的身体健康和生存质量。近年来,上海某区通过在糖尿病高危人群中开展糖耐量试验,发现了大量糖尿病前期人群及患者,对纠正可控制的糖尿病危险因素,尽早发现并及时控制糖尿病,降低糖尿病治疗的经济负担,提高人群健康水平发挥了积极的作用。

　　针对区内常住居民中有糖尿病危险因素者,实施糖耐量试验(OGTT 筛查),即检测空腹静脉血糖＋服糖后 2 小时静脉血糖。发现血糖异常者及时提示复查,为明确诊断的糖尿病前期患者(IFG、IGT)和糖尿病患者建卡,定期随访和管理。

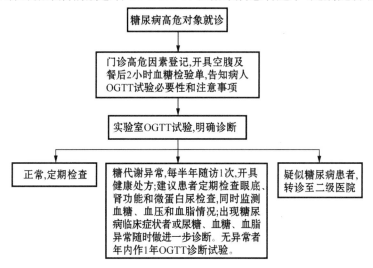

图 6-3　上海某区 2 型糖尿病高危人群筛查和管理服务流程

(二) 社区"六癌"早发现

　　恶性肿瘤发病率逐年增高,肺癌、胃癌、大肠癌、肝癌、乳腺癌、宫颈癌(以下简称"六癌")对人群危害尤为严重,占上海某区总癌症发病的 60%。所幸的是,恶性肿瘤是可以预防的,如能早期诊断是可以治愈的,关键是早发现、早治疗!

　　开展社区"六癌"早发现筛查作为上海某区政府实事工程,是以健康教育(咨询)为先导,通过体检、门诊就诊、社区健康教育讲课等途径开展肿瘤危险因素问卷调查,发现具有肿瘤危险因素的对象,完成相应检查,包括:大便隐血、肝 B 超、甲胎蛋白(AFP)检测、胸片、乳腺彩超、乳腺钼靶、阴道镜检查和(或)宫颈活动组织检查等。检查阳性或是可疑人群需转入二、三级医院进一步明确诊断,对于排除肿瘤并有"六癌"高危因素的人群进行建卡随访管理,在饮食、运动、防癌自检等方面给予指导,并定期做相关项目检查。上海某区社区"六癌"早发现服务流程如图 6-4所示。

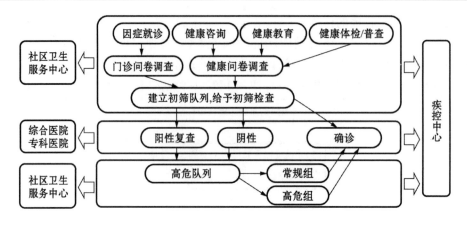

图 6-4 上海某区社区"六癌"早发现服务流程

第三节 几种慢性病高危人群的健康管理

一、高血压

高血压易患因素主要包括：①正常高值血压人群（120～139mmHg 和/或 80～89mmHg）；②超重和肥胖；③酗酒；④高盐饮食。

对于社区高血压高危人群的健康管理主要强调早期发现和控制心血管疾病的危险因素，预防心血管疾病的发生。高血压易患人群的健康管理措施，可以归纳为两个方面：

1. 健康体检

健康体检包括一般询问、身高、体重、血压测量、尿常规，测定血糖、血脂、肾功能、心电图等指标。

2. 控制危险因素水平的措施

（1）全人群策略，以健康促进为主，强调以下几个方面：①政策发展与环境支持：在提倡健康生活方式，特别是强调减少食盐的摄入和控制体重，促进高血压的早期检出和治疗方面发展政策和创造支持性环境。②健康教育：社区健康教育的责任是应争取当地政府的支持和配合，对社区全人群开展多种形式的高血压防治的宣传和教育，如组织健康教育俱乐部、定期举办健康知识讲座、利用宣传栏、黑板报宣传或文字宣传材料等传播健康知识。③社区参与：以现存的卫生保健网为基础，多部门协作，动员全社会参与高血压防治工作。④场所干预：高血压的干预策略必须落实到场所中才能实现，因此需根据不同场所的特点制定和实施高血压的干预计划。

（2）体检出的高危个体进行随访管理和生活方式指导。健康的生活方式包括:①减少钠盐摄入、增加钾盐摄入;②控制体重;③不吸烟;④不过量饮酒;⑤体育运动;⑥减轻精神压力,保持心理平衡。

二、2 型糖尿病

2 型糖尿病的高危人群的发现主要依靠机会性筛查(如在健康体检中或在进行其他疾病的诊疗时)。在条件允许时,可针对高危人群进行血糖筛查。

1. 高危人群

2 型糖尿病的高危人群的定义是:①有糖调节受损史;②年龄≥45 岁;③超重、肥胖(BMI≥24kg/m^2),男性腰围≥90cm,女性腰围≥85cm;④2 型糖尿病患者的一级亲属;⑤高危种族;⑥有巨大儿(出生体重≥4kg)生产史,妊娠糖尿病史;⑦高血压(血压≥140/90mmHg),或正在接受降压治疗;⑧血脂异常(HDL-C≤0.91mmol/L(≤35mg/dl)及 TG≥2.22mmol/L(≥220 mg/dl)),或正在接受调脂治疗;⑨心脑血管疾病患者;⑩有一过性糖皮质激素诱发糖尿病病史者;⑪BMI≥28 kg/m^2 的多囊卵巢综合征患者;⑫严重精神病和(或)长期接受抗抑郁症药物治疗的患者;⑬静坐生活方式。

如果筛查结果正常,3 年后应重复检查。IGR 是最重要的 2 型糖尿病高危人群,每年约有 1.5%～10.0%的 IGT 患者进展为 2 型糖尿病。

2. 筛查方法

推荐采用 OGTT(空腹血糖和糖负荷后 2 小时血糖)。行 OGTT 有困难的情况下可筛查空腹血糖。但仅筛查空腹血糖会有漏诊的可能性。

3. 高危人群健康管理

（1）强化生活方式干预。许多研究显示,给予 2 型糖尿病高危人群(IGT、IFG)适当干预可显著延迟或预防 2 型糖尿病的发生。中国大庆研究和美国预防糖尿病计划(DPP)研究生活方式干预组推荐患者摄入脂肪热量＜25%的低脂饮食,如果体重减轻未达到标准,则进行热量限制;生活方式干预组中 50%的患者体重减轻了 7%,74%的患者可以坚持每周至少 150min 中等强度的运动;生活方式干预 3 年可使 IGT 进展为 2 型糖尿病的风险下降 58%。此外,在其他种族糖耐量异常患者中开展的生活方式干预研究也证实了生活方式干预的有效性。

应建议糖尿病前期患者通过饮食控制和运动来减少发生糖尿病的风险,并定期随访以确保患者能坚持下来;定期检查血糖;同时密切关注心血管疾病危险因素(如吸烟、高血压和血脂紊乱等),并给予适当治疗。具体目标是:①使肥胖或超重者 BMI 达到或接近 24 kg/m^2,或体重至少减少 5%～10%;②至少减少每日饮食总热量 400～500kcal;③饱和脂肪酸摄入占总脂肪酸摄入的 30%以下;④体力活动增加到 250～300min/周。

（2）药物干预。在糖尿病前期人群中进行药物干预试验显示，降糖药物二甲双胍、α-糖苷酶抑制剂、TZDs、二甲双胍与 TZDs 联合干预以及减肥药奥利司他等可以降低糖尿病前期人群发生糖尿病的危险性。但因目前尚无充分证据表明药物干预具有长期疗效和卫生经济学益处，因此各国临床指南尚未广泛推荐药物干预作为主要的预防糖尿病手段。鉴于目前我国的经济水平和与预防糖尿病相关的卫生保健体制尚不健全，并不推荐使用药物干预的手段预防糖尿病。

第七章 健康管理实践:患病人群

第一节 疾病监测与管理

疾病监测又称流行病学监测。有系统的疾病监测工作于 20 世纪 40 年代末开始于美国疾病控制中心。1968 年第 21 届世界卫生大会(WHA)讨论了国家和国际传染病监测问题。70 年代以后,许多国家广泛开展监测,观察传染病疫情动态,以后又扩展到非传染病,并评价预防措施和防病效果,而且逐渐从单纯的生物医学角度发展向生物—心理—社会方面进行监测。我国于 1979 年在北京、天津试点,以后逐步推广。从逻辑推理的角度来看,人们认识事物的方式可分为归纳和演绎。流行病学基本上是一门归纳性的科学。流行病学从描述与分析两方面来体现它的归纳性。在描述中注重分析,在分析中贯穿描述。

一、疾病监测

(一)疾病检测的定义

疾病监测是长期地、连续地收集、核对、分析疾病的动态分布和影响因素的资料,并将信息及时上报和反馈,以便及时采取干预措施。疾病的动态分析不仅指疾病的时间动态分布,也包括从健康到发病的动态分布和地域分布。其影响因素包括影响疾病发生的自然因素和社会因素。疾病监测只是手段,其最终目的是预防和控制疾病流行。

(二)疾病监测的基本概念

1. 被动监测

下级单位常规向上级机构报告监测数据和资料,而上级单位被动接受,称为被动监测。各国常规法定传染病报告属于被动监测。

2. 主动监测

根据特殊需要,上级单位亲自调查收集资料,或者要求下级单位尽力去收集某方面的资料,称为主动监测。我国卫生防疫单位开展传染病漏报调查,以及按照统一要求对某些传染病和非传染病进行重点监测,努力提高报告率和报告质量,均属主动监测。

3. 监测的直接指标与间接指标

监测病例的统计数字,如发病数、死亡数、发病率、病死率等称为监测的直接指标。有时监测的直接指标不易获得,如流行性感冒(流感)死亡与肺炎死亡有时难以分清,则可用"流感和肺炎的死亡数"作为监测流感疫情的间接指标。

4. 静态人群和动态人群

研究过程中无人口迁出、迁入的人群称静态人群。如果一个地区人口有少量出生、死亡、迁出和迁入时,仍可视为静态人群。计算率时可采用观察期的平均人口数做分母。如果研究过程中人口频繁地迁出、迁入,则为动态人群。涉及动态人群的计算需要采用人时(人年或人月)计算法。

(三) 疾病检测的步骤与内容

1. 建立健全监测机构,收集资料

需要收集的资料包括以下几个方面:

(1) 死亡登记资料。

(2) 医院、诊所、化验室的发病报告资料。

(3) 流行或爆发的报告资料及流行病学调查的资料。

(4) 实验室调查资料(如血清学调查、病原体分离等资料)。

(5) 个例调查资料。

(6) 人群调查资料。

(7) 动物宿主(如狂犬病、流行性出血热和鼠疫等人畜共患病及媒介昆虫)的分布资料。

(8) 暴露地区或监测地区的人口资料。

(9) 生物制品及药物应用的记录资料。

(10) 其他,如防治措施等。

2. 分析和评价所收集资料

包括确定某病的自然史、变化趋势、流行过程的影响因素、薄弱环节及防治效果等。

3. 印制、分发和反馈资料

将所收集的资料和分析结果及时上报并通知有关和个人,以便及时采取相应的防治措施。

(四) 疾病检测的种类

1. 传染病监测

不同国家规定的监测病种有所不同。WHO 将疟疾、流感、脊髓灰质炎、流行性斑疹伤寒和回归热列为国际监测的传染病。我国根据我国情况又增加了登革热。随着对外开放政策的实施,我国卫生部已把艾滋病列为国境检疫监测的传染病。1989 年我国公布第一部《中华人民共和国传染病防治法》,并 2004 年进行修订,明确了国家对传染病防治实行预防为主的方针,防治结合、分类管理、依靠科学、依靠群众。修订后的《传染病防治法》规定的传染病分为甲、乙、丙三类,共 39种,实行分类管理。2004 年修订传染病主要监测内容有:

(1)监测人群的基本情况,即了解人口、出生、死亡、生活习惯、经济状况、教育水准、居住条件和人群流动的情况。

(2)监测传染病在人、时、地方面的动态分布,包括做传染病漏报调查和亚临床感染调查。

(3)监测人群对传染病的易感性。

(4)监测传染病、宿主、昆虫媒介及传染来源。

(5)监测病原体的型别、毒力及耐药情况。

(6)评价防疫措施的效果。

(7)开展病因学和流行规律的研究。

(8)传染病流行预测。

2. 非传染病监测

监测内容根据监测目的而异,包括出生缺陷、职业病、流产、吸烟与健康,还有营养监测、婴儿病死率监测、社区和学校的健康教育情况监测、食品卫生、环境、水质监测等,范围极广。我国部分地区已对恶性肿瘤、心脑血管病、高血压、出生缺陷等非传染病开展了监测。

二、疾病管理

疾病管理是健康管理的又一主要策略,其历史发展较长。美国疾病管理协会对疾病管理的定义是:"疾病管理是一个协调医疗保健干预和与患者沟通的系统,它强调患者自我保健的重要性。疾病管理支撑医患关系和保健计划,强调运用循证医学和增强个人能力的策略来预防疾病的恶化,它以持续性地改善个体或全体健康为基准来评估临床、人文和经济方面的效果"。

疾病管理必须包含"人群识别、循证医学的指导、医生与服务提供者协调运作、患者自我管理教育、过程与结果的预测和管理以及定期的报告和反馈"。

疾病管理是一种国际通行的医疗干预和沟通辅助系统,通过改善医生和患者之间的关系,建立详细的医疗保健计划,以循证医学方法为基础,对于疾病相关服务(含诊疗)提出各种针对性的建议、策略来改善病情或预防病情加重,并在临床和经济结果评价的基础上力争达到不断改善目标人群健康的目的。

疾病管理具有 3 个主要特点:

(1)目标人群是患者特定疾病的个体。如糖尿病管理项目的管理对象为已诊断患有 1 型或 2 型糖尿病的患者。

（2）不以单个病例和/或其单次就诊事件为中心，而关注个体或群体连续性的健康状况与生活质量，这也是疾病管理与传统的单个病例管理的区别。

（3）医疗卫生服务及干预措施的综合协调至关重要。疾病本身使得疾病管理关注健康状况的持续性改善过程，而大多数国家卫生服务系统的多样性与复杂性，使得协调来自于多个服务提供者的医疗卫生服务与干预措施的一致性与有效性特别艰难。然而，正因为协调困难，也显示了疾病管理协调性的重要性。

三、健康管理策略在疾病管理中的应用

（一）疾病管理的执行模式

1. 初级疾病管理模式

这种模式是一个患者被分配给一个疾病管理者的一对一的关系，适用于需要加强干预和持续照顾的患者，因此适于极高危的个体管理。但这种模式费用较高，从效率上来说也不如团队管理模式。

2. 团队疾病管理模式

这种模式是许多个患者被分配给一个疾病管理者，是常用的一种模式。不仅费用低，而且患者的管理不受某个医务人员休假或生病的影响。

（二）患者进入项目的策略

无论如何入选，患者都应是自愿进入项目的。有两种入选方法，一种是逐个登记入册法，工作主要集中进入项目的患者，评价持续照顾的患者。一种是假设全部患者进入，直至要求退出项目，工作以全部患者为基础，评价全部的患者不管是否照顾到个人。

（三）患者的分层

要将管理的人群分层，主要有以下目的：确定随访接触的强度；掌握和综合分析患者临床的所有资料；根据患者的情况将患者分配给合适的疾病管理责任师；测量疾病恶化的程度，特别是对慢性病。一般来说根据患者的临床资料和已有的规则将管理的患者分为3~5组。分组不要太多，否则管理起来会很复杂。

（四）制定保健计划

保健计划的制定应有伸缩性。

保健计划的制定方法：一是由疾病管理者制定，二是通过临床资源系统提供计划。制定计划要考虑3个主要方面：机构的功能；预期结果；可支持的技术条件。

常用的疾病管理保健的形式有电话联系、邮寄或通过网页阅读和个人在诊所或家里见面方式。从费用来说，个人见面方式费用高但效果最大，邮寄或通过网页阅读的费用最低但效果最差。

(五) 提供保健

1. 动员患者

动员患者主要是在谈话中要积极听取患者的谈话,确定患者的信念和障碍,要非常有礼貌地提出行动计划的建议和期望的目标,灌输正面的希望,鼓励改变。

2. 教育

开展患者教育包括以下内容:

(1) 教育诊断。开始进行健康教育前,首先要对患者的情况做出诊断,其包括:①确定患者的学习能力。②确定患者的知识、技能水平。③确定患者的态度和信念:研究证明人们对某一行为只有几个重要的信念,改变核心信念才能改变行为。④确定近期内患者首先要采取改变的问题:有时患者和医生对于影响健康的主要行为看法不一定完全一致,但行为改变取决于患者,因此一定要患者参与做出决定。

(2) 教育策略。①患者会见技能:预先列出一个问卷,用开放式的问题;仔细听患者的诉说,找出其最关注的问题和想法,这时不急于纠正患者的错误观念,等待时机;反复地传播清楚的准确的信息,用患者易懂的语言;鼓励患者提问题,提问题可加深理解;适当提出一些问题来了解患者理解的水平。②教育是个连续的逐渐的过程,指导行为改变从小量开始。③患者是参与者,共同承担责任完成预定目标。人们有信心能影响和掌握自己的健康,就更易培养健康的行为。④咨询指导要具体化:如具体确定运动的种类,时间和频率,使患者易于遵循。⑤综合策略:文字材料、面对面指导、声像材料和摄取资源等。⑥示范技能:要给患者示范如何实践。⑦典型样本:让患者与患者的典型样本接触是十分有效的方法。⑧将新的行为与旧的行为联系起来:如建议看电视时踏车,早晚刷牙前服药。⑨家庭和朋友的参与。⑩全体医务人员的参与:患者的教育和咨询是医生、护士、护理人员等共同的责任,全体人员给患者持续的一致的正面的健康信息可加强患者行为的改变。

(3) 监测和评估后果。戒烟一般在一周后随访,膳食和体力活动干预在2周以后随访。①反馈:患者及时知道检查的结果,可加强依从性,并向治疗目标进一步努力。②行为记录:鼓励患者对自己行为做记录,医生回顾记录时不要采用批评的态度,要多鼓励患者改变,分析患者的困难,并继续设定下一步的目标。③建立一种使患者复诊机制:预约条、卡片可帮助患者复诊。

(六) 执行保障计划

1. 评价管理的患者

通过询问的方式对患者评价。一般来讲,先问一般性的问题,然后逐步进入具体的有针对性的问题。

（1）电话的时间长度。一般谈话时间 15～20min。时间分配如下：介绍与问候语 2min；确定就诊的全科医生，了解最近的病情 3min，确定目前用药，是否需要加、减或调整药物 3min；完成评价 5min；设立或回顾目标、教育患者、倾听患者意见 5min，预约下一次电话时间，说再见 2min；总计 20min。

（2）与患者交流的技巧。①共享信息决策技术（SDM）：SDM 是一个患者和临床医生共同参与的过程，这是常用的方法，患者需了解疾病的严重程度和危险，预防的方法；了解预防性保健服务，包括危险、益处、可选择性和不确定性；针对管理后可能潜在的利与弊，权衡服务的价值；决策是要考虑到患者的适宜性。SDM 的优点是它是一种有效地交流工具，打破了传统的患者与医生的关系是老师和学生的关系，而是共同享有信息。缺点是对于疾病管理者来说要求有足够的知识，也要求患者有一定的知识。②管理过程中的具体行动目标设定：设定目标并不是人们常见的行为，自律性很强的人属于少数，大多数人没有承诺将来行为的习惯。但目标可激励患者向一个方向努力，达到目标会有成功的感受。最好的制订目标方式是首先考虑应在一个健康问题中间阶段逐步制订多个目标，和在一项或多项任务的中间制订目标。标准的目标设定必须是有针对性、可测量的、可行、确定具体日期的。例如：下星期一我在没有任何帮助的情况下走到大门口。

（3）需求管理。主要是指患者遇到某些临床情况要求得到回答。包括 3 个方面：临床判断、指南或分类。

2. 临床判断

当患者提出问题时，要根据疾病管理者的经验和专业知识回答，记录可以是叙述性的也可以用 SOAP 的格式。下面举例说明 SOAP 的书写格式。

S（Subjective）——主观的：69 岁的糖尿病患者，3 周以来多次有早晨轻度头痛、饥饿，无胸痛、气短、口齿不清、头晕和糊涂。他没改变药物和服法，以前没有过类似的发作，最近开始逛商店散步。

O（Objective）——客观的：发生不适时患者在家里自测血糖为 68mg/dl。

A（Assessment）——评价：可能为低血糖反应。

P（Plan）——计划：继续在不适时监测血糖，与医生联系调整胰岛素剂量，指导患者改变活动方式，发生低血糖时应该怎么办，如还有问题可随时打电话。

3. 制定疾病管理工作指南

疾病管理工作指南通常是按照症状和体征，以处理的轻重缓急分类而制定的。例如题目可包括"小儿发热"、"成人胸痛"等，处理方式可分为家庭自我处理、诊所处理和急诊处理。一般可以有事先设计好的表格，填写表格后判断是否去急诊。

4. 分类

决策需求管理最准确的方法是分类法。这种方法要预先设计好表格，每一项回答是或否,最后得出结论。如果有缺失值,可暂时保存表格。

(七) 疾病管理的评价指标

测量结果对于疾病管理成功与否也是十分重要的,这些反馈的结果对于找出管理的不足,提高疾病管理质量十分有帮助。测量结果应包括以下几方面:①临床结果测量,包括并发症、发病及死亡情况,医生的临床实践水平等;②经费结果测量,包括医疗费用、住院、急诊和门诊人次、误工天数、生活质量;③行为结果测量,包括患者和医生的依从性、患者的自我管理能力;④服务质量结果测量,主要为患者的满意度。

第二节 正确就医与用药

一、健康与疾病

健康是指一个人在身体、精神和社会等方面都处于良好的状态。传统的健康观是"无病即健康",现代人的健康观是整体健康,世界卫生组织提出"健康不仅是躯体没有疾病,还要具备心理健康、社会适应良好和有道德"。

因此,现代人的健康内容包括:躯体健康、心理健康、心灵健康、社会健康、智力健康、道德健康、环境健康等。健康是环境、人文、社会、及个人因素互动的结果,单靠生物医学是不能解决问题的。

对于疾病的本质,历史上曾经有过不同的看法。古代西方医学之父希波克拉底认为:人体内存在着血液、黏液、黄胆汁和黑胆汁,疾病就是这 4 种体液的比例失常;而几乎同时代的中国医学经典医籍《黄帝内经》则提出:"偏阴偏阳谓之疾",疾病的本质在于人体的阴阳失调。随着近代自然科学的巨大进展及人体解剖生理病理知识的不断积累,人类对疾病本质的认识也在不断深化。

目前对疾病的认识归纳如下:疾病是机体在一定病因的损害性作用下,因自稳调节紊乱而发生一系列抗损害反应,表现为疾病过程中各种复杂的功能、代谢和形态结构的异常变化,而这些变化又可使机体各器官系统之间以及机体与外界环境之间的协调关系发生障碍,从而引起各种症状、体征和行为异常,特别是对环境适应能力和劳动能力的减弱甚至丧失。

在生命的连续过程中,疾病是处于完全健康和绝对死亡之间的一种生命状态。如图 7-1 所示,完全健康和绝对死亡是生命的两个极端;健康(低危险状态和高危险状态)、亚临床(早期病理改变)、疾病和损伤、濒死都是生命在其间某一点上的反映。身体内部系统的平衡是动态的,在完全失去平衡之前,有一个不断的调整过程。这时,人处于健康无病状态,但还存在失去平衡的危险,只是危险程度高低不一而已。当身体系统出现部分失衡时,局部可以发生早期病理改变,如宫颈癌的癌前病变。这时,身体组织的形态结构已出现异常,但失衡与平衡的调整还在进行之中,因此可以没有疾病表现;若恢复平衡,则早期病理改变可以消除。若失衡状态无法调整,系统地部分失衡就扩展到全身系统失衡,这时疾病就发生了。

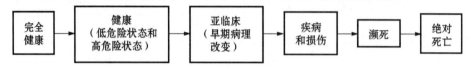

图 7-1　生命连续过程

从身体系统失衡的疾病观来看,疾病不仅是人体的一种病理过程,而且是身体内外环境不协调、不适应的客观过程。这个不协调不适应的客观过程在更早期就可以发现而调整的,其表现不仅在躯体上,也会反映在精神和心理上。可以说,整个疾病过程是身心因素相互作用、相互影响的过程。

二、如何正确就医

(一)了解医师的诊断思维

1. 病史、查体和实验室检查在诊断中的应用

医师认真地采集病史,对于疾病的临床诊断起着关键性的作用。一份有意义的病史应是分量适宜的、有利于鉴别的病史。病史、体检和实验室检查在不同的疾病诊断中有不同的地位,三者是互相配合的。同时,对心理社会问题的了解也可给医师提供许多潜在的线索。

2. 医师临床判断的基本程序

医师最初的临床判断一般属于模型辨认,即套用教科书上有关疾病的描述,如"咳嗽＋高热＋咳脓痰＝肺炎"。只有在病情典型、符合唯一的疾病模型时,才能使用这种方法,因此其应用很有限;如果无法轻易辨认,则进入下一步较为复杂的分析过程。

医师在记忆中保存着三方面的资料:①从教育和工作中获得的一系列疾患的特征;②患者现有病情的可能原因;③原有的关于该患者背景的知识。依据这三方面的知识,医师对患者问题进行简单的分类和即刻的观察,从而缩小可能的病因范围。

这些考虑使医师对问题的性质产生一个直觉,并沿着这个思路去搜集资料,形成数目有限的几个诊断假设。

接着医师就用向患者继续提问的方式来检验假设。他针对各个假设的性质进一步搜集资料;用一些特定的直接的问题来确认或否定他的假设,逐渐缩小包围

圈;这些问题对诊断假设具有最大的鉴别力。

然后,医师往往会"扫描"式地询问有关患者背景的问题:包括既往史、个人史、家族史、社会交往和职业史,以及吸烟、饮酒、进食、睡眠和锻炼习惯等。

等到查体完成,其他能够即刻搜集的资料也均已到手,如能证实一个或几个诊断假设,便形成了诊断。有时候医师可以排除一些假设,却得不到足够的关键性的资料来确认初始假设。在这种情况下,他需要再把视野放大,把另外一些假设考虑进去,对这些假设作修改后重新确定先后顺序并进行检验。这一循环过程将继续进行,直到医师确认了一个或几个诊断,或接受其中的一些作为试验性诊断为止。

接着就是作出处理决定,此时经常可以引出与处理相关的更多资料,并邀请患者按时随访。在随访阶段,由于患者提供了更多的资料,医师据以建立处理计划的诊断假设可能会得到证实;如果仍未证实,则再开始修改假设并检验之。临床判断就是这样一个循环往复的过程(见图7-2)。

(二)患者如何正确就医

1. 选择合理的就医路线

身体不适需要选择就医机构时,首诊到大医院不一定是科学的决策,因为大医院都是高度专科化的,其诊疗科室一般都按照"系统"或"器官"分科(所谓的"三级学科"或"四级学科"),其所处理的多为生物医学上的重病,往往需要动用昂贵的医疗资源,以解决少数患者的疑难问题。他们的首要任务是排除专科疑难病,是运用高度复杂而精密的仪器设备救治患者,因而在就诊时较少考虑常见疾病,较少依靠问诊和基本诊疗工具,也没有充足的时间与患者沟通,考虑患者的期望与感受。这种工作方式往往会让有常见病多发病的一般患者感到不适应、不愉快,抱怨颇多,"花钱买罪受"。那么,首诊该到哪里去就医呢?

全科医师在社区卫生服务机构(中心或站)等待普通患者的光临。全科医师(又称"家庭医生")是对个人、家庭和社区提供优质、方便、经济有效的、防治保康一体化的基层医疗保健服务,进行健康与疾病的全过程、全方位负责式管理的医师。他们提供的是贴近群众的第一线医疗服务,即公众最先接触、最经常利用的医疗保健专业服务,也称为首诊服务。若将社区医疗视为整个医疗保健体系的门户和基础,全科医师就是这门户的"守门人";当他第一次与患者接触时,就展示出"家庭医生"的爱心和责任感,为他们建立健康档案、开始提供长期负责式照顾;同时,还要通过家访和社区调查,关心没有就医的患者以及健康居民的需要和需求。所以,全科医师能够以相对简单、便宜而有效的手段解决社区居民90%左右的健康问题,并根据需要,有针对性地安排患者进入其他级别或类别的医疗保健服务,甚至通过"绿色通道"进入大医院的专科门诊和重症监护病房。

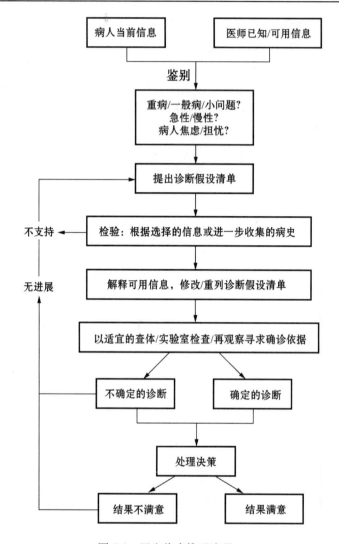

图 7-2 医生临床推理流程

2. 与医师建立伙伴关系

良好的医患关系是建立在共同目标、一起努力、良好沟通的基础上。要和医师建立一个良好的伙伴关系，应遵循如下原则：

（1）要对自己的健康负责。有了身体不适要及时就医，忽略自己的某些症状，常常会酿成大病。

（2）平时注意自我保健。要注意监测自己身体的动态状况，科学地处理许多日常健康问题，制定一个适合自己的自我保健计划。

（3）就诊前要做好充分准备，包括①准备一张询问医师的问题表，把自己的预感或担心写下来；完成一份自我保健检查表，就诊时带上。②记下 3 个最想知道的问题，短暂的就诊时间不允许问太多问题。③在到大医院看专科医生前，注意以下几点：应知道自己目前的诊断结果或者疑似诊断；了解基本的治疗选择；明白自己为什么要看专科医生，想解决什么问题。

（4）每次就诊时做一个积极主动的参与者，要告诉医师自己的病情和想法，做一名好的伙伴。

（5）平时尽可能多学习有关健康问题的知识。

3．就医的准备工作

（1）就诊前。准备好自我保健记录，准备一份自己目前服用的药物清单，把上次就诊的病历带上。

（2）就诊过程中。告诉医师自己的主要健康问题是什么，一次最好只说一个问题，描述自己的症状和过去遇到同样问题时的经历。

（3）就诊后。需要记录：①医师诊断意见；②下次可能会发生什么；③在家里能够做什么；④是否还要再次回来看医师；⑤是否要打电话询问检查结果；⑥有哪些危险的症状需要注意；⑦过多长时间再来看医师；⑧还需要知道些什么。

（4）关于药物、检查、治疗，想要知道的问题。①药物的名称是什么？②为什么需要？③有些什么风险？④有替代方法吗？⑤如果我什么都不做会有什么后果？⑥如果是药物，该怎样服用？⑦如果是检查，要做些什么准备？

4．与医师共同决定健康和医疗检查方案

（1）了解事实：①检查的名称是什么？为什么要做这项检查？②如果检查结果是阳性的，医生会怎样做？③如果不做这项检查会有什么后果吗？④检查的精确性如何？⑤该检查会感到疼痛吗？可能发生什么意外吗？⑥做完检查后的感觉如何？⑦是否还有其他风险性更小的选择可以替代这一检查？

如果检查风险很大或者即使检查后也不会改变治疗方式，可以问医师是否能够不做此项检查。尽量和医师在什么是对自己健康最好的检查这一问题上达成一致。任何检查都应该是在自愿同意的基础上进行的，患者有权拒绝接受某项检查。

（2）让医师知道：①您对该检查的顾虑。②您希望这项检查能为您做些什么，可能实现吗？③您目前采取的治疗药物都有些什么？④您是否存在其他健康问题？⑤您是否接受或拒绝这项检查？

如果同意接受该检查，要向医师咨询在检查前需要做些什么以降低检查的错误率。了解检查之前是否需要限制饮食、限制酒精摄入、限制运动或者停止正在服用的药物。在检查之后，可以要求查看检查结果。如果检查结果出乎意料，并且该检查的错误率很高，应考虑重做一次之后，再决定下一步治疗。

5. 与医师共同决定药物治疗方案

药物治疗的首要原则是:服用之前必须知道为什么需要服用这种药物。

(1) 了解事实:①药物的名称是什么? 为什么需要服用它? ②药物需要多长时间能够起效? ③需要服用多长时间? ④应该何时服用它,怎样服用? ⑤还有其他非药物治疗可以替代吗?

(2) 考虑风险和效益:①该药物治疗有多大帮助? ②有什么副作用或者其他风险吗? ③这种药物会与目前您正在服用的其他药物或者中药发生相互作用吗? ④该药物的国产平价产品是否同样有效且适合自己用?

(3) 让医师知道:①您是否对某些药物过敏。②您对该药的顾虑。③您希望该药达到的效果,该效果能否实现? ④您目前服用的所有其他药物。⑤您是否愿意服用该药或者想试试其他方法。

6. 如何与医师共同决定是否手术治疗

(1) 了解情况:①手术名称是什么,该手术的完整过程是怎样的? ②为什么医师认为您需要做这个手术? ③除了手术还有别的治疗选择吗? ④该手术是解决这个问题最常用的方法吗? 还有其他手术方式吗? ⑤该手术是属于医疗保险范围内的还是自费的? ⑥该手术可以再门诊做吗?

(2) 考虑风险和效益:①主刀的外科医生已经做过多少例类似的手术? 该医院完成了多少例这类手术? ②成功率多大? 对医师来说成功意味着什么? 对您来说成功意味着什么? ③手术失误会造成什么后果? 发生率有多大? ④术后会有什么感觉? 术后多长时间可以完全恢复? ⑤自己应该为手术和康复期做什么准备?

(3) 让医师知道:①您的症状给您带来了怎样的困扰。您是否打算继续忍受这种症状而避免手术? ②您对手术的顾虑。③您是否想要在这个时候进行手术。④您是否想要听听其他医师的意见。

如果您对手术是否是治疗您的疾病的最好选择存在疑虑,其他医师的意见可以给您一些帮助。如果您想了解其他医师的意见,告诉您的主刀医师,请他们给您介绍其他专家,并要求他们把您的检查结果都送到那位医师哪里。还可以听一听治疗类似问题的非外科医师的意见。

三、如何合理用药

合理用药是指根据疾病种类、患者状况和药理学理论选择最佳的药物及其制剂,制定或调整给药方案,以期有效、安全、经济地防治和治愈疾病的措施。目前国内常用的处方药物已达 7000 种之多,我国每年死于药物不良反应者近 20 万人,若能大力推动合理用药,做到安全、有效、经济、适当,则可减少 60% 的浪费和大量药害。1987 年 WHO 提出合理用药的标准是:①处方的药为适宜的药物;②在适宜的时间,以公众能支付的价格保证药物供应;③正确地调剂处方;④以准确的剂量、正确的用法和用药日数服用药物;⑤确保药物质量安全有效。

合理用药的原则包括:

1. 明确诊断,针对适应症选药

这是合理用药的前提。尽量认清疾病性质和病情严重程度,确定用药所要解决的问题,对因、对症并举,选择有针对性的药物和合适的剂量。

2. 根据药理学特点选药

根据初步选定拟用药物的药效学和药动学知识,全面考虑可能影响药物作用的各种因素,制定包括用药剂量、给药途径、投药时间、疗程长短、是否合理用药的内容的用药方案。

3. 及时完善用药方案

用药过程中既要认真执行已定的用药方案,又要密切观察用药后的反应(包括必要的指标和试验数据),判定药物的疗效和不良反应,并及时调整剂量或更换药物。

4. 强调个体化

任何药物的作用都有两面性,既有治疗作用,又有不良反应;同时还有药物的相互作用。不同患者对药物作用的敏感性也不同,使情况更为复杂。因此,用药方案要强调个体化。

第三节　健康管理策略在慢性病防治中的应用

健康管理的基本策略是通过评估和控制健康风险,达到维护健康的目的。健康管理的基本策略有以下 6 种,它们是生活方式管理、需求管理、疾病管理、灾难性管理、残疾管理和综合的群体健康管理。应用疾病管理可以为人群提供最好的个体对个体的卫生保健实践。疾病管理的目的包括两点:①提高患者的健康状况;②减少不必要的医疗费用。

社区卫生服务中心是城市卫生服务中最基层的卫生机构,开展以疾病三级预防、医疗、保健、康复、健康教育为主要内容的社区卫生服务。随着人口老龄化、生活方式的改变,慢性非传染性疾病(慢性病)不断上升,慢性病防治已成为社区卫生服务的重要内容。社区全科医生必须掌握专业的健康管理技能,才能对高血压、糖尿病等慢病进行有效防治,降低疾病的发生率、早期发现、早期诊断、早期治疗、最大限度地降低患者的伤残率,促进健康。

一、高血压

高血压是慢性病中最常见、最具普遍性和代表性的疾病。高血压引起的心脑血管疾病在我国的疾病负担和死因顺位中均占首位。高血压不论是稳定的或不稳定的、收缩期的或舒张期的、轻度的或重度的,在任何年龄、性别,都是冠心病和脑卒中的最主要危险因素之一。

每个人的生活习惯和存在的问题都不一样,因此高血压的健康管理应强调个体化的原则。同时,生活习惯的矫正和改善,只有达到很长的时间才会体现出健康效应,所以健康管理应重视连续的过程。开展社区居民高血压疾病管理应从下面几方面开始。

(一) 一般情况调查(年龄、性别、身高、体重、腰围)及血压测定

为了准确地收集到血压资料并准确地评估干预效果,标准化地测量方法非常重要。提倡使用标准水银血压计及膜式听诊器,并在测量前检查水银有无流失(如居民自行检测血压,电子血压计亦可使用),同时应注意在测量前 30min 内无剧烈运动、测量前 5min 绝对安静休息、被测量者取坐位,肘部置于与心脏同一水平等事项。

(二) 基本资料收集

查明每个个体的健康危险因素是健康管理的第一步。基本资料收集包括以下内容:

1. 血脂、血糖检查

高血压预防的目的是降低脑卒中和冠心病的风险,而血脂、血糖是进行心血管疾病综合风险评估时的重要参数。

2. 既往史、家族史调查

对于已经发生过脑卒中和冠心病的患者来说,血压的管理必须非常谨慎严格,同时运动指导也应该十分慎重。对已服药接受治疗者,应该将健康管理和治疗结合起来。家族史的调查对于遗传因素的考虑、疾病风险的评估以及把握家族生活习惯的特点也有意义。

3. 吸烟

吸烟情况调查应包括是否吸烟,如吸烟,应询问吸烟量,开始吸烟的时间;对不吸烟者,还应询问以前是否吸烟,若曾经吸烟,应询当时的问吸烟量及持续情况。

4. 身体活动状况

上班的距离、上下班交通工具、日常散步的步数以及运动习惯等构成基本资料。

5. 饮食习惯及营养调查

主要项目有:口味的咸淡、每日摄入总能量、脂肪摄入量、是否喜欢吃甜食、肥肉、零食,是否有饱食习惯等。和食盐摄入量有关的生活习惯有:是否喜欢吃咸菜、咸鸭蛋、腌制食品;吃面条时,是否面汤全部喝掉(面汤中含盐量很高:5～6 g/大碗);是否喜欢喝咸汤等。每日摄入总能量可对被检查者进行 1～3 天的营养调查,掌握总能量摄入情况,三大营养素的供能比,蔬菜、瓜果的摄入量;脂肪摄入量可询问是否喜欢吃肥肉,香肠,吃鸡肉时是否习惯连皮吃等。

6. 饮酒习惯

包括每周饮酒的次数,酒的种类,饮酒量等。大量饮酒具有增压作用,而且易于引发心血管并发症。因此,血压正常者最好不要饮酒或少饮酒,血压偏高者更应节制,已有饮酒习惯者应限制及减少饮酒量,每天不应超过 20～30mL 酒精。

(三) 分析评估及指导

对收集到的基本资料进行分析评估,发现主要的危险因素,开展生活方式指导。

(1) 结合年龄、性别,体重指数,对血压、血脂、血糖检查结果,进行心血管疾病综合风险评估。对于低危险个体,一般只进行生活方式干预,将血压控制在 120/80 mmHg 以下;对于中危险个体,在进行生活方式干预的同时,开展药物干预;对于高危险个体,不仅要进行生活方式干预＋药物干预,而且要经常监测患者的心电图以及脑血管的状况,预防冠心病和脑卒中的发生。

(2) 对生活习惯进行评估,发现主要的问题,开展相应的指导。高血压的预防与健康管理包括 5 个方面:限制钠盐摄入量、增加新鲜蔬菜瓜果的摄入、限制饮酒及戒酒、减轻体重、适度的体力活动和体育运动。从这 4 个方面进行展开,但不同个体,次序各异,重点不一样。① 关于口味咸淡的评估,本人的自报情况虽然有一定参考价值,但主观性较强,需调查者亲自核实(共同品尝同一食物),也可以通过客观的方法来评估,如测定 24 小时尿中钠离子含量。因为食盐 90％经尿排出(每天摄入食盐总量＝24 小时尿中氯化钠含量÷90％)。理想的食盐摄入量应控制在每天 6 g 以下。但考虑中国居民饮食习惯,往往难以做到。因此,每日 10g 以下的目标更为现实。② 总能量摄入情况评估,参考标准是:理想总能量摄入＝理想体重×生活强度(25～30)。这里,理想体重＝22×身高(米)^2;生活强度:轻度－25,中度－30,重度－35。由于每个人的基础代谢和胃肠的吸收率不同,因此,在总能量摄入评估时,除了参考营养调查的结果外,应重点观测体重的变化。三大营养素的供能比提倡:脂肪低于 25％,碳水化合物 60％～65％;蛋白质 15％。③ 关于身体活动的量,推荐每周消耗 2000kcal 能量,大约每天 300kcal。对体重为 60kg 的成年人,走 1 万步大约消耗 300kcal 能量。因此,大概的标准是一天 9000～10000

步。有氧运动如快走、慢跑、游泳,一般会感到呼吸加快或微微出汗,脉搏数 100～120 次/min。以走路为例,40min 左右走 3km 的速度亦可视为有氧运动。④ 关于减肥的速度,一般认为,急速减肥对身体造成过重的负担,降低减肥者的生活质量,不容易坚持下去,而且易反弹。合理的减肥应控制在每月 1～2kg 为宜。具体的应注意一下两个方面:

减少饮食摄入量:日常生活中,所有的饮食都含有能量,包括饮料、水果、零食,但这些往往不易引起注意。摄入水果、零食或含糖饮料,就应相应减少正餐的量。

减少脂肪的摄入量:由于脂肪提供能量较多,当饮食中所含脂肪过量,机体不能充分消耗,多余的脂类就会在体内转化成脂肪蓄积起来,造成肥胖,引起血压升高;而且脂肪摄入过多,也会引起血脂紊乱,进而造成动脉粥样硬化,与高血压互为恶性循环。为了防止摄入过多热量,脂肪的摄入量应控制在总热量的 25% 以下,胆固醇限制在 300mg/dl 以下。

(四) 对生活方式指导效果的评估

健康管理是长期、持续的管理过程,在开展生活方式指导后的一定期间,应对其实际效果进行评估,一般以 2 个月为宜,因为无论是营养指导或是身体活动指导,2 个月都应该显示其健康效应。这时一方面应询问被检查者生活习惯的改善情况,另一方面检查其血压、血脂、血糖、体重的变化,并和第一次进行比较、分析,总结成功的经验和失败的教训,修正指导计划与指导方法,继续下一步的健康管理。要强调的是,即使被管理者仅有较小的改善(生活习惯或体检指标),也要充分予以肯定并大加鼓励,以便被管理者坚持下去,取得较大的健康效应。

二、糖尿病

糖尿病是初级卫生保健门诊最常遇到的内分泌代谢性疾病。在全世界的患病率呈逐年增高趋势。与高血压一样,也是一种慢性终身性疾病。开展糖尿病健康管理的关键在于早期诊断、早期治疗、综合治疗和严格地控制病情、预防和延缓并发症的发生和发展。

糖尿病的健康管理也应强调个体化的原则并重视长期连续的过程。因为,生活习惯的矫正和改善,只有达到很长时间才会体现出健康效应。糖尿病的相关检查比高血压复杂,所以在开展社区居民的预防及健康管理时,应从充分理解糖尿病的相关检查开始;社区居民 35 岁以上的每年应做体检。

(一) 一般情况调查

一般情况调查(年龄、性别、身高、体重、腰围)和高血压相同。

（二）糖尿病的相关检查及其意义

1. 血糖

一般以安静空腹时的检查值为标准，理想值在5.6mmol/L以下；但是，餐后高血糖也与糖尿病并发症的进展有关，因此，餐后2h的血糖也是血糖管理的目标，理想值为7.8mmol/L以下；另一方面，低血糖的管理也比较重要，一般当血糖低于3.3mmol/L时，会出现饥饿感、头痛头晕、恶心、出汗等症状，这在节食减肥者和注射胰岛素的患者尤其常见。所以，在开展血糖的管理时，高血糖和低血糖的管理都很重要。

2. 糖化血红蛋白（HbA1c）

糖化血红蛋白是指与葡萄糖结合而糖化的血红蛋白占总血红蛋白的百分比。血糖值升高时HbA1c就会增多，而且一旦发生糖化就不会逆转，知道红细胞（寿命120天）崩溃为止，因此HbA1c反映的是过去1～2个月血糖的平均水平，正常范围为4.3%～5.8%，6.5%以上基本可以诊断为糖尿病。血糖值很不稳定，所以HbA1c在糖尿病的健康管理中更有意义，也是人群糖尿病调查的较好指标（不受饮食影响）。

3. 尿糖

血糖值超过9mmol/L时，葡萄糖会从尿中排出。尿的采集和尿糖测定方法简单，它可以用于监测和观察糖尿病患者餐后血糖的高峰浓度，如果餐后尿糖出现阳性，间接说明血糖值已经超过了理想的控制浓度，应该加强血糖管理。此外，在糖尿病合并肾病时，血糖值即使正常也会出现尿糖阳性。

4. 口服葡萄糖耐量试验（OGTT）

OGTT是指口服75g葡萄糖之后观察服用前及服用后30min、1h和2h的血糖变化情况。它的意义在于能够更敏感的观察到体内胰岛素的分泌情况及敏感性，尤其是一部分老年人群会出现空腹血糖正常，但耐量试验异常的现象，因此只检查空腹血糖会漏诊这部分人。

5. 胰岛素抵抗

胰岛素抵抗是指血中胰岛素的浓度正常甚至高于正常，但其作用下降，即胰岛素的靶器官——肌肉组织、脂肪组织和肝脏对胰岛素不敏感，不能正常地利用或处理葡萄糖，致使血糖升高。2型糖尿病的患者均存在不同程度的胰岛素抵抗，尤其是肥胖者，胰岛素抵抗的程度更大。衡量胰岛素抵抗的简单指标有2个，空腹血胰岛素值和HOMA-R值。早晨空腹时血中胰岛素的正常浓度为2～10uIU/mL，10uIU/mL以上可视为有胰岛素抵抗倾向，15uIU/mL以上即表明有明显的胰岛素抵抗；HOMA-R值是早晨空腹血胰岛素值与血糖值按下列公式计算而出：空腹胰岛素值（uIU/mL）×空腹血糖值（mmol/L）/22.5，正常范围在0.5～1.5，超过

2.5即可视为胰岛素拮抗。了解胰岛素拮抗情况可以指导糖尿病患者的药物治疗和运动治疗,2型糖尿病一般同时具有胰岛素分泌下降和胰岛素拮抗,如患者胰岛素拮抗性较强,那么应更重视减肥和运动疗法,以改善胰岛素拮抗(使用非刺激胰岛素分泌的降糖药物)。

(三) 基本资料收集

1. 血脂、血压检查

糖尿病能大大增加脑卒中和冠心病的风险,而且常常与高血压及其他代谢异常同时存在,而血脂、血压是进行心血管疾病综合风险评估时的重要参数。

2. 既往史、家族史调查

家族史的调查对于遗传因素的考虑、疾病风险的评估以及把握家族生活习惯的特点也有意义。

3. 吸烟

吸烟是循环系统疾病发生的重要危险因素,从综合健康促进的立场出发,掌握吸烟的情况,实施戒烟指导非常重要。

4. 身体活动和体育运动情况

同高血压。

5. 饮食习惯及营养调查

同高血压。

6. 饮酒习惯

包括每周饮酒的次数,酒的种类,饮酒量等。大量饮酒可升高血压,易于印发心血管并发症,和糖尿病一起增加整体心血管疾病的风险;而且饮酒常常伴随食物摄取的超量,不利于体重管理,而体重管理是糖尿病预防的关键。

7. 肾功能、眼底及末梢神经检测

糖尿病性神经病变和糖尿病肾病、糖尿病性视网膜病变一起,被称为糖尿病的三大并发症。对已确诊为糖尿病的患者,应每年检测肾功能、眼底和末梢神经病变(尤其是足部的感觉),以便及早发现并发症并采取措施。

(四) 分析评估及指导

对收集的基本资料进行分析评估,发现主要的危险因素,开展生活方式指导。

(1)结合年龄、性别、体重指数,对血压、血脂、血糖的检查结果,进行心血管疾病综合风险评估。

(2)对生活习惯进行评估,发现主要的问题,开展相应的指导。糖尿病的预防与健康管理包括3个方面:营养指导、减肥、体力活动和体育运动。从这3个方面进行展开,同时加强控烟和节制饮酒。

（3）对糖尿病患者,结合肾功能、眼底及末梢神经检测结果,进行并发症的风险预测与评估。

（五）对生活方式指导效果的评估

在开展生活方式指导后的一定时期,应对其实际效果进行评估,面谈(询问生活习惯和体重变化)一般以 2 个月为宜,因为无论是营养指导或是身体活动指导,2个月都应该显示其健康效应,将面谈结果和第一次进行比较、分析,总结成功的经验和失败的教训,修正指导计划与指导方法,继续下一步的健康管理。要强调的是,即使被管理者仅有较小的改善(生活习惯或体检指标),也要充分予以肯定并大加鼓励,以便被管理者坚持下去,取得较大的健康效应。

对糖尿病患者,健康管理的中心任务是长期地将血糖控制在理想范围内,因为糖尿病的所有危害和并发症都是长期高血糖引起的。营养指导、减肥、运动干预及药物治疗均围绕控制血糖这个中心,非药物方法如能将血糖控制在理想范围,则不必用药,如不能有效地控制血糖,就应该用降血糖药;如一般的降糖药仍不能控制血糖,则应毫不犹豫地使用胰岛素。当然,在药物治疗时,也应积极开展营养指导、减肥、运动干预,因为它们可以加强、巩固药物治疗的效果。

第八章　健康管理评价

健康管理(Health Management)始终以控制健康危险因素为核心。健康管理人群包括健康人群、亚健康人群、亚临床人群以及处于疾病期和康复期的患者。健康管理的核心环节是以服务为载体,以管理为手段,通过有计划有组织的系统活动,对个体和群体中的健康问题和健康危险因素进行信息收集、风险评估、健康干预和效果评价以及这些要素组成的一个动态循环过程。健康管理的效果评价是动态循环往复的关键一环,也是对实施健康管理效果的概括和总结,更是全面提升管理效果的重要阶段。本章主要阐述健康管理评价的概念、目的、意义、种类、实施阶段、内容、方法、步骤等内容,以及在此基础上进一步阐述健康管理效果评价法中的卫生经济学评价法。

第一节　健康管理评价概述

一、健康管理评价的定义

评价(Evaluation)是一个运用标准(Criteria)对事物的准确性、实效性、经济性以及满意度等方面进行评估的过程。综合多方面的因素,评价就是指通过评价者(Evaluators)对评价对象的各个方面,根据评价标准进行量化和非量化的测量过程,最终得出一个可靠的并且逻辑的结论。评价是客观实际与预期目标进行的比较。评价的过程是一个对评价对象的判断过程。评价过程是一个综合计算、观察和咨询等的一个符合分析过程。

狭义健康管理评价就是对实施健康管理过程中的健康干预效果进行动态跟踪,了解存在的问题,评价计划和措施的实施效果,并对干预方案做进一步的完善。广义的健康管理评价是针对整个健康管理项目所做的全面评价,贯穿健康管理项目设计、实施的始终,是全面检测、控制、保证健康管理项目方案设计先进、实施成功并取得应有效果的关键性措施。是否执行严密的健康管理评价已成为衡量一项健康管理项目是否能成功、是否科学的重要标志。

二、健康管理评价的目的

健康管理评价可以通过开展分析健康管理的干预活动情况和干预组织的情况、健康管理达到的预定目标的情况,以及健康管理的影响力和成本等方面,实现健康管理评价的目的,即评价健康管理计划的先进性与合理性;评价健康管理执行与否及执行情况;评价健康管理能否受到其他因素的影响;评价健康管理预期目标的实现程度及可持续性等。通过健康管理评价及时了解健康管理实施的效果,通过改变不良的生活方式与习惯,降低疾病发生的危险性;对慢性非传染性疾病的防治达到程度上的改变效果;减少心血管疾病、代谢综合征的发病率;降低医疗费用,提高社会经济效益;提高全民健康素质水平,改善生活、生命质量,享有健康快乐的工作和生活,以提高健康管理活动的效率和质量,使其结果达到最优。

三、健康管理评价的意义

健康管理评价能够保证计划设计和计划执行的质量;健康管理评价是对项目进行全面检测、控制,可为后续研究提供完成情况的信息,或提出未能达到目标的可能原因,最大限度地保障计划的先进性和实施质量;健康管理评价能够找出可信证据证明管理的价值,衡量其价值大小,并指出该项目中最有价值的部分,科学地说明计划的价值。健康管理评价能丰富和充实理论知识,提高实践水平,改进专业人员的工作。

第二节 健康管理评价的设计

健康管理评价设计是用于对健康管理产生的效应做无偏性的评价而制定的一个方案。这个方案是以自变量和测量的频率和时间为基础而建立的。本节将重点介绍常见的非实验设计、准实验设计及实验设计的评价设计方案。此外,还将介绍健康管理评价的影响因素以及常见的评价设计框架。

一、健康管理评价的设计方案

(一) 非实验设计(Non-Experimental Design)

非实验设计又称前实验设计(Pre-Experimental Design),是一种描述性或相关性研究策略,用于识别和检验自然存在着的变量及其相互关系。非实验设计不能像真实验设计那样,主动地研究一个或多个自变量与一个或多个因变量之间的因果关系;也不像准实验设计那样达到部分控制的要求。但非实验设计可以使研究者对各种变量之间存在的相关关系做出因果关系的假设,并在后续的实验研究中检验这种假设,因此,非实验设计也是真实验设计的组成部分或重要元素。非实验设计的研究程序,基本上是在自然情境或现场情境中进行的,被试者不易察觉到研究者所操作的变量。非实验设计的特点是既不能主动操纵自变量,又不能有效地控制无关变量,具有实验处理或测量(或二者皆有),不能推出变量间的因果关系,因而对实验中的影响因素控制最低。常见类型包括单组后测设计、单组前后测设计和固定组比较设计及事后回溯设计(相关研究设计和准则组设计)。

1. 单组后测设计

单组后测设计,在实验设计中只有一个实验组,没有控制组,只实验一组实验处理,并且在实验处理之前不进行前测,然后通过后测得到该组成绩,以推测处理效应。

研究实例:莫扎特音乐对学生认知水平的影响。

实验模式:X O (X:听莫扎特音乐,O:学生认知水平测试)。

2. 单组前后测设计

单组前后测设计是对单组后测设计的一种改进,但也没有设置相应的控制组进行比较。再引入处理之前,对该实验组施行一次前测,通过前测的结果,获得有关该组的某些信息请,并作为与实验处理的结果进行比较的基线,一次评估实验处理的效应。

研究实例:莫扎特音乐对学生认知水平的影响。

实验模式:$O_{前}$ X $O_{后}$($O_{前}$:认知水平前测,听莫扎特音乐,$O_{后}$:学生认知水平后测)。对研究结果的统计分析,通常检验实验组前测成绩的平均数和后测成绩的平均数有无统计显著性差异,根据实验组人数的多少进行 Z 检验或 t 检验。

3. 固定组比较设计

固定组比较设计,又称静态组比较设计或非等控制组后测设计,是指利用在研究之前已经形成的两个原有整组,并仅对一组给予实验处理,然后对两组进行后测比较的一种设计研究。

研究实例:莫扎特音乐对学生认知水平的影响(见图 8-1)。

实验模式: X _____ O_1 实验组
- - - - - - - - - - - O_2 非等控制组

X:听莫扎特音乐
O_1:听莫扎特音乐组学生认知水平测试
O_2:不听莫扎特音乐组学生认知水平测试

图 8-1 固定组比较设计的实验模式

固定组比较设计研究结果统计分析,对实验组后测成绩的平均数 O_1 于对照组后测成绩的平均数 O_2 加以比较,进行两个平均数差异的显著性检验。

4. 事后回溯设计

事后回溯设计是指所研究的对象是已经发生的事件,而且在研究过程中,研究者不需要选择与分配被试,也不需要设计实验处理或操纵自变量,而是通过观察存在的条件或变量,将这种自然发生的变量与某种可能的结果联系起来进行分析,从中发现某种可能存在的变量间的关系。

（1）相关研究设计。相关研究设计是从一组被试收集两组数据，其中一组数据作为观测到的结果，另一组数据是被追溯的原因，通过研究两组数据之间的关系，来阐明两者之间的关系。相关的程度有强弱之分，O 为无相关，1 为完全相关，介于 0～1 之间的数值越大，表示相关的程度越强。相关的方向有正负之分，正相关是指一个变量值越大，另一个变量值也越大。负相关正好相反。零相关，是一个变量值越大桥，另一个变量值是无规则变化。此外，相关还要注意两个变量是否有因果关系。其中，又根据两个变量类型将研究设计分为 3 种类型。

①两个变量均是连续变量情况下的相关关系研究设计：两个变量均是连续变量的实验设计是从研究群体中随机选出一批被试，分别确定被试两个变量的连续水平。

例如，研究学习动机与学习成绩关系的实例如下：

从某普通中学随机选出 100 名学生，用成就动机量表测出每个被试的动机强度得分，然后用他们本学期语文、数学和英语三门主科统考成绩平均分作为成绩的指标。得出如表 8-1 所示的数据表：

表 8-1　原始数据表

姓　　名	动机得分(V_1)	学习成绩得分(V_2)	统计分析
1 张明	67	89	
2 刘丽	70	93	$r=0.531$
3 黄伟	44	71	$P<0.001$
…	…	…	
100 张岩	68	83	

两个变量都是连续变量时，采用积差相关分析，如需要了解一个变量对一个变量是否有显著的预测作用可采用回归分析。本例题中学习动机与学习成绩关系的统计检验：皮尔逊积差相关：$r=0.531$，$P<0.001$。结果说明学习动机与学习成绩关系有显著地正相关。一元回归：$y=58.058+0.335x$。结果显示学习动机与学习成绩具有正向的预测作用。

②类型变量与连续变量的相关关系研究设计。

第一类型，两水平类型变量与连续变量的相关关系研究设计，首先确定研究群体各成员在 V_1 变量上的两种类型水平，每种水平各选出 1 组被试，共两组，然后确定每组各个被试在 V_2 变量上的连续水平。例如，研究自信心与学生学习成绩的关系实例如下：

对某普通中学初三级学生进行自信心等级评定，然后从自信心强的学生随机选出 50 名作为"强自信心组"，再从自信心弱的学生组中机选出 50 名作为"弱信心组",然后用他们本学期语文、数学和英语 3 门主科统考成绩平均分作为成绩的指标。得出如表 8-2 所示的数据表：

表 8-2 原始数据表

姓　名	强自信心等级(V_1)	学习成绩得分(V_2)
1 张明	强	89
2 黄宏	弱	71
…	…	…
100 张岩	强	83

一个变量是类型变量(称名或顺序变量)，一个时连续变量，可先确定类型变量的不同水平，然后对不同水平中对应的连续变量的平均值进行独立样本 t 检验或方差分析。本例题中自信心与学习成绩关系的统计检验如表 8-3 所示：

表 8-3 不同自信心学生学习成绩的比较

组　别	人　数	学习成绩得分	t 检验
强自信心组	50	78.34±13.24	$t=4.456$
弱自信心组	50	64.40±14.12	$P<0.01$

表 8-3 的结果说明不同自信心学生的学习成绩有显著差别。

第二类型，三水平类及以上类型变量与连续变量的相关关系研究设计。首先确定研究群体各成员在 V_1 变量上的 K 种类型水平($K \geqslant 3$)，每种水平各选出 1 组被试，共 K 组，然后确定每组各个被试在 V_2 变量上的连续水平。例如，研究家庭管教类型与学生心理健康关系的实例如下：

对某普通中学学生进行家庭管教类型评定，分为"民族型"、"专制型"、"放任型"3 个类型，分别从 3 个类型的学生中各随机 30 名，组成"民族管教型"、"专制管教型"、"放任管教型"3 个组，然后对 3 组被试进行心理健康测验，用他们得分作为心理健康的指标，得出的数据如表 8-4 所示：

表 8-4 原始数据表

姓　名	管教类型(V_1)	心理健康得分(V_2)
1 张明	民族型	89
2 刘修	专制型	78
3 黄宏	放任型	57
…	…	…
100 张岩	民族型	83

家庭管教类型与心理健康关系的方差统计检验如表 8-5 所示：

表 8-5 不同家庭管教类型学生心理健康状况比较

组　别	人　数	学习成绩得分	统计检验
民族型	30	78.65 ± 13.24	
专制型	30	57.55 ± 14.12	$F = 7.876$
放任型	30	67.55 ± 17.12	

结果解释:方差分析结果表明,管教类型主效应显著。

③两变量均是类型变量情况下的相关关系研究设计。两变量均是类型变量情况下,首先确定研究群体各成员在 V_1 变量上的 p 种类型水平($p \geq 2$),每种水平各选出 1 组被试,共 p 组,然后确定每组各个被试在 V_2 变量上的 q 种类型水平。例如,研究家庭管教类型对学生心理焦虑影响的实例研究如下:

对某普通中学学生进行家庭管教类型评定,分为"民族型"、"专制型"、"放任型"3 个类型,分别从 3 个类型的学生中各随机 30 名,组成"民族管教型"、"专制管教型"、"放任管教型"3 个组,然后对 3 组被试进行"高焦虑"、"中焦虑"、"低焦虑"三级评定,得出的数据如表 8-6 所示:

表 8-6 原始数据表

姓　名	管教类型(V_1)	心理焦虑状况等级(V_2)
1 张明	民族型	中等焦虑
2 刘栋	专制型	高焦虑
3 黄宏	放任型	低焦虑
…	…	…
100 张岩	放任型	高焦虑

两个变量都是类型变量,一是采用卡方检验,二是采用等级相关分析。本例题中,家庭管教类型对学生心理焦虑影响的卡方统计检验如表 8-7 所示:

表 8-7 不同家庭管教类型对学生心理焦虑状况影响的比较

组　别	高焦虑	中等焦虑	低焦虑	统计检验
民族型	4	15	11	$\chi^2 = 7.4565$
专制型	16	10	4	$P < 0.01$
放任型	12	12	6	

结果说明不同家庭管教类型对学生的心理焦虑状况存在显著差异。

(2)准则组设计。准则组设计要求研究者确认某些被试(准则组)具有一种状态的特征,而另一些被试(非准则组)不具有这种状态的特征,在此基础上去追溯可能存在的原因。实验模式如图 8-2 所示。

例如,离婚家庭大学生和正常家庭大学生对世界、他人、自我价值及人际关系

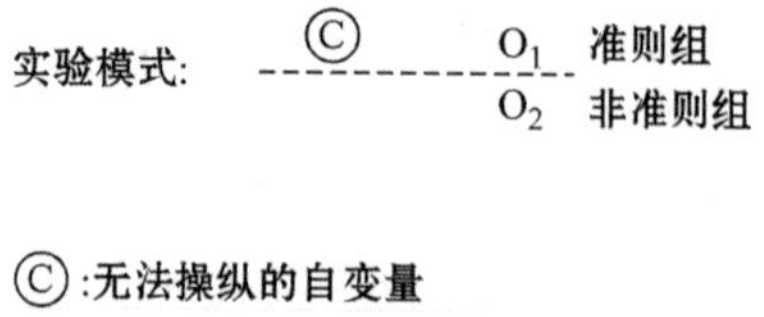

实验模式：　　ⓒ　　　　O₁　准则组
－－－－－－－－－－－－
　　　　　　　　　　　　O₂　非准则组

ⓒ:无法操纵的自变量

图 8-2　准则组设计的实验模式

的态度。根据满足统计分析的条件,可采用参数检验中的独立样本 t 检验或方差分析来进行数据分析。

综上所述,非实验设计分类如图 8-3 所示。

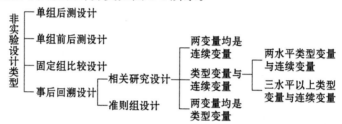

图 8-3　非实验设计类型

(二) 准实验设计(Quasi-Experiment)

设实验组和对照组,但是非随机确定的,是用配对方法使二者在主要因素方面相似的情况下选择对照组和实验组。优点是易于实行,在进行大规模评价研究时,较实验研究省钱、省时。尤其适用于社区健康教育和健康促进计划的评价设计。缺点是因未遵循随机化原则,对于干预作用的解释,其说服力不如实验研究。由于管理问题的复杂性和难控制性以及传统实验的局限性,准实验在管理研究中越来越受到重视。

1. 不等同对照组设计

"不等同"是指参加研究的各组之间至少有一种特征不相同。不等同的程度,应通过事先测量检查被试选择过程的随机化程度来确定。实验模式如图 8-4 所示。

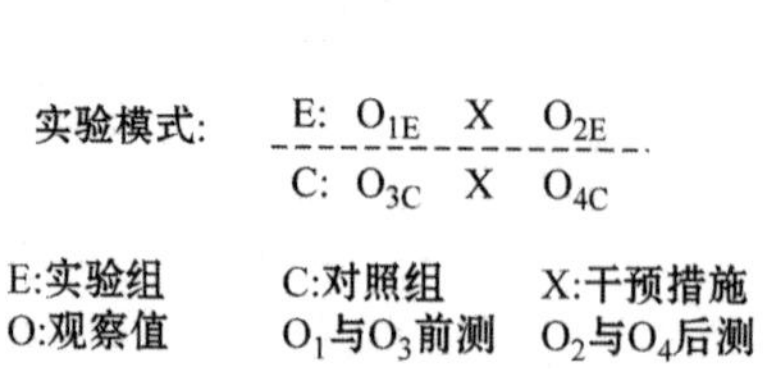

实验模式：　　E: O₁ₑ　X　O₂ₑ
－－－－－－－－－－－－－－－
　　　　　　　C: O₃ᴄ　X　O₄ᴄ

E:实验组　　　C:对照组　　　X:干预措施
O:观察值　　　O₁与O₃前测　　O₂与O₄后测

图 8-4　不等同对照组设计的实验模式

例如研究薪酬与绩效关系的实例中,选择同地区两家制衣公司的生产车间作为实验组(78 人,有 5 个生产班组)和对照组(63 人,有 4 个生产班组)。过去一直采用的是计件薪酬制度,为了证明团队薪酬的合理性,即根据某个班组的产量作为支付薪酬的依据,研究者对实验组的薪酬方式改成为团队薪酬方案,每个员工的底薪不变,所在班组的产量超过同期120%的月产量的话,每超过一个百分点,所在班组将会获得1000元奖励,以平均分配的方式发给组员。在团队薪酬政策推出以前,研究者对实验组和对照组进行了事先测量。事先测量的数据是 x 年员工的个人产量。以薪酬制度(团队薪酬、计件薪酬)为自变量,因变量是工作绩效,实验结果用 t 检验来考察研究 O_{1E} 和 O_{2E} 测量分数之间的平均数与 O_{1C} 和 O_{2C} 测量分数之间的平均数的显著性,也可用协方差分析。结果如图8-5所示。

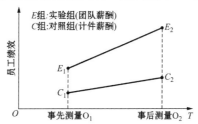

图8-5　薪酬制度与员工绩效的关系研究

2. 单组时间序列设计

指在实施处理前后的一段时间里对一个被试组进行多次重复观测,通过比较整个时间序列的观测结果来确定处理的效果。所得结果的分析,是对实验处理实施前的成绩做线性回归或非线性回归分析,预测后面的时间系列在无实验处理时可能的成绩,然后比较预测成绩和实测成绩的差异。基本实验模式:$O_1\ O_2\ O_3 \cdots O_m\ X\ O_{n+1}\ O_{n+2}\ O_{n+3} \cdots O_{n+m}$($O$:观察值,$X$:干预措施)。例如采用时间序列设计对康涅提格州交通死亡人数与实施严惩制度的关系研究,研究结果如图8-6所示。

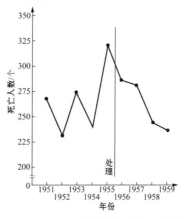

图8-6　1951—1959年康涅提格州的交通死亡人数

3. 复合时间系列设计

复合时间系列设计存在多个时间点测量，分别观察干预后不同研究组中出现的变化。融合了间歇时间系列设计和不等同对照组设计，即设立对照组，又进行多点观察。优点是可减少历史性因素的影响并有利于观察变化趋势方面。当对参与者易组织定期观察时，此法尤为适用。不足是由于观察点多，特别是对照组进行多点观察，增加了资源的消耗，也增加了对照组失访的可能性，操作复杂，难度较大，在实际中应用不多。实验模式如图 8-7 所示。

实验模式：　E: $\underline{O_1\,O_2\,O_3\,O_4...}$ X $\underline{O_5\,O_6\,O_7\,O_8...}$
　　　　　　E: $O_1\,O_2\,O_3\,O_4...$　　$O_5\,O_6\,O_7\,O_8...$

E:实验组　　　C:对照组　　　X:干预措施
O:观察值　　　O_1与O_3前测　　O_2与O_4后测

图 8-7　复合时间系列设计的实验模式

例如采用复合时间系列设计对康涅提格州实施严惩制度前后与其他州的交通死亡人数比较研究。研究结果如图 8-8 所示。

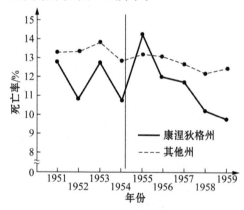

图 8-8　康涅提格州实验惩罚制度前后与其他州的交通死亡人数比较

总之，常用的准实验设计含有不等同对照组设计、单组时间序列设计和复合时间系列设计。

（三）实验研究

实验研究是一种受控的研究方法，通过一个或多个变量的变化来评估它对一个或多个变量产生的效应。实验研究的根本特点是将研究对象随机分为实验组与对照组，并严格控制干扰因素，然后比较健康管理实施前后的变化，来评价健康管理项目的结局情况。实验研究的优点是由于实验组和对照组是随机得来的，保证两组间保持齐同，避免选择偏倚。由于设置对照组，还可以克服历史因素、回归因素、测量与观察因素等的影响,使得实验结果能够完全归因于自变量改变的实验。因此,在理论上是比较完美的评价设计方案。不足是干预实施中容易出现对照组的"信息污染",不易操作。即可根据是否设置控制组(对照组)划分为单组设计与对比设计的两种类型。也可依据分组与处理方式划分为完全随机化设计与随机区组设计两种类型。还可根据实验中自变量的多少划分为单因素设计与多因素设计的两种类型。

二、常见的影响评价真实性的因素

1. 测试或观察因素

测试者因素(暗示效应、成熟性、评定错误)、测量工具因素(有效性、准确性、问卷、仪器、试剂等)、测量对象因素(成熟性、霍桑效应)都可以影响评价效果。其中,暗示效应是指评价者或教育者的意向将导致情况向其意向性发展。评定错误是指评价者的意向会影响到评价结果的高低。霍桑效应是指被选择做试验的对象,当他们感受到正在被实验时,其行为可能异乎寻常。进行实验设计,应尽量使实验结果具有一定的科学性、普遍性,能够推论到其他被试或其他情境,即有较高的"外在效度"。

2. 回归

由于偶然因素,个别被测试对象的某些特征水平过高或过低,在以后又回复到实际水平的现象。

3. 选择因素

对照组的主要特征指标与干预组的特征不一致,则不能有效发挥对照组的作用。应选择具有较好"内在效度"的对照组,即能够有效地控制无关变量,使反应变量的变化完全由自变量决定。

4. 失访

目标人群由于各种原因不能被干预或评价。当目标人群失访比例高(10%)或者非随机失访,影响评价效果。

5. 时间因素

在健康管理计划执行或评价期间发生的重大的、可能对目标人群健康相关行为及其影响因素产生影响的因素,如新的卫生政策的颁布、食物供应的变化、自然灾害等。

三、常见的健康管理评价设计框架

常见的健康管理评价设计框架应包括评价目的、评估者、评估对象、评价内容、评价方法、评价指标、时间表、经费预算等内容,如图8-9所示。

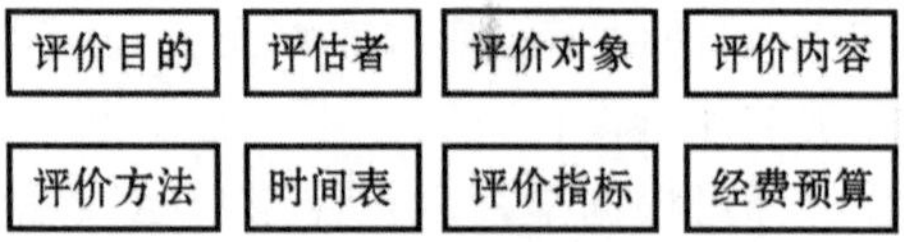

评价目的	评估者	评价对象	评价内容
评价方法	时间表	评价指标	经费预算

图 8-9　健康管理评价设计框架

第三节　健康管理评价的步骤

一、健康管理评价的种类

健康管理 4 个基本步骤包括收集健康管理对象的个人信息,进行健康和疾病风险评估,实施健康干预以及干预效果评价。健康管理的 4 个步骤是循环往复、连续不断的过程。通过周而复始,长期不懈的努力,才能达到健康管理的目标。同样,健康管理评价也是一个周而复始、阶梯式上升的过程,每循环一次,就解决一部分问题,取得一部分成果。就健康管理评价整个过程来说,可将健康管理评价分为循序渐进的四步骤,即健康管理评价的形成评价、过程评价、效果评价(效应评价、结局评价)及总结评价。

1. 形成评价

形成评价(Formative Evaluation)又叫前馈评价,是对健康管理项目需求的评价,以确定项目开展的必要性和可行性,也对项目的方案进行评价,筛选。形成评价是在健康管理项目执行前或执行早期对项目内容所作的评价,它是对健康管理项目计划本身所进行的评价活动,主要是针对健康管理计划设计的合理性加以评价,其目的在于使健康管理计划符合目标人群的实际情况,使计划更科学、更完善,最大限度地降低项目失败的风险,避免资源的浪费。

2. 过程评价

过程性评价(Process Evaluation)是 20 世纪 80 年代以来逐步形成的一种评价范式。其理论来源既与过程哲学密切相关,也与学习心理学的研究有着联系。过程评价是指在健康管理项目实施过程中,通过定期的督导评价,实时监测、收集资料及数据,分析评价项目的运行状况,了解项目是否按计划进行,是否完成阶段性目标,保证项目的顺利进行及最终目标达成。过程评价是指在健康管理执行的过程中,为使健康管理效果更好而修正其本身轨道所进行的评价。过程评价起始于健康管理计划实施开始之时,贯穿于计划运行的全过程。过程评价是评价计划实际执行情况与计划要求之间的差异。过程性评价的实施应该包括以下 4 个工作环节,即明确评价的内涵和标准,设计评价方案和工具,解释和利用评价的结果,反思和改进评价方案。过程评价的主要目的是为了明确健康管理执行中存在的问题和改进的方向,及时修改或调整健康管理计划,以有效地保障和促进计划的成功,以期获得更加理想的效果。

3. 效果(结果)评价

健康管理结果评价是在项目结束时,评价目标完成情况,项目产生效果,社会效益、经济效益、人群的满意度及反应性等。健康管理效果评价是对健康干预效果进行的评价,其结果可为改进未来干预计划、项目进一步推广提供经验教训。通常,一项健康教育计划活动实施之后,较早出现变化的是知识水平的提高和态度、信念的转变,然后才是行为的改变,而疾病和健康状况等的变化则是远期效应。因此,把健康管理近期、中期取得的效果称为效应评价,远期取得的效果称为结局评价。

(1)效应评价(Effectiveness Evaluation)(近期和中期效果评价)。效应评价是评估健康管理计划导致的目标人群健康相关行为及其影响因素的变化。健康效应评价应用统计学和流行病学方法,定量地评价健康管理计划对目标人群的知识、态度、信念、行为的影响效应。

(2)结局评价(Outcome Evaluation)(远期效果评价)。结局评价又称远期评价,是对健康管理项目计划实施后产生的远期效应进行的评价。远期效果包括目标人群的健康状况乃至生活质量等方面的变化。一般情况下,社会人群获得健康管理的远期效果,需要一个相当长的时间,而且社会的政治、经济、文化状况的变化对人群健康会产生综合影响作用。因此,对健康管理项目计划进行结局评价时,不能简单地将人群的健康状况改善和生活质量的提高归结于健康管理干预的结果,而必须精心设计,排除或控制其他影响因素后,才能客观地、慎重地下结论。过程评价和效果评价又被称为反馈评价。

4. 总结评价

总结评价(Summative Evaluation)是对健康管理计划从开始到结束的整个过程实施的评价。总体评价是在形成评价、过程评价、效应评价、结局评价 4 种评价基础上形成的概况和总结。通常,从总结评价的结论中,我们可以发现健康管理计划的成功与不足,进而为今后不断调整和修订计划提供依据,实现良好的健康管理效果。总结评价更能全面地反映健康管理计划的成败,且可以据此做出该计划是否有必要重复或扩大或终止的决定,如表 6-1 所示。

二、健康管理评价的实施阶段

健康管理评价的实施阶段被划分为 3 个阶段,即健康管理评价的计划设计阶段、计划实施阶段及计划的评价阶段。

（一）计划设计阶段

健康管理评价的计划设计阶段是指为了实现健康管理的最终预期目标，最大程度地提高人民健康水平，提高健康管理的效率和质量，从而制定健康管理计划和措施的过程。

（二）计划实施阶段

计划实施阶段是指依据制定的评价方案，按照预定的时间及实施内容和方法和步骤等，开展健康管理项目的宣传动员、物质准备和组织准备及其全面调研，并获取相关数据或资料，以实现计划目标的过程。

（三）评价阶段

评价阶段是指根据计划实施阶段收集的各类数据、资料，运用健康管理评价的方法，分析判断计划方案中主要描述的知识信念行为等改变的中期目标，以及健康状况、生活质量、卫生服务及医疗保障等改变的结局完成情况目标等过程。具体内容如表 8-8 所示。

表 8-8 健康管理评价的种类、阶段、内容、指标与方法

名称	内 容					
评价种类	总结评价					
	形成评价	过程评价	效果评价			
			效应评价	结局评价		
评价阶段	设计阶段	实施阶段	评价阶段			
评价内容	计划设计的合理性	计划执行的情况	知识信念行为等改变	健康状况	生活质量	卫生服务
评价指标	科学性 适宜性 可接受性 收益性	干预活动次数 参与人数 干预活动暴露率 有效指数	知识知晓率 知识合格率 信念形成率 行为形成率 行为改变率	生理指标 心理指标 社会指标 疾病指标 死亡指标	PQLI ASHA 指数 日常活动能力 生活满意度指数	卫生服务需要 卫生服务利用 预防保健服务 卫生资源 卫生经济学
评价方法	文献、档案 资料回顾 专家咨询 专题小组讨论	访谈法 观察法 现况调查 自填问卷	随机对照法 能力测试 表演测试 临床情境	常规统计 常规监测 文献研究 描述性研究 分析性研究 实验性研究	访谈法 观察法 主观报告法 症状定式检查法 标准化量表评价	描述性研究 分析性研究 实验性研究 数字模型法 系统分析法 综合评价法 投入产出法

三、健康管理评价的内容

（一）计划设计阶段的评价内容

计划设计阶段的评价主要从计划设计的合理性，如经济的合理性（成本、效益、多方案对比）、技术的合理性（范围、资源、进度表、风险）、运行环境的合理性（组织结构、评估者、评估对象）、其他方面合理性（法律、社会效益）等方面去评判。

（二）计划实施阶段的评价内容

计划实施评价是全面检测、控制、保证计划方案设计先进、实施成功并取得应有效果的关键性措施，贯穿于整个计划实施的始终。是否执行严密的计划评价已成为一项计划是否成功，是否科学的重要标志。计划实施阶段主要评价计划的执行情况，包括工作者培训、干预可接受性、干预执行质量、健康管理的覆盖面、人群参与意愿、服务利用情况、信息反馈体系、重大环境变化影响、修正计划、失败干预调整、因环境变化而变更等。

（三）计划评价阶段的评价内容

在知识信念行为改变的评价阶段，主要评价目标人群健康相关行为及其影响因素（倾向因素、促成因素、强化因素）的变化情况。其中，倾向因素（Predisposing Factors）是指产生行为的引子或促动力，倾向因素先于行为，是产生某种行为的动机、愿望，或是诱发某行为因素，包括学习对象的知识（Knowledge）、态度（Attitude）、信念（Belief）、价值观（Value）、个人技巧等。知识是个人和群体行为改变的基础和先决条件。一般说知识的增长和积累，需求和愿望也随之增大，并逐步渗透到信念、态度和价值观中去。可以认为知识是行为改变的必要条件，但不是充分条件。信念是指对某一现象或某一事物的存在确信无疑。态度是指个体对人或对事物所持有的一种具有持久性又有一致性的或说是相对稳定的情感倾向，反映人们的爱憎。常以喜欢与不喜欢、积极与消极加以评价。价值观是指人们认为最重要的信念和标准。个人的价值观和行为的选择是紧密联系在一起的。健康管理中健康教育与健康促进的重要任务就是促进个体或群体形成动机，自愿地改变不健康的行为。促成因素（Enabling Factors），又称实现因素，是指促使某种行为动机或愿望得以实现的因素，即实现某行为所必需的技术和资源。包括保健设施、医务人员、诊所、医疗费用、交通工具、健康信息和技术、个人保健技术；行政的重视与支持，法律政策等也可归结为促成因素。强化因素（Reinforcing Factors）指目标人群在行为改变后所获得的各种正向或负向反馈，其对人们的健康行为起到激励行为维持与发展、强化行为，或削弱行为的作用。强化因素包括社会支持、同伴赞许、亲属肯定与鼓励、医务人员激励、个人感受等。倾向因素、促成因素和强化因素并不相互排斥,同一因素有时可以归入两类因素,如对母乳喂养的态度可以看作是倾向因素,然而作为同伴的姐妹又可以看作强化因素。在任何一类因素中,都有正向和负向的一面。

人群健康状况的评价主要内容包括人群健康状况的人口状况、疾病及意外伤害、生长发育、行为发展、营养水平、死亡及平均期望寿命等几个方面。人群健康状况评价是一项最基本和最常见的评价。通过评价,我们可以了解人群健康的动态变化,进而发现重点保护人群及重点防治对象。也可以了解某个疾病在人群中的发生比例及其分布规律,判断疾病发展趋势,探索疾病的原因、传播途径、流行因素等,并制定有效的防治措施,从而达到预防控制疾病、提高人群健康水平的目的。还可以检验各种干预措施的效果以及选择最佳的健康管理方案,是健康管理的基础性工作,为科学制定健康管理计划提供依据,进而实现健康管理的目标。开展人群健康状况评价基本步骤包括拟定调查计划、编制调查表格、培训调查人员、实施调查计划、总结调查工作。

生活质量评价主要测定人们由某些人口条件、人际关系、社会结构、心理状况等因素决定的生活满意度和幸福感。生活质量(Quality of Life,QOL)又被称为生存质量、生命质量,是指具有一定生命数量的人在一定时点上生命质量表现。它不仅关心人的存活时间,而且关心人的存活质量,它不仅考虑客观的生理指标,而且强调主观感觉和技能状态。健康相关生命质量(HRQOL)是指在疾病、意外伤害、医疗干预、老化和社会环境改变的影响下,测定与个人生活事件相联系的健康状态和主观满意度。20世纪60~70年代,美国学者对生活质量的测定方法及指标体系做了大量研究。70年代以后,生活质量研究相继在加拿大、西欧和东欧以及亚洲和非洲的一些国家展开。80年代初,中国开始结合国情对生活质量指标体系及有关问题进行研究。生活质量测定量表包括生理领域、心理领域、独立性、社会关系、环境领域、精神支柱等方面。常用的量表有世界卫生组织生存质量测定量表(WHOQOL)、36条目简明健康量表(SF-36)、良好适应状态指数(QWB)、疾病影响程度量表(SIP)、癌症患者生活功能指数量表(FLIC)、欧洲生存质量测定量表(EQ-5D)等。

卫生服务评价是判断卫生服务目标实现程度和卫生服务的效果与效益的过程。通常运用系统分析的基本原理和方法评价人群卫生服务需要是否满足,卫生资源配置是否适度,卫生服务利用程度是否充分、过度或不足等。此外,也可以将卫生服务投入量、服务过程、产出量以及效果作为一个系统来考察。还可以对卫生工作过程进行评价,来评价卫生服务计划的进展和工作成效,探讨新技术、新方法的应用和推广。评价主要目的在于提供计划、管理和决策科学依据,为人群提供效益更高、效果更好、公平的卫生服务,控制医疗费用,提高卫生服务社会效益和经济效益,改善社会卫生状况和提高人群健康水平和生活质量。卫生服务综合评价是围绕特定的评价目标、评价对象和评价阶段,对卫生服务的计划、进展、成效和价值进行评判估量的过程。WHO根据7国12个地区卫生服务抽样调查的结果,将卫生服务需要量、卫生资源投入量及卫生服务利用量三类指标按平均数作为划分高低的标准,组成八类组合,称之"卫生服务综合评价模式"。通过卫生服务调查,可以获得卫生服务评价的资料。卫生服务调查包括卫生机构调查和家庭健康询问调查,如表8-8所示。

四、健康管理评价的指标

(一) 计划设计阶段的评价指标

在计划设计阶段,用于评价的指标主要包括计划的科学性、政策的支持性、技术的适宜性、目标人群的可接受性以及经济效益和社会效益等。

(二) 计划实施阶段的评价指标

1. 干预活动指标

媒介拥有率=拥有某种媒介人数/目标人群总数×100%

干预活动覆盖率=接受某种干预人数/目标人群总数×100%

2. 目标人群参与情况指标

干预活动暴露率=参与干预实际人数/应参与人数×100%

3. 有效指数(EI)

有效指数(EI)=干预活动暴露率/预期参与率×100%

(三) 效应评价阶段的评价指标

效应评价包括近期和中期评价,用于效应评价的指标如下:

1. 近期效果评价

近期效果(Impact Evaluation)即健康教育干预活动实施后,率先显现出的健康教育效果,通常表现为目标人群认知的改变。如卫生保健知识增加、健康观念转变、具有实现健康行为的操作技能等。因此,近期效果评价,主要针对知识、信念、态度的变化进行评估。评价的主要指标有卫生知识知晓率、卫生知识合格率、卫生知识平均分数、健康信念形成率、行为技能掌握率等。

卫生知识知晓率(正确率)=知晓某项卫生知识人数/被调查的总人数×100%

卫生知识合格率=卫生知识测试达到合格标准的人数/被测试的总人数×100%

卫生知识平均分数=被调查者卫生知识测试总分/被调查测试的总人数×100%

健康信念(态度)形成率=形成某信念(态度)的人数/被调查者总人数×100％

行为技能掌握率=某项行为技能掌握人数/被调查测试的总人数×100％

2. 中期效果评价

中期效果是在取得了近期效果之后进而引发的目标人群行为改变情况,以及政策、环境支持条件的改变。这些变化需要建立在各级目标人群对健康问题的认识以及知识和技能提高的基础上。健康教育中期效果主要指目标人群行为的改变,评价的指标有健康行为形成率(如单纯母乳喂养率)、行为改变率(如戒烟率)等。

健康行为形成率=形成某种特定健康行为的人数/被调查的总人数×100％

行为改变率=一定时期内某行为发生定向改变人数/观察期开始时有该行为人数×100％

(四) 结局评价阶段的评价指标

结局评价又称远期效果,指的是健康教育与健康促进项目实施结束后,目标人群健康状况以及生活质量等的改善情况。

1. 健康状况指标

(1) 生理生化指标。评价健康状况的生理指标主要包括身高、体重、体质指数、血压、血色素、血清胆固醇等指标在干预后变化。

(2) 心理指标。评价心理健康水平的主要指标包括智力正常(智商在 60 以上);情绪稳定、心境乐观;意志健全、行为协调;注意力集中;完成统一的人格;有较好的社会适应能力;适度的反应能力;心理特点与实际年龄相符;自我认知;创造性、成就感。

(3) 社会适应力。一般认为社会适应能力包括以下一些方面:个人生活自理能力、基本劳动能力、选择并从事某种职业的能力、社会交往能力、用道德规范约束自己的能力。

(4) 疾病与死亡指标。评价人群健康状况的单一指标主要有发病率、患病率、病死率、婴儿病死率、孕产妇病死率、平均期望寿命等。常用复合型指标主要有减寿人年数(PYLL)、伤残调整生存年(DALY)、健康期望寿命(HALE)等。

减寿人年数(PYLL)是指某一人群在一定时期内(通常为 1 年)在目标生存年龄(通常为 70 岁或平均期望寿命)以内死亡所造成的寿命减少的总人年数。即"早死"的全体死者共损失的人年数。

伤残调整生命年(DALY)是评价人群健康状况的一个新的综合指标,是在综合考虑人群因早死损失的健康生命年与因伤残损失的健康生命年基础上,再以生命年的年龄相对值(年龄权数)和时间相对值(贴现率)为权数计算而得到的。DALY 指标不仅能合理、综合地反映一个国家或地区人群的健康状况,还可应用于疾病负担、医疗卫生干预措施的效果评价等，并且该指标在不同群体间具有可比性。

健康期望寿命（HALE）是世界卫生组织开发的一个最新的衡量健康的指标，在《2000 年世界卫生报告》中被称为伤残调整期望寿命，可以理解为完全健康期望寿命。是扣除了死亡和伤残影响之后的平均期望寿命。

2. 生活质量指标

（1）生活质量指数（PQLI）。这是用于衡量一个国家或地区人民的营养、卫生保健和国民教育水平的综合指标，生活质量指数的评价标准为 PQLI＞80 为高素质人口，PQLI＜60 为低素质人口。

生活质量指数（PQLI）＝识字率指数＋婴儿病死率指数＋1 岁平均寿命指数/3

（2）美国社会健康协会指数（ASHA）。这是美国社会健康协会首创的主要用来反映一国尤其是发展中国家的社会经济发展水平以及在满足人民基本需要方面所取得的成就的一个指数。ASHA 指数由就业率、识字率、平均预期寿命、人均GNP 增长率、人口出生率、婴儿病死率这 6 个指标组成，这六项指标的目标值分别为 85％、85％、70 岁、3.5％、25‰、50‰。

美国社会健康协会指数（ASHA）＝（就业率×识字率×预期寿命指数×人均GNP 增长率）/（人口出生率×婴儿病死率），用目标值计算出的 ASHA 最优值为20.23。

（3）日常生活活动能力（ADL）。狭义日常生活活动是指人们为独立生活而每天必须反复进行的、最基本的、具有共性的身体动作群，即进行衣、食、住、行、个人卫生等的基本动作和技巧。广义的日常生活活动能力还包括与他人交往，以及在经济上、社会上、职业上合理安排自己的能力。日常生活活动能力测定的内容主要包括自理、运动、家务、交流 4 个方面。常用的评定方法有直接观察法和提问法。常用评定量表有功能独立性评定（FIM）、Barthel 指数和功能活动问卷（FAQ）。

（4）生活满意度指数（LSI）。生活满意度量表（Life Satisfaction Scales）包括 3个独立的分量表，其一是他评量表，即生活满意度评定量表（Life Satisfaction Rating Scales），简称 LSR；另两个分量表是自评量表，分别为生活满意度指数 A（LSI）和生活满意度指数 B（LSI），简称 LSIA 和 LSIB。LSR 又包含有 5 个 1～5分制的子量表。LSIA 由与 LSR 相关程度最高的 20 项，而 LSIB 则由 12 项与LSR 高度相关的开放式、清单式条目组成。LSR 得分在 5（满意度最低）和 25（满意度最高）之间。

3. 卫生服务指标

（1）卫生服务需要。常用的卫生服务需要指标有两周患病率、两周患病天数、慢性病患病率、每千人患病天数、每千人卧床率、两周卧床率、两周活动受限率、残障率。

（2）卫生服务利用。主要的卫生服务利用指标有总诊疗人次数、两周就诊率、人均就诊次数、治愈率、好转率、病床使用率、病床周转率、住院率、住院天数、人均住院天数。

（3）预防保健服务。预防保健服务利用指标有包括1岁儿童计划免疫率、孕产妇建卡率、孕产妇系统管理率、儿童系统管理率等。

（4）卫生资源。在卫生资源评价指标中，用于反映卫生人力资源的主要指标有每千人口医师数、每千人口护士数、每千人口药师数，用于反应卫生物质资源的主要指标有每千人口病床数、每千人口医疗机构数，而用于反映财政投入的常用指标有卫生总费用占GDP％、人均卫生费用、门诊患者次均医药费用、出院患者人均医药费用、出院患者日均医药费，以及成本效益、成本效用指标，如表8-8所示。

五、健康管理评价的方法

（一）计划设计阶段的评价方法

计划设计阶段的常用的评价方法主要有文献法、档案法、资料回顾法、专家咨询法、专题小组讨论法等。

（二）计划实施阶段的评价方法

计划设计阶段经常运用的评价方法有观察法、访谈法、现况调查法、自填问卷法等。

（三）效应评价阶段的评价方法

在效应评价阶段，经常使用的评价手段有随机对照法、能力测试法、表演测试法、临床情境法等。

（四）结局评价阶段的评价方法

在结局评价阶段，经常会运用社会医学特有的综合评价法即人群健康状况评价法、生命质量评价法及卫生服务评价法。

1. 人群健康状况评价

开展人群健康状况评价的基本方法包括描述性研究法、分析性研究法和实验性研究法及文献研究法等。

2. 生命质量评价

常用的生命质量评价方法有访谈法、观察法、主观报告法、症状定式检查法、标准化量表评价。

3. 卫生服务评价

常用的卫生服务评价法包括描述性研究、分析性研究、实验性研究、数字模型研究、系统分析法、综合评价法、投入产出分析法、家庭健康询问抽样调查,如表8-8所示。

六、健康管理评价的基本步骤

1. 确定评价问题

典型的评估问题包括该健康管理项目达到其预期目标的情况如何? 参与该健康管理项目的个人和群体具备什么特点? 这个健康管理项目在哪些个人和群体中最能发挥作用? 该健康管理项目取得的效果能持续多久? 该健康管理项目成本和收益的关系如何? 社会、政治形势的变化和财政状况对该健康管理项目的资金和结果会造成怎样的影响?

2. 确定评价标准或指标

确定需要采用哪些资料作为证据来证明健康管理项目的有效性,即为设定健康管理项目评估标准。评价人员设定的评价标准需满足3点要求:评价标准必须适用于该项目,评价标准可测量和评价标准可信。

3. 评价设计和选择评价对象

评价设计即设计一个高度结构化的框架,使得评价人员能够证明其观察到的效应均是由被评价的健康管理项目所引起的。标准的评价设计,包括对单一群体随时间变化的表现进行前后比较,以及在两群间进行一次或多次比较。评价人员设计评价内容时候,一般会考虑以下问题:需要设计多少个评价的变量? 什么时候测量? 评价中应包括哪些机构、群体或个人? 如何选择这些机构、群体或个人?

4. 资料与数据收集

资料的收集方法包括自填问卷、能力测试、病案回顾、观察、访谈、体格检查、日常统计报表、表演测试、临床情境、文献资料等。收集资料要按照以下顺序完成:确定需测量的变量,选择合适的测量方法,证明该测量方法的可靠性(一致性)和有效性(精确性)达到要求,进行测量,对结果进行评分和解释。

5. 资料或数据分析

资料分析方法的选择通常依据评价问题和评价标准的特点、变量的类型(分类变量、有序变量、数值变量)、所测量的变量数目、数据的可靠性和有效性等进行。

6. 结果报告

评价报告主要包括健康管理项目特点的描述和解释,以及对健康管理项目价值的评价。报告还应包括健康管理项目评价的目的、采用的评价方法(包括设定评价标准、评价设计、抽样、数据收集和分析)、结果、讨论和结果意义,如图8-10所示。

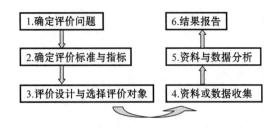

图 8-10　健康管理评价的基本步骤

第四节　健康管理的卫生经济学评价

健康管理的卫生经济学评价是针对健康管理特点及其价值所作的深入研究。健康管理的卫生经济学评价可以分析健康管理的结构、干预活动和组织情况,调查其所处的政治环境和社会环境,以及评价健康管理达到预定目标的情况、影响力和成本等。目的是为了了解健康管理的作用范围、健康管理的效果、持续时间、在不同的医疗卫生条件下对各类医疗工作者的影响程度以及健康管理的成本与其效果和效益的关系,以提高健康管理的效率和质量,最大程度提高人民健康素质和生命质量,提高福利待遇,以及提供高质、高效的医疗卫生服务。

一、卫生经济学评价的概念

卫生经济学评价被广泛应用于论证卫生政策的经济效果、论证卫生规划实施方案的经济效果、论证卫生技术措施的经济效果、对医学科学研究成果的综合评价。卫生经济学评价就是从投入成本,以产出效益、效果、效用为单位进行一个总体的评价。在卫生服务产出的过程当中,从不同的角度它有不同的产出。从健康角度的评价叫做健康效果(E)。从生活质量、生命质量改善的程度做评价,把它叫做效用(U)。从效益的角度来讲,多收入多少或节省了多少资源都是在产出中可以测量的。

1. 成本

成本(Cost)是指投入卫生服务项目的全部资源消耗。成本又被分成直接成本和间接成本及无形成本。直接成本指与疾病有关的预防、诊断、治疗和康复等所支出的费用。直接成本又分成直接卫生服务成本和直接非卫生服务成本。前者是指提供健康干预项目涉及的卫生服务所消耗资源价值,包括检查、化验、药品、医用材料、卫生人员以及医疗设备、医疗服务管理成本、后续治疗的成本等。后者指健康干预项目实施及其进程中耗用的非卫生服务方面的资源价值,包括辅助项目实施所需要的其他开支,比如营养的补充、接受服务时的交通费用,家属或志愿者为患者提供的非正式的照顾等。间接成本主要指因病不能工作造成的生产力的损失，也叫工资成本或者是因死亡造成的经济损失叫死亡成本。无形成本指因疾病所引起的疼痛、精神上的痛苦、紧张和不安，生活与行为的不便或因诊断过程中带来的担忧与痛苦等，如图8-11所示。

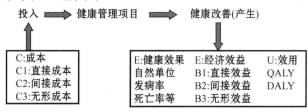

图 8-11　健康管理卫生经济学评价的基本内容

2. 效果

效果（Effectiveness）是指卫生服务产生的一切结果。比如某一种病采取措施治疗后的好转率、出院率、治愈率等。卫生目标是指制定项目计划时，根据人群卫生需求所要解决的健康问题，如降低发病率、病死率、患病率、提高期望寿命、生活质量等。效果评价主要是分析目标和指标的实现程度，进而对项目计划的价值做出科学的判断，如图8-11所示。

3. 效益

某项卫生计划方案实施后，从社会角度计量的全部效益称为效益（Benefit）。效益强调的是用货币衡量的结果。效益包括直接效益、间接效益及无形效益。直接效益是指实施某项卫生计划方案后所节省的卫生资源。比如以前生一种病到医院去看病花1万元，现在采取了某预防措施，节省了1万元视为采取计划方案的直接效益。间接效益是指实施某项卫生计划方案后所减少的其他方面的经济损失。比如在实施上述预防措施后，原来生病不能上班，现在可以上班带给的效益，视为间接效益。无形效益是指实施某项卫生规划方案后所减轻或避免患者肉体上和精神上的痛苦，如图8-11所示。

4. 效用

效用（Utility）是经济学和生理学上的概念。指人们对不同健康水平与生活质量的满意程度。效用评价是目标人群的主观感受或评价。效用评价又可以分为效用的事前评价和效用的事后评价。反映效用的指标有质量调整生命年（QALY）、伤残调整生命年（DALY），如图8-11所示。

二、卫生经济学评价的基本方法

(一) 成本-效果分析法(Cost Effectiveness Analysis,CEA)

健康管理效果评价是指在管理过程中对目标人群的健康状况予以阶段性效果评价和年度效果评价,如单项干预、综合干预效果评价、干预前后生活方式改善评价、行为因素方式改善评价等,以及时了解目标人群健康状况改善情况,再依据评价结果,修正调整健康管理干预计划方案,实施更好的干预服务,最终使目标人群的健康状况得到有效的改善和促进。成本效果分析是以计数和比较某项卫生干预措施的净成本与措施的效果的一种分析技术。它的主要过程首先是要做成本的识别和测量,把与项目有关的成本按照直接和间接地方式进行成本归集。其次是选择衡量效果的指标,比如常发病率、患病率及一些中间指标等。再次,要考虑效果有没有贴现问题。评价的3种标准如下:

(1) 成本相同,比较效果,以效果大为优。比如现有 A 和 B 两种治疗方案,A 方案经归集的治疗成本是 40 万元,B 方案也是 40 万元,但 A 方案治愈患者数是 3000 人,而 B 方案则是 3500 人,则我们把 B 方案作为成本效果好的方案(见表 8-9)。

表 8-9 成本-效果比较

方 案	成 本/万元	治愈的患者
A 手术	40	3000
B 药物	40	3500

(2) 效果相同,比较成本,以成本低为优。比如现有 A 手术和 B 药物两种治疗方案,治疗效果即治愈人数相同,但 A 手术治疗成本是 45 万元,B 药物治疗成本是 40 万元,则选择 B 方案比较好(见表 8-10)。

表 8-10 成本-效果比较

方 案	成 本/万元	治愈的患者
A 手术	45	3000
B 药物	40	3000

(3) 当效果和成本均不相同时,比较成本/效果比值或增量成本/增量效果的比例,以比值大的为优。比如 A 方案成本是 27 万,治疗 30 人,测算治疗一例患者的成本是 9000 元。B 方案成本是 40 万,治愈 40 人,治愈一例患者的成本是 1 万。C 方案成本是 49.5 万,治愈 45 人,治愈一例患者的成本是 1.1 万。从比值可以看出,把 A 方案作为优先方案(见表 8-11)。

表 8-11 成本-效果比较

方 案	成 本/万元	治愈人数	治愈 1 例成本/元
A 手术	27	30	9000
B 药物	40	40	10000
C 综合	49.5	45	11000

当成本和效果都不一样时候,还有增量的分析方法。就是说增加的成本和增加的效果比较一下,观察增加成本增加效果大概是多少。

$$\frac{\Delta E}{\Delta C} = \frac{E_B - E_A}{C_B - C_A}$$

(二) 成本-效益分析法(Cost Benefits Analysis,CBA)

效益强调的是用货币衡量的效果。无论是成本或效益都完全用货币单位表示。成本效益分析法是项目计划合理性研究中的经济合理性分析的重要组成部分。成本效益分析包括静态分析法和动态分析法。

1. 静态分析方法

不考虑货币的时间价值,即不计利息,不计贴现率,直接利用成本和效益数额进行分析与比较。贴现率又称"折现率",指今后收到或支付的款项折算为现值的利率,常用于票据贴现。企业所有的应收票据,在到期前需要资金周转时,可用票据向银行申请贴现或借款。银行同意后,按一定的利率从票据面值中扣除贴现或借款日到票据到期日止的利息,而付给余额。贴现率的高低,主要根据金融市场利率来决定。成本贴现率,是指在经济学分析中用来表达那些成本和在将来发生的效益的"现在价值"的过程。通常用 3% 或 5% 贴现率。

(1) 投资回收期(Payback Period):指从项目的投建之日起,用项目所得的净收益偿还原始投资所需要的年限。其具体计算又分以下两种情况:

①项目各年的净收益(即净现金流量)均相同,则静态投资回收期的计算公式如下:

$$投资回收期(P_t) = \frac{初始投资额 K}{平均各年现金净流量 A}$$

②项目各年的净收益不相同,则投资回收期可根据累计净现金流量求得。其计算公式为:

投资回收期(P_t)=累计净现金流量开始出现正值的年份数-1+上一年累计净现金流量的绝对值/出现正值年份的净现金流量。

比如,现在有甲方案,投资是 1 万元,每年的现金流均是 3200 元,乙方案投资是 1.5 万元,每年的现金流分别是 3800 元、3560 元、3320 元、3080 元、7840 元。两个方案的寿命周期都是 5 年,甲方案投资回收期,因为每年的现金流一样,均是

3200 元,所以直接用 10000 元÷3200 元＝3.123 年。甲方案大概是 3 年多时间把它收回。乙方案每年现金流不一样,所以不能够直接取除数,根据每年的现金流累计计算。4＋(3800＋3560＋3320＋3080－15000)÷7840＝4.16(年)。乙方案大概是四年多时间把它收回。

评价准则是将计算出的投资回收期(P_t)与所确定的基准投资回收期(P_c)进行比较:

- 若 $P_t \leq P_c$,表明项目投资能在规定的时间内收回,则方案可以考虑接受。
- 若 $P_t > P_c$,则方案是不可行的。

(2) 年投资收益率(Rate of Return on Investment):指在投资有效期间,每年平均现金净流量与初始投资额之比。计算公式:

$$年投资收益率 = \frac{年平均现金净流量}{初始投资额} \times 100\%$$

评价标准是与标准投资收益率进行比较,若大于标准,则方案可行;小于标准,则方案不可行。

2. 动态分析方法

考虑货币的时间因素,把不同时点发生的成本和效益折算到同一时间进行比较,引入贴现的问题。同时考虑成本和效益在整个寿命周期内的变化情况。它有 4 种方法,即净现值法、年当量净效益、内部收益率及效益成本比率法。评价标准如下:

(1) 成本相同,比较效益,以效益大为优。

(2) 效益相同,比较成本,以成本低为优。

(3) 当效益和成本均不相同时,则选择以下方法:① 净现值法(Net Present Value,NPV):是一项投资所产生的未来现金流的折现值与项目投资成本之间的差值。反映项目计算期内的获利能力。计算公式:

$$NPV = \sum_{t=0}^{n} \frac{I_t}{1+R} - \sum_{t}^{n} \frac{O_t}{1+R}$$

式中,I_t 为第 t 年的现金流入量;O_t 为第 t 年的现金流出量;R 为贴现率;n 为投资项目的寿命周期。

评价标准是单一方案:$NPV > 0$,即效益＞成本,方案可行;$NPV < 0$,即效益＜成本,方案不可行;多个方案,以 NPV 大的方案为优选方案。

比如,甲方案每年的现金流是 3200 元,每年的贴现率为 10%,甲方案的寿命周期都是 5 年,可以求得年折现系数是 3.791,相乘以后再减掉初始投资,这样算出的 2131 元是净的现金流入。算数表达式如下:

$$NPV = 3200 \times \left(\frac{1}{(1+10\%)} + \frac{1}{(1+10\%)^2} + \frac{1}{(1+10\%)^3} + \frac{1}{(1+10\%)^4} + \right.$$

$$\frac{1}{(1+10\%)^5})-10000=2132\ \text{元}$$

$$NPV=3200\times3.791-10000=2132\ \text{元}$$

乙方案投资是 1.5 万元,每年的现金流分别是 3800 元、3560 元、3320 元、3080 元、7840 元,每年的贴现率为 10%,寿命周期都是 5 年,乙方案每一年的现金流是不一样的,所以每一年都要贴现到第一年,要求贴现系数,再分别乘上现金流,这样算出总的贴现的现金收入的贴现值,再减去初始投资的值,最后等于 862 元。算数表达式如下:

$$NPV=\Big(\frac{3800}{(1+10\%)}+\frac{3560}{(1+10\%)^2}+\frac{3320}{(1+10\%)^3}+\frac{3080}{(1+10\%)^4}+$$

$$\frac{7840}{(1+10\%)^5}\Big)-15000=862\ \text{元}$$

因此,甲乙两个方案都大于 0,净现值都大于 0,都是可取的。两个方案比较起来,甲方的净现值大于乙方,所以首选的是甲方案。

②年当量净效益(Net Equivalent Annual Benefit,NEAB):将方案各年实际发生的净效益折算为每年平均的净效益值。它是净现值考虑贴现率时的年平均值。它是在方案的计划期限不同时,经常采用的方法。计算公式:

$$A = CR \times NPV$$

式中,A 为年当量净效益;NPV 为各年净现值之和;CR 资金回收系数(可从复利系数表中查得)。

单一方案时,它的决策规则是 $A>0$,方案可行;$A<0$,方案不可行;多个方案,以 A 大的方案为优选方案。

③内部收益率(Internal Rate of Return,IRR):指方案在计划期内使其净现值等于零时的贴现率。它是对方案进行盈利能力分析时常采用的一种方法。主要是求它的贴现率。计算公式:

$$IRR = NPV = \sum_{t=0}^{n}\frac{I_t}{1+R} - \sum_{t}^{n}\frac{O_t}{1+R}$$

如果算出的贴现率大于当时的市场利率或者银行的利率时,方案是可以考虑的。如果贴现率小于银行利率时,方案应该拒绝。如果多个方案时,要选择贴现率比较大的方案为优先方案。

④效益成本比率(Benefit Cost Ratio,BCR):某项卫生规划方案的效益现值总额与成本现值总额之比。考虑了资金的利用效率。计算公式:

$$BCR = \frac{\sum\limits_{t=0}^{n}\dfrac{B_t}{(1+R)^t}}{\sum\limits_{t=0}^{n}\dfrac{C_t}{(1+R)^t}}$$

式中，B_t 为 t 年时的总的效益值；C_t 为 t 年时总的成本值；R 为贴现率；n 为实施计划方案的年限。

评价标准是单一方案：$BCR>1$，方案可行；$BCR<1$，方案不可行；多个方案，以 BCR 大的方案为优选方案。

（三）成本-效用分析方法（Cost Utility Analysis，CUA）

成本效用分析是指比较项目投资成本和经质量调整的健康效益产出量，来衡量卫生项目或治疗措施效率的一种经济学评价方法。其评价指标是成本效用比，表示项目获得每个单位的 QALY 所消耗或增加的成本量，成本效用比值越高，表示项目效率越低。QALY 是计算不同生命质量的存活年数相当于多少生命质量为完全健康的存货年数，QALY 计算的是健康的获得。

比如患者治疗后延长了寿命，可以是延长 1 年、2 年、6 年或 9 年。每年生存的质量也不一样，完全健康的生存质量视为 1.0，死亡视为 0、在 1～0 之间的这些数，0.6、0.7 就代表不同的质量，用生存的数量乘以生存的质量就可以算出他生存的效用。

成本效用分析方法的应用条件包括当生命质量是最重要的预期结果；当生命质量是重要的结果之一时；当备选方案同时影响病死率和患病率，即生命数量和质量，而决策者希望将两个效果用同一指标反映时；备选方案有各种类型的预期结果而需要评价人员用同一指标进行比较时。成本效用分析中确定健康状态效用值的方法如下：

（1）评价法：聘请相关专家根据经验进行评价，估计健康效用值或可能的范围。

（2）文献法：直接利用现有文献中使用的效用值指标，但需注意是否匹配。

（3）抽样调查法：自行设计方案，进行调查研究，获取所需要的效用值。

另外，衡量健康状态的基数效用的方法还包括等级衡量法（Rating Scale），标准博弈法（Standard Gemble），时间权衡法（Time Trade Off）。

伤残调整寿命年（DALY）也用于评价成本效用分析，DALY 指从发病到死亡所损失的全部健康年，包括因早死所致的寿命损失和疾病所指的伤残引起的健康寿命损失年两部分。是综合评价各种非致死性健康结果与早死的效用指标。DALY 计算的是健康的损失。

（四）疾病负担/疾病成本分析方法（BOD/COI）

疾病经济负担也称疾病成本/费用，是指由于发病、伤残（失能）和过早死亡给患者本人以及社会带来的经济损失和由于预防治疗疾病所消耗的经济资源，分为直接经济负担和间接经济负担。

直接经济负担是指由于预防和治疗疾病所直接消耗的经济资源。包括购买卫生服务的费用和未获得卫生服务的费用两个部分。间接经济负担是指因疾病引起劳动力有效工作时间减少或工作能力降低给社会经济或社会生产造成的产出损失，或由于发病、失能等缺勤造成的生产力损失，收入减少和因早亡造成收入减少的现值，包括因疾病、伤残和过早死亡所损失的工作时间、由于疾病和伤残导致个人工作能力降低而造成的损失、患者的陪护人员损失的工作时间、疾病和伤残导致个人生活能力降低造成损失、疾病和伤残对于患者本人及其家属所造成的沉重精神负担等。

三、卫生经济学评价方法比较

成本效果分析、成本效益分析和成本效用分析是卫生经济学评价的 3 种常用的方法，3 种方法的成本归集都是一样的，区别就在于怎样去衡量结果（见表 8-12）。成本效果主要用自然单位，如生理生化指标、体格检查指标等来反映（见表 8-13）。成本效益主要用货币来反映。成本效用主要用生命质量来反映。

表 8-12　卫生经济学评价方法比较

方　　法	成本测算	结果测量	常　用　指　标
成本效果分析	货币值	自然单位	出生率、病死率、新生儿病死率、发病率、患病率、平均期望寿命等指标
成本效益分析	货币值	货币值	投资回收期、年投资收益率、内部收益率、净现值法、年当量净效益、效益成本比率
成本效用分析	货币值	生命质量	质量调整的生命年（QALY） 伤残调整生命年（DALY）

四、成本-效果评价的常用指标

成本-效果评价中主要用自然单位来反映评价结果，如生理生化指标、体格检查指标、健康状况指标、生活质量指标、医疗卫生服务指标、医疗卫生资源指标、人口学指标、社会经济状况指标等，指标及其复杂，几乎所有卫生领域的指标都可以应用于成本效果评价（见表 8-13）。

表 8-13　成本-效果评价法的常用指标

评价内容	成本-结果评价指标
知识信念行为	预防控制慢病知识知晓率、信念流行率、健康行为形成率、健康行为转变率
危险因素	吸烟率、被动吸烟率、无烟覆盖率、戒烟率、戒烟成功率、人均每日钠盐摄入量、食用油摄入量、新鲜蔬菜水果摄入量、经常参加体育锻炼的人数比例
高危人群	超重和肥胖现患率、血压正常高值现患率、糖尿病前期现患率、血脂异常现患率、辖区高风险个体总数、高危人群管理率

（续表）

评价内容		成本-结果评价指标
主要的慢性病		某病知晓率、辖区某病患者、血压和血糖及血脂的检测率、身高和体重及腰围的检测率、某病管理率、某病规范管理率、某病控制率
健康状况	生理	出生率、病死率、新生儿病死率、孕产妇病死率病死率、新生儿低体重百分比、平均期望寿命
	心理	智力正常、情绪稳定、意志健全与行为协调、注意力集中、完整统一的人格、社会适应能力好、适度的反应能力、心理特点与实际年龄相符、自我认知
	社会	个人生活自理能力、基本劳动能力、选择职业的能力、社会交往能力、用道德规范约束自己的能力
生活质量		生活质量指数、美国社会健康协会指数、日常生活活动能力、生活满意度指数
人口		人口自然增长率、总负担系数、人口系数、老龄化指数
自然环境		人均居住面积、安全应用水普及率
社会环境		15岁以上人口识字率、人均国内生活总值（GDP）、人均国民收入、就业率、恩格尔系数
卫生服务	需要	两周患病率、两周患病天数、慢性病患病率、每千人患病天数、每千人卧床率、两周活动受限率、残障率
	利用	总诊疗人次数、治愈率、好转率、病床使用率、病床周转率、两周就诊率、住院率、住院天数、人均就诊次数、人均住院天数
	预防保健	1岁儿童计划免疫率、孕产妇建卡率、孕产妇系统管理率、儿童系统管理率
卫生资源	人力	每千人口医师数、每千人口护士数、每千人口药师数
	物质	每千人口病床数、每千人口医疗机构数
	财政	卫生总费用占GDP%、人均卫生费用、门诊患者均次医药费用、出院患者人均医药费用、出院患者日均医药费
医疗保障		新农合补偿支出受益人次、城镇职工医疗保险累计结余、城镇居民参保人数、公费医疗、劳保和半劳保、医疗保险

五、卫生经济学评价的基本步骤

（1）明确要解决的卫生问题和预期达到的目标。

（2）确定各种备选计划或方案。

（3）计算各种计划或方案的成本、效益、效果和效用。

（4）贴现于贴现率（货币、效益、效用）。

（5）指标的计算域敏感性分析。

（6）分析、评价与决策。

第九章　健康心理学

第一节　心理学和健康心理概论

一、心理学发展简史

"心理学有一个很长的过去,却只有一个短的历史。"艾宾浩斯这句话正确地概括了心理学发展的历史事实。早在 2000 多年前的《黄帝内经》中就有利用心理暗示治病的记载。心理学(Psychology)一词早在 1502 年古希腊文字中就已经出现了。被称为西方"医学之父"的古希腊希波克拉底(Hippocrates)把人的气质分为 4 种类型,即胆汁质、多血质、黏液质或抑郁质,至今我们还沿用这 4 种气质类型的名称。人类一直没有停止对自己的心灵进行探索,一些哲学家在哲学著作中记载了自己对心理学的见解。直到 1879 年德国心理学家冯特(Wundt. W),在德国的莱比锡大学创建了世界上第一个心理学实验室,开始对心理现象尝试进行系统的实验研究,使心理学脱离了哲学范畴,成为独立的一门学科,标志着科学心理学的诞生。

由于心理现象本身的复杂性,从 19 世纪末开始出现了大小不同 300 多种心理流派。影响最大的四大流派分别是:精神分析学派、行为主义学派、人本主义学派、认知学派。近年来随着后现代哲学思潮的兴起,后现代主义心理学应运而生,主要是探讨后现代境遇中人的心理与行为机制的心理学新思潮。包含了很多不同的心理学理论学派,对很多传统心理学派提出了挑战,认为要接纳个体的多样化。1988 年,美国著名的社会心理学家格根在国际心理学大会上作了一场《走向后现代心理学》的专题报告,标志着后现代主义心理学的诞生。

20 世纪初现代心理学传入中国,1903 年王国维先生重译了丹麦海甫定的《心理学概论》,明确提出心理学是一门独立学科;1917 年陈大庆奇教授在北京大学设立了中国第一个心理学实验室;1951 年中国科学院建立了心理研究所;1980 年中国心理学会加入国际心理学联合会。

二、健康心理学概念

(一) 健康心理学

健康心理学(Health Psychology)是研究在维护健康和促进人类健康问题上

的心理因素作用规律的科学。是心理学第 38 个分支学科。1978 年 8 月正式成立了健康心理学分支,并创办了《健康心理学》和《行为医学杂志》。但健康心理学还处于婴儿阶段,不是一门成熟的学科,目前他的研究工作和涉及的领域,主要在实际工作中,侧重于研究伤害身体健康的生活方式和有益于健康的心理活动。到目前为止的工作领域大致有以下 3 方面:①躯体疾病的预防、治疗和康复过程中的心理学问题;②防御压力和治疗反应性心理障碍中的心理学问题;③培养和建立健康生活方式中的心理问题。

在中国,健康心理学也已日益受到医学界和心理学界的重视。作为一个全科医生必须会了解心理学基础知识和常用的心理学技术,并应用于健康心理管理实践中,不断积累总结经验,逐步完善这门新兴学科。

(二) 心理健康与心理问题

心理健康是指各类心理活动正常、关系协调、内容与现实一致和人格处于相对稳定的状态。第三届国际心理卫生大会对心理健康的定义是:所谓心理健康是指在身体、智能以及情感上与他人的心理健康不矛盾的范围内,将个人发展成最佳状态,同时明确给出心理健康的 4 条标准:①身体、情绪十分协调;②适应环境,人际关系中彼此能谦让;③有幸福感;④在职业工作中,能充分发挥自己的能力,过着有效率的生活。

从临床心理学角度出发,把人的心理健康分为:健康心理、不健康心理和精神障碍三类,不健康心理包括:一般心理问题、严重心理问题和疑似神经症,主要从刺激源性质、主观感受、持续时间和社会功能缺失 4 个方面来判断的。人的健康水平是一个动态平衡,在一定范围内波动,没有人敢说一辈子没有心理问题。2013 年 5 月 1 日实施的《中华人民共和国精神卫生法》,明确规定各级人民政府有关部门要重视心理健康促进和精神障碍预防,同时规定了心理咨询师只能解决没有达到精神障碍程度的问题,如:情绪的管理、智力的开发以及人际关系等,不得从事心理治疗或者精神障碍的诊断、治疗。只有具有医学背景的心理治疗师才能在专业机构从事心理治疗和精神障碍的诊断和治疗工作。

第二节　心理学的基础知识

一、感觉和知觉

(一) 感觉

感觉是人脑对直接作用于感觉器官的客观事物个别属性的反映,如看见颜色、听到声音、尝到滋味、闻到气味等。还有就是我们皮肤和身体内部状况的酸、疼、麻、胀等。

根据刺激来源是身体外部还是内部，可以把感觉分为外部感觉和内部感觉。外部感觉包括：视觉、听觉、味觉、嗅觉、触觉等；内部感觉有：运动觉、平衡觉和机体觉（内脏感觉）。

感觉是一种简单的，人类低级的认识水平。因为通过感觉我们只能知道事物的个别属性，还不知道事物的整体意义。但它却是一切比较高级、比较复杂的心理现象的基础，是认识客观事物的开始。

（二）知觉

知觉是对作用于感觉器官的同一事物各种属性的整合，是我们对环境中刺激模式的组织和理解的过程。根据人脑中所认识的客观事物特性，知觉可分为空间知觉、时间知觉、运动知觉。知觉障碍分为错觉、幻觉、感知综合障碍。错觉是指对实际存在的客观事物的知觉的结果与实际情况不相符。研究错觉有理论意义也有实践意义，有时人类会产生一些共同的错觉。

感觉与知觉虽然是一个连续过程，但两者性质不一样。感觉是以生理为基础的感受器官接受外来信息为依据，知觉是各种感觉协同作用的结果，受到个人心情和知识经验的影响。同一事物不同的人对其感觉是相同的，知觉却是千差万别的。人们会根据自己的需要，把一部分事物当做注意对象，而且用自己以往的经验来加以解释，所以知觉有选择性和理解性。

二、注意和意识

注意和意识密不可分，当我们从睡眠中觉醒到注意，在这些过程中意识状态处于不同的水平。注意所指向的事物一般处于意识活动的中心，但不同于意识。注意是心理活动或"心理动作"，意识是一种心理内容和体验。有时人们是有意选择注意对象，有时的选择却是由刺激和事件本身引起的，比如小孩子喜欢看色彩鲜艳的广告画面。

（一）注意

注意是心理活动或意识活动对一定对象的指向和集中，所以注意有指向性和集中性的特点。指向性是指人在每个瞬间，心理活动不能同时选择所有对象，只能选择某个对象而忽略其他对象；集中性是指心理活动停留在所选择对象上的强度和紧张度。根据对事物的注意有没有目的和付出意志力，把注意分为三类：

（1）无意注意（不随意注意）：没有目的也不需要注意力维持，是一种消极的被动注意。

（2）有意注意（随意注意）：有目的，需要意志力维持，是一种积极主动的注意，比如认真听课等。

（3）有意后注意（随意后注意）：有目的，但不需要意志努力的注意，是在有意注意的基础上发展来的，比如娴熟的技能。注意是一种内部心理状态，但可以通过人的外部行为表现出来。

（二）意识

从心理学诞生以来，心理学家就把意识作为研究对象，但迄今为止没有一个令人满意的定义。从心理状态而言，意识意味着清醒、警觉、注意力集中等；从心理内容而言，意识包括对外界事物的觉知和自身内部状态的觉知；从哲学高度上看，意识是与物质对立的实体，由思想、幻想、梦境等构成。睡眠和梦是特殊的意识状态，潜意识往往在这时被窥见。

三、学习与记忆

（一）学习

由于经验或实践的结果而发生的持久或相对持久的适应性行为变化叫做学习。从巴甫洛夫经典条件反射和斯金纳的操作条件反射中，可以看出同样的刺激可以习得某种行为，停止刺激一段时间，这种行为会消退的。

心理学家发现操作条件条件反射在行为塑造中起关键作用。利用被试操作的偶然变化，进行强化，导致人们所希望的新行为的产生。在学习中奖励好的行为比惩罚坏的行为更有效。认知心理学家从"顿悟实验"中得出结论：学习不是靠尝试错误反复学习解决难题，而是要通过顿悟抓住事物的内部联系，知觉到正确的答案。

（二）记忆

记忆是在头脑中积累和保存个体经验的过程，是人脑对外界输入的信息进行编码、存储和提取的过程。根据记忆保持时间长短，将记忆分为：感觉记忆（保持时间 0.25～2s）、短时记忆（保持时间 5s～2min）、长时记忆（1min～几年或终身）。记忆过程包括识记、保存、认知（再认）和回忆（再现）。德国心理学家艾宾浩斯多年对记忆和遗忘进行研究，他发现遗忘的进程是先快后慢，遗忘的速率越来越慢。因此，为了取得良好的记忆效果，必须及时复习。

四、语言与思维

思维是借助语言、表象或动作实现的，内部言语用来支持思维等心理活动。

（一）语言

语言是一种社会现象，是人类通过高度结构化的声音组合，或通过书写符号、手势等构成的一种符号系统，同时又运用这种符号系统来交流思想的行为。人们运用语言进行交际的过程叫言语。语言是社会现象，是语言学研究的对象；言语则是心理现象，是心理学研究的对象。言语分为外部言语和内部言语，外部言语用来交流，言语活动包括说、听、写、读等不同的形式。大脑皮质上分别有参与这些活动的中枢，这些部位的损坏会造成相应言语功能缺失。

（二）思维

思维是人脑对客观事物的本质和事物之间的内在联系的认识，表现在概念形成和问题解决中。思维具有概括性和间接性。思维可以从不同角度进行分类，从形态可分为：动作思维、形象思维和抽象思维；按照探索问题的方向不同分为：辐合思维和发散思维；按照思维是否有创造性分为：再造性思维和创造性思维；分析、综合、抽象、概括、比较、分类是思维的基本形式。临床上思维障碍的表现多种多样，但大体分为思维形式障碍（如思维迟缓）和思维内容障碍（如妄想）。

五、需要与动机

动机是在需要的基础上产生的，需要引导着动机的方向性。

（一）需要

需要是有机体感到某种缺乏而力求获得满足的心理倾向，它是有机体自身和外部生活条件的需求在头脑中的反映。美国人本主义心理学家马斯洛把人的需要从低到高分为 7 个层次：①生理需要；②安全需要；③归属与爱的需要；④尊重的需要；⑤求知的需要；⑥审美的需要；⑦自我实现的需要。

马斯洛认为前 4 种需要是人的基本需要，后 3 种是成长的需要，基本需要得不到满足直接危及个体生命，一旦满足后需求欲就降低；成长需要不随满足而降低，个体追求成长是无止境的。马斯洛的需要层次论虽然受到心理学界的一致推崇，但他没有从社会实践和社会历史发展去看人性。

（二）动机

动机是由一种目标或对象所引导、激发或维持个体行为的内部动力。动机过分不足或过分强烈，都会导致工作效率下降。动机的最佳水平随着工作任务的性质而不同。对于较易的事情，效率与动机水平成正比；对于较难的任务，较低的动机水平更有利于工作的完成。人们在进行某一行动时有时会几个不同的目标，而这些目标不能同时实现，就形成了动机冲突。动机冲突主要有：

（1）双趋式冲突：人们同时受两种或两种以上目标的吸引，只能选择其中一种时出现的冲突。如"鱼与熊掌不可兼得"(两利相权取其重)。

(2)双避式冲突:人们同时面临两个具有威胁性的目标都想避开,但不能回避其中之一时出现的冲突。如"前怕狼后怕虎"(两害相权取其轻)。

(3)趋避式冲突:人们对同一目标同时产生既好而趋之,又恶而避之时产生的冲突。比如父母想为孩子多做点事,又怕管多了吃力不讨好。

六、情绪与情感

(一)情绪与情感的关系

情绪与情感是人对客观外界事物的态度和体验。当客观事物或情景符合主体的需要时,就产生积极、肯定的情绪;反之,则产生消极、否定的情绪。

情绪和情感指的是同一心理过程和心理现象,只是分别强调了同一心理现象两个不同的方面。情绪指脑的活动过程也是感情反应的过程,动物和人类所共有的模式,是先天的,主要有喜、怒、哀、惧4种基本情绪,每一种原始情绪都有独立的生理机制、心理体验、外部表现与不同的适应功能;而情感则用来描述有深刻而稳定社会意义的感情,情感代表的是感情的内容,如道德感、美感、理智感等。情感通过情绪来表达。

(二)情绪与情感的功能

1. 适应功能

情绪与情感是主体生存、发展和适应环境的重要手段。情绪和情感能调动身体能量,使之处于适宜的活动状态。情绪和情感可以通过表情表达出来,人们可以透过察言观色了解对方的情绪状态,做出相应的对策,维护和谐的人际关系。

2. 动机功能

情绪和情感构成一个基本的动机系统,可以驱动主体从事活动,提高人的活动效率。情绪和情感对激活有机体行动动力的内驱力有放大作用,从而使人及早感知激发行为。如缺水时缺水时,刺激口渴中枢,产生口渴感,当这种感觉被放大后,出现喝水行为。

3. 组织功能

情绪和情感对其他心理活动有组织作用。积极的情绪和情感对活动起着协调和促进作用;反之,消极的情绪和情感起到瓦解和破坏作用,消极情绪还容易导致身体疾病。有人形象比喻:积极的人像太阳照到哪里哪里亮,消极的人像月亮,初一、十五不一样。

4. 信号功能

情绪与情感具有传递信息与沟通思想的功能,他们都可以通过表情来体现。

中医望诊就是观察患者的表情。一个合格的医生还要透过患者的身体动作、体态、语气语调、空间距离等信息来综合判断患者要表达的信息。

七、能力与人格

(一) 能力

顺利、有效完成某种活动所必须具备的心理条件,是人格的一种心理特征。心理学家把人从事任何活动都必须具备的最基本的心理条件叫做智力,智力就是认识事物并用知识解决问题的能力。思维力是智力的核心,代表智力的发展水平。能力分为一般能力和特殊能力。

(二) 人格

人格是各种心理特征的总和。人格决定一个人适应环境的行为模式和思维模式,具有稳定性、独特性、统合性和功能性。弗洛伊德、荣格、卡特尔等心理学家提出了不同的人格理论,对人格进行了多维度的研究。

第三节 心理咨询或治疗的一般技能

一、初诊的接待

(一) 做好咨询前的准备

1. 咨询师的准备

(1)咨询师的个人成长。咨询师不仅要掌握咨询的技能,而且要能认识、解决自身人际关系问题,能接受多元文化和不同的价值观。

(2)注意仪态。服装整齐、坐姿端正、表情平和,与来访者保持正常社交距离(1.5m左右),不要直视来访者眼睛。

2. 咨询室的布置

咨询室一般 $6\sim8m^2$ 为宜,要简洁、舒适、温馨、安全、轻松。色彩以淡雅为主,光线适中,不能有过多摆设。应配有沙发、茶几或桌椅,也可配备纸巾和水。装饰可以用艺术画,绿色植物等点缀一下即可。

3. 接待时态度平和语言礼貌

包括"您好! 请进!"、"请坐"、"谢谢您的信任,我很想知道,我可以在哪方面能够给您提供帮助?"等。

4. 来访者的知情权

咨询师要向来访者介绍以下内容:

（1）保密原则，是咨询师最起码的职业道德，咨询师会保护来访者的隐私。（注意保密。但来访者有生命危险或者危害他人生命时例外）

（2）说明咨询的性质，咨询师只能"协助"他，就像一个向导，但路还要他自己去走。

（3）求助者的权利，有权确认咨询师执业资格、有权知道收费情况、有权选择咨询师等。

（4）与来访者协商咨询方式。

（二）建立咨询关系

咨询关系是咨询师与来访者在心理咨询过程中产生的一种特殊的人际关系，这种关系是建立在帮助来访者基础上的治疗同盟。建立良好的咨询关系是心理咨询的核心内容。

1. 咨询关系的特征

咨询具有独特性，咨询师与每个来访者的关系都是在特定时间内隐蔽的保密性关系；咨询师要尽量做到中立，对来访者保持客观的立场，无条件接纳、尊重来访者使他感到温暖，这样利于建立咨询关系；但同时咨询师要明白自己的职责，处于咨询关系的咨询师就像一条导流引水渠引发来访者的自我意识、知觉变化以及改变反应倾向的潜能。

2. 建立咨询关系影响因素

咨询关系受到来访者和咨询师的双重影响：来访者的求助动机、合作态度、期望程度、自我觉察能力、行为方式与对咨询师的反应等，都会在一定程度上影响咨询关系的建立；咨询师正确的态度是建立咨询关系的重要基础，咨询师要做到以下几个方面：

（1）尊重。要把他看成是具有人权、价值、情感和独立人格的人，接纳、信任来访者，对来访者一视同仁。

（2）热情。热情体现在咨询全过程，咨询过中的关切，比如给哭泣的来访者递一张纸巾。

（3）真诚。咨询师在咨询过程中作为一个真实的人与来访者相处。但是真诚不等于说实话，避免说对来访者造成伤害的真话；真诚也不是咨询师自我发泄；真诚也要有度，不能滥用。

（4）共情。罗杰斯的定义："体会来访者的内心世界，有如自己的内心世界一般，可是却永远不能失掉'有如'这个特质就是共情"。表达共情时要因人而异、善于用躯体语言，还要注意对方的特点和文化背景等。

（5）具体化。指咨询师找出来访者问题和事情的具体细节，使重要的事实和情感得以澄清。

(三) 会谈技巧

1. 非语言技巧

观察来访者的面部表情、身体姿势、语速、音调等传递的信息,更好地把握来访者内心的变化,如眉毛上扬成高的弧形表示惊讶,眉毛上扬拧在一起表示害怕,眉毛内角拧在一起、上眼睑内角上扬表示悲伤等。咨询师也应该运用非语言技巧来影响来访者,比如:面部表情和来访者相匹配、咨询师身体要保持放松略向来访者倾斜、脚尽量减少动作、语调柔和坚定等。

2. 倾听技巧

倾听不是只听声音,是用全部身心去关注来访者的所传达的语言和非语言信息。倾听是所有咨询反应和策略的先决条件,好的倾听本身就可以鼓励来访者进行积极的自我探索,倾听不仅在于听还要参与,有适当的反应。倾听时主要反应有:

(1) 澄清。在来访者发出模棱两可的信息后向来访者提出问题的反应。可以用"你的意思是——"或"你是说——"等词语问话,然后重复来访者先前的信息。澄清使来访者表达的信息更加清楚,并确认咨询师对来访者信息的知觉的准确性,解释来访者含糊的、混淆的信息。

(2) 释义(内容反应)。是对求助者先前的言语和思想加以综合整理,再反馈给求助者。

(3) 情感反应。对求助者信息的情感部分(情绪基调)进行再编排,与释义不同的是反馈的信息里有情绪基调,通过对来访者情绪的准确把握进而推测出来访者的思想和态度;接纳来访者的情绪会让来访者负性情绪减轻。

(4) 归纳总结。咨询师可以通过来访者反复提及的重要信息而归纳出来访者真正要表达的主题,可以引导咨询的方向。

3. 提问技巧

提问分为开放性提问和封闭式提问。提问时要注意要围绕来访者的关注点、一次只能提一个问题而且要给来访者足够的时间来回答。

(1) 开放式提问常以"什么"、"怎样"、"为什么"、"何时"、"何地"或"谁"等疑问词开头。开头的疑问词不同会收集到不同方面的信息。如:"什么"开头更倾向于给出事实和信息;以"怎样"开头与情绪有关;"为什么"一般问出原因等。

(2) 封闭式提问。这类提问的特点是来访者只要回答"是"或者"不是"、"有"或者"没有"等。一般用在咨询师需要得到特别事实或寻求具体信息时,用封闭式提问可以缩小讨论范围、收集资料、澄清事实、使会谈集中到要讨论的主题上。但封闭式会谈在咨询中要慎用,以免会妨碍讨论,使求助者避开敏感话题。

4. 影响技巧

(1) 解释是最重要的影响技巧。解释就是咨询师用个人经验和心理学理论来回答来访者情绪、行为等产生和持续的原因。

(2) 指导。就是直接指导来访者怎么做,比如放松训练等。

(3) 忠告。咨询师对来访者提出有指导意义的建议,但是要注意措辞,可以用:"如果我是你的话……"或者"如果那样……也许对你更好"等。

(4) 自我暴露。咨询师提出自己的情感、思想、经验等与求助者分享。自我暴露有两种形式:一种是对来访者的及时真实体验,另一种是咨询师暴露于求助者所谈内容有关的个人经验。总之一些影响性技术的恰当运用会促进咨询关系,也有助于来访者的自我探索。

二、心理咨询的工作程序

(一) 全面收集来访者的有关资料

根据对来访者的观察、访谈、测验等方法,资料收集一般包括"6W1H":谁(Who)、发生什么事?(What)、发生时间(When)、地点(Where)、原因(Why)、与哪些人相关(Which)、事情时如何演变的(How)。

(二) 判断来访者问题的类型与严重程度

判断心理是否正常可以用郭念峰的心理学区分三原则:①主客观世界相统一的原则(即自知力);②(心理活动)知情意行内在协调性原则;③人格相对稳定。判断心理问题程度如表9-1所示。

表 9-1　简易区分心理问题程度表

分　类	性　质	内容(是否泛化)	病　程	社会功能
一般心理问题	正常(不健康)	无泛化	1个月	无影响
严重心理问题	正常(不健康)	已经泛化	1~3个月	已经影响
可疑神经症	正常(不健康)	严重泛化	3个月	比较严重影响
神经症	异常	持续泛化	3个月以上	严重影响

注:泛化是类似刺激都能引起反应。

(三) 制定个体的心理咨询方案

(1) 选择优先解决的问题。

(2) 建立咨询目标。有效咨询目标七要素:具体、可行、积极、双方可以接受、属于心理学性质(心理障碍问题、心理适应问题、心理发展问题)、可以评估、多层次统一。

（3）制定咨询方案：疗程一般 8～12 次，时间每次 50min，频率每周 1～2 次。

（4）实施咨询方案。

（5）咨询结果评估。

（6）跟踪随访。

第四节　心理治疗主要流派理论与技术

作为一个心理治疗师，最好根据自己的人格特点结合心理治疗技术整合一套适合自己来访者群体的治疗风格。但这个过程很漫长，首先要了解不同学派心理咨询的基本要素，然后兼容并蓄，灵活应用，在实践中不断总结。

一、精神分析学派

（一）精神分析理论概述

精神分析学派是奥地利精神科医生弗洛伊德（Sigmung Freud）创立的，他从自己毕生的精神医疗实践中，对人的病态心理经过无数次的总结逐步发展和完善出精神分析理论和治疗方法。

1. 心理结构与压抑理论

弗洛伊德认为人的心理结构包含意识（Consciousness）、潜意识（Unconsciousness）、前意识（Preconsciousness）3 个部分（心理地形模型 Topographicalmodel）。意识是能够觉察的心理活动。弗洛伊德形象的把人的心理结构比喻为一座冰山，浮出水面的小部分代表意识，意识是能够被我们觉察的部分，所占比重较小但却在冰山的最顶层，包括在意识下能够觉察的行为。

潜意识是不能够被意识所意识到的最底层的部分，在人的梦境、失误和催眠等特殊状态下会浮现出来，潜意识的内容包括原始本能冲动和被压抑的欲望。本能中的欲望被压抑是因为社会行为规范不允许，故压抑到内心深处，就像埋藏在冰山水面之下的大部分，左右着人的部分言行举止或行为中所觉察不到的隐含的内容。

前意识是介于意识和潜意识中间的时隐时现的部分，通过解释所能够被人理解和接受的。弗洛伊德开辟了潜意识研究的先河，揭示了儿童期经验对人的心理和人格的影响，这些都是他不可磨灭的贡献，但非理性主义和生物化倾向备受争议。

2. 人格结构理论

弗洛伊德在 1923 年提出心理结构模型理论将人的人格结构分为三层。

（1）本我（Id）。是原始的，与生俱来的，代表人的本能。包含原始的、以躯体为基础的愿望和冲动。本我遵守快乐原则，人生来只有本我；随着个体的发育成熟,慢慢从本我中发展出自我。

(2) 自我(Ego)。自我同时了解社会现实原则和本我本能的渴望。自我主要任务是通过社会允许的方式来满足本我冲动,是心理关于调节、适应的执行部分,所以说自我是后天发展而来,遵守现实原则。

(3) 超我(Super-Ego)。是从自我中发展出的,它是良心、道德等社会规范的内化,起到对本我的监察作用,超我遵守道德原则。弗洛伊德认为三者发展平衡,人格就健全,否则就会导致精神疾病。

3. 心理发展理论

弗洛伊德通过对神经症患者的回溯治疗,发现了人类心理发展共有的规律。

(1) 口欲期(0~1岁)。这个时候婴儿用口腔的味觉来感知世界,口腔是性敏感区,所以母乳喂养的孩子更易形成最初对人的信任感。如果口欲期没有得到满足,婴儿总处于一种紧张和焦虑状态,成年后有偏执狂倾向,易暴饮暴食、吸烟酗酒等。

(2) 肛欲期(2~4岁)。孩子学会控制自己的生理机能及注意到身体的能力和限制(如控制大小便),这个时期得到家长的支持和尊重,孩子会养成自主的个性,否则孩子成年后可能倾向于吝啬、洁癖、强迫症等。

(3) 俄狄浦斯期(4~6岁)。这个时期的孩子可能表现出对异性父母更多的亲近,如果父母感情好,孩子在短暂的焦虑后会意识到家庭中的关系不再是二元而是三元,转而对同性父母认同,这样孩子可以顺利度过这个时期。如果父母关系本身有问题,孩子没有对同性父母认同,成年后可能会出现很多和竞争有关的障碍或者阉割焦虑的泛化。

(4) 潜伏期(6~12岁)。这个时期儿童的兴趣被学习,体育、同伴等取代。

(5) 生殖器期。相当于青春期,是心理性欲发展最后阶段,儿童期的自恋被异性恋所取代。

(二) 精神分析技术

精神分析疗法的主旨在于解决人们的内心冲突,从而重构一个人的基本人格。所以精神分析疗程都比较长,长程有3~4年,每周接受3~4次分析;短程不超过50次,每周1~2次。为了保证工作的成功,分析师需与患者结成稳定的治疗同盟。主要治疗方法有:

1. 梦的解析

弗洛伊德说:梦是我们了解潜意识的捷径,是潜意识欲望的满足。梦有两个部分组成:显梦(可感知的部分)和隐梦(即潜意识的冲突),梦的解析就是通过对分析显梦来得到掩藏在梦背后的潜意识冲突。

2. 自由联想

治疗者让患者处于一个舒服的位置,放松自己,尽可能无拘无束地讲话,想到什么说什么,没有对错评判,不要隐瞒,特别是那些不想说或不好意思说的部分,往往意义重大,可能正是患者压抑在潜意识中的致病情绪和矛盾冲突所在,通过治疗者解释与重建,以消除其心理病症。

3. 移情与反移情

移情是指求助者倾向于早期的某些重要人物的情感、态度和属性转移到了治疗者身上,并相应地对治疗者做出反应的过程。治疗者成了求助者某种情绪体验的替代对象。反移情是指治疗者对求助者本人所产生的潜意识反应和相关移情的总和,治疗师可以觉察到自己潜意识的部分。出现移情是心理咨询过程中的正常现象,透过移情,我们可以更好地认识来访者,并运用移情来宣泄来访者的情绪,引导来访者领悟。

4. 修通

由领悟导致行为、态度等改变的分析工作叫做修通。包括重复对分析过程中出现移情与阻抗等的处理;把求助者以前生活中重要人物至于鲜活背景下,重建他的过去经验,解开情结,鼓励他勇于尝试新的模式。

二、行为主义心理学与行为主义疗法

(一) 行为主义心理学理论概述

行为主义心理学在 20 世纪 20～50 年代盛极一时,从根本上改变了心理学的研究进程。美国心理学家华生(John B. Watson, 1878—1958 年)和斯金纳(Burrhus Frederic Skinner,1904—1990 年)在巴甫洛夫经典条件反射的基础上,创立了行为主义心理学。他们对冯特学派不满意,认为心理学不该研究神秘的意识,意识是不可捉摸的,难以接近的,心理学应该抛开意识直接研究人的行为。华生认为所谓行为就是机体为了适应环境变化的各种躯体反应的组合,产生这些反应无外乎是肌肉的收缩和腺体的分泌。他的研究路线可以用"刺激-反应"公式(S-R)表示,他认为只要确定了(S-R)之间的关系就可以预测人的行为,且可通过控制环境去塑造人的心理和行为,是典型的"环境决定论"观点。行为主义后期,美国心理学家斯金纳对华生的古典行为主义有所发展,称为新行为主义。斯金纳坚持行为主义的基本原理,他认为:任何机体都倾向于重复那些积极结果的行为,而不去重复指向消极结果的行为。斯金纳与华生的区别就是斯金纳虽然也认为人的行为是外部环境决定的,但不否认内部心理活动对行为有取向性。他们的研究从根本上改变了心理学的研究进程。

(二) 行为主义治疗技术

行为疗法,也叫行为矫正。行为主义认为,行为分为适应行为和不适应行为,都是学习获得的。治疗者可以通过对来访者再训练的方法改正他们的不良行为,重建健康的生活方式。行为疗法方法很多如:放松技术、系统脱敏、满灌法、厌恶疗法等。

1. 放松技术

放松训练对于反应紧张、焦虑、不安的情绪很有用处。可以通过放松训练让全身肌肉放松,达到心情放松的目的。放松前要准备一个安静整洁的房间,光线柔和,配有沙发或床。治疗者用沉静舒缓愉快的语调,进行引导。渐进式放松指导语:现在,请把你的身体调整到最舒服的姿势……请将眼睛闭起来,眼睛一闭起来,你就开始放松了……注意你的感觉,让你的心灵像扫描器一样,慢慢地,从头到脚扫描一遍,你的心灵扫描到哪里,那里就放松下来……现在,注意你的头顶,让你的头皮放松……注意你的眉毛,让眉毛附近的肌肉放松……也放松耳朵附近的肌肉……放松脸颊附近的肌肉……放松下巴的肌肉……放松你的脖子……放松肩膀……你的肩膀平常承受了很多紧张、压力,现在都要全部释放掉……放松你的左手……放松你的右手……注意你的胸部,让胸部的骨头、肌肉都放松……放松你的背部,让你的脊椎与背部肌肉都放松……彻底放松你的腹部肌肉,毫不费力地……然后,你的呼吸会更深沉、更轻松……放松你的左腿……放松你的右腿……继续保持深呼吸,每一次你呼吸的时候,你会感觉自己更放松、更舒服……

2. 系统脱敏法

是根据经典条件反射原理,利用人的全身肌肉的放松状态去抑制由焦虑或紧张引起的呼吸、心跳等异常的生理反应。具体分为3个步骤:

(1) 教会求助者掌握放松技巧。可以先做3个深呼吸,然后在呼吸时把注意力放肩膀上,让双肩下沉放松、全身放松;也可以用上面介绍的渐进式放松。

(2) 把所有能引起他焦虑的情境划分等级。如果引发的焦虑或恐惧情境不止一个要分别划分,0代表完全放松,100代表最大焦虑,等级划分时级差要均匀,每个刺激因素要小到用全身放松可以拮抗的程度,开始不能超过50分。

(3) 让求助者想象引起焦虑的情境同时做放松练习。从最低等级开始反复训练,直到对过去引起焦虑的情境逐渐脱敏。

3. 满灌法(冲击疗法)

冲击疗法是把来访者直接暴露在现实的引起恐惧的刺激中一段时间而不采取任何缓解恐惧的措施,当恐惧到一个极限后会自行降低。这是用消退抑制原理用来治疗恐惧症或其他一些负面情绪反应的治疗方法。治疗前一定要评估求助者身体状况,特别是有没有器质性疾病如严重心脏疾病等,治疗前要与患者或家属签知情同意书,操作要在咨询师或治疗师的陪伴下进行,必要时准备相应的抢救药物。

4. 厌恶疗法

通过轻微的惩罚来消除不良行为的治疗方法。可以用来治疗恋物癖、同性恋、酒依赖、强迫症等。具体方法:通过附加一个不适刺激(可以用电击或药物等),让他在出现不良行为同时出现不良心理刺激,然后形成条件反射后他就厌恶这种不良行为。比如对酒依赖用阿朴吗啡,这是一种强催吐剂,先注射阿普吗啡,几分钟后饮酒,几乎在饮酒同时会出现强烈呕吐,当呕吐与饮酒行为形成条件反射后,他会放弃饮酒行为。这种方法目前还颇受争议,也有人主张内隐致敏方法即用想象的惩罚代替直接刺激。

三、人本主义心理学派及个人中心疗法

(一) 人本主义心理学理论概述

20 世纪 50～60 年代,美国一些学者出于对当时影响最大的两个心理学流派—精神分析和行为主义的不满,提出了新的心理学理论——人本主义心理学(Humanistic Psychology),并成为第三大心理学派。该学派的代表人物是罗杰斯(Carl Rogers,1902—1987 年)和马斯洛(Maslow, A. H,1908—1970 年)。

人本主义心理学家认为精神分析学说主张行为受原始本能支配,而行为主义理论的许多结论只是简单据动物研究而来,他们都忽视了人不安的根源是人缺乏对自己内在价值的认识。因此马斯洛在他的需要层次论中提出了自我实现理论,他认为人类心理行为的内驱力不是弗洛伊德说的性本能,而是人的内在需要,人只有不停满足自己需要才能消除紧张感。罗杰斯提出了"自我理论",他认为人在成长过程中内化了一些父母或其他成人的价值观,变成自我结构的一部分,渐渐儿童放弃按照自己机体估价过程去评价经验,变成用自我内化的价值规范去评价经验,当自我和经验之间不一致时,个体会产生焦虑,这个时候个体会运用防御机制来保护自己。

人本主义强调人的社会特点,重视人自身的价值,提倡发挥人的潜能。人本主义认为:只要有适当的环境,人就会努力去实现自己的价值,努力完善自己,最终达到一种心理的自由状态,体现人的本质和价值,产生深刻的幸福满足感,马斯洛称为"顶峰体验"。

(二) 个人中心疗法

这是美国人本主义心理学家罗杰斯倡导的人本主义心理疗法。它的前提假设是:来访者了解自己的问题且有能力解决自己的问题。治疗师的目的就是在于使来访者关注自身(而不是注重外来影响)来求得自我成长和完善。来访者不需要治

疗者过多的干涉,希望得到理解、真诚、支持、无条件积极关注等。这种方法适用于有口语能力的任何人。主要技巧包括以下几个方面:

1. 主动倾听

治疗者必须满怀热情投入地认真听,站到来访者角度去理解他的感受,接纳他的情绪,准确地把握他所传递的信息。

2. 深层次共情

共情应该包括下面 3 个方面:

(1) 在充分倾听的基础上,治疗者放下自己的参照标准,设身处地站在以来访者的角度共感理解来访者的内心感受。

(2) 治疗者运用咨询技巧,把自己对来访者内心体验的理解传达给对方。

(3) 引导来访者对其感受作进一步的思考,从而促进其内在心理机制的恢复。

3. 观察

为了建立更顺畅的治疗关系,治疗者必须观察到以下 3 个方面:

(1) 来访者的行为包括语言和非语言方面。

(2) 来访者的情绪状态。

(3) 通过对面部表情等的观察体察到他内心的感受。

4. 面质

当治疗者发觉来访者的表达、行为等出现不一致或矛盾的地方,向他提问并澄清。使用这个技术的前提是已经建立了真诚理解温暖的治疗关系,不然会导致治疗关系崩溃。通过善意的提问会让来访者有所顿悟,或者不仅停留在领悟层面,促使尽快行动起来。

四、认知心理学及认知疗法

(一) 认知心理学理论概述

1967 年美国心理学家奈瑟(H. neisser)出版的专著《认知心理学》,标志着认知心理学成为一个独立的心理学派。认知心理学家把人看作一种类似计算机的信息加工系统,强调人脑中已有的知识对当前的认知活动有决定作用;吸收了格式塔派的整体观,认为各种认知活动之间相互作用,有机联系在一起,是一个统一的整体;人的心理活动是一种主动寻找、接受、编码信息,在一定信息结构中加工信息的过程。

所谓认知,是指在获取知识过程中进行的各种心理活动,主要包括知觉、言语、记忆、思维等。认知心理学虽然在研究推理、决策、问题解决等复杂认知过程时,采用口语报告的方法,获得了很大成功,但认知心理学忽略了认知活动中还有情感意志等因素,把人与机器等同起来了。

（二）认知疗法

认知疗法是根据认知过程影响情感和行为的理论假设,通过改变个体对自己、对他人或事物的态度与看法改变来改变其心理困扰的治疗方法的总称。认知疗法的适应症:重性抑郁症、广泛焦虑障碍、惊恐障碍、社交恐怖、物质滥用、进食障碍、配偶问题、考试焦虑、人际关系问题等。认知疗法常用方法有:理性情绪疗法、自我指导训练、应对技巧训练、隐匿示范、解决问题技术、贝克认知疗法等。以下以合理情绪疗法为例。

合理情绪疗法(即 ABC 理论)是美国心理学家艾利斯创立的。艾利斯认为人的思想分为两种,一种是理性的、恰当的,一种是非理性、不恰当的。ABC 理论中,A 指诱发事件(Activatingevents),B 指个体对诱发事件的看法和信念(Beliefs),C 指个体情绪反应的结果(Consequences)。这一理论认为情绪和行为障碍不是由诱发事件 A 导致的,而是个体对事件的看法和评价 B 引起的。比如:对面走来一个熟人,没有和你打招呼。如果你认为他是看不起你才不和你打招呼,你一定会很生气。如果你觉得他只是在想自己的事没有看到你而已,这个时候你不会因为他没和你打招呼而生气。合理情绪疗法(即 ABC 理论)步骤包括:

（1）和来访者一起找出困扰他的问题,帮助他们认识到自己非理性的信念。

（2）给来访者介绍 ABC 理论,让他明白自己的困扰于非理性信念的关系。

（3）帮助来访者与自己不合理的信念辩论,认知到自己信念的不合理。

（4）在认识不合理的基础上,建立合理的认知方式,从而解除最初的困惑。

不合理信念的一般有以下 3 个特征:

（1）绝对化的要求。认为什么事都会从自己主观愿望出发,而是事物发展往往有其客观规律,当理想和现实差距太大时,个体就会陷入困扰。这类人常用"必须""应该"等词。

（2）过分概括化。这是一种以偏概全的思维方式,常凭一点挫折把自己判断成"一无是处",自卑、自暴自弃等。对别人要求完美,否则就一无可取。

（3）糟糕透顶。过分夸大困境的想法。

第五节　咨询案例节选

【案例 1】"身静"方能"心静"

求助者资料:女性、40 岁、教师。近一月感觉脾气暴躁,心烦意乱,逮着谁和谁吵,学生和同事都讨厌她,老公不堪忍受,逼着她来看心理医生。

咨询师看见她微蹙着眉,眼球略微突出,很憔悴。进门就说:"烦死了! 烦死了!"一边说一边用手当扇子扇风。咨询师:"你似乎感觉挺热?""是呀,我一生气就出汗,被人当成心理有病能不生气么?"………(共情部分略)咨询师:"您夜里睡眠好么?""一点也不好,饭吃得再多,体重还是在下降,都是被他们气的。"咨询师:"出现失眠、怕热、烦闷这些状态真让您受苦了! 不过据我的经验您出现的这些问题可能是您身体出现了一些状况,建议您明天先去做一个'甲功五项'排除一下身体问题。"

经医院诊断,该求助者患了甲亢。经过一段时间的药物治疗和心理疏导,求助者的症状消失了,人际关系得到改善。

咨询技巧:

咨询师通过观察归纳出求助者的一组症状和甲亢相似,所以建议排除。

对于躯体疾病引起的心理表现,要身心兼治,会事半功倍。

【案例 2 】隐伏的原爱

求助者资料:女性、39 岁、离异半年、和 11 岁儿子一起生活。职业:心理咨询师。求助原因是解决自己和父母的关系问题,父亲得了绝症,求见她一面,她很纠结要不要回去,因为她恨父母。

咨询师:"作为同行,感谢您的信任! 今天您所说的一切我都会为您保密的。您能举一个例子,父亲是怎么不喜欢您的么?"

求助者"从我记事起,他就板着一张脸,从来不会笑,在我五岁时和邻居小孩捉迷藏,不小心把一锅米汤打翻了,他拾起劈柴就对着我头打下去,要不是我逃得快,他就把我打死了"。说到这里她已经泪流满面了,咨询师递过去一张纸巾,关切地看着她,同时拍拍她的手。等她平伏一会情绪后,咨询师问:"您确信他真的要打死您么? 会不会他只是吓唬您,担心汤会烫伤您呢?"。求助者:"他才没那么好心呢?"咨询师:"在您从小到大的成长过程中,有没有您在遇到困境,比如生病时,父亲对您很好呢?"她若有所思,她想起了在她 7 岁时,她高热父亲连夜背着她走了 40 里山路及时把她送医院的事。咨询师接着引导她回忆自己是怎么做一个好母亲的,然后让她思考,如果父母不爱她,在她没有自理能力时,完全可以让她自生自灭,不可能培养她读大学。她终于感受到父母是爱她的。

咨询技巧:

用尊重、热情、共情技术迅速建立咨询关系;

用"具体化""澄清""面质"等技术,启发求助者回忆体会被忽视的父爱,改变她的感受,重建认知。

第十章　循证医学

第一节　循证医学概述

一、循证医学的概念与意义

医学实践是由一系列决策指导下的医疗卫生服务活动组成,决策的内容主要包括做什么和如何做。循证医学(Evidence-Based Medicine,EBM)是关于如何遵循证据作出医学决策、进行医学实践的科学。具体地说,循证医学是基于现有最好证据,兼顾经济效益和价值取向,进行医学实践的科学。实践循证医学将加速有效低廉的干预措施的应用,淘汰现行医学实践中无效的措施,防止新的无效的措施进入医学实践,从而不断增加医学实践中有效措施的比例,提高医疗卫生服务的质量和效率,充分利用有限的医疗卫生资源。发展循证医学以成为21世纪世界各国提高医疗卫生服务质量的新的重要举措。

二、循证医学中的证据

从某种意义上讲,医学实践从来都是依据证据进行决策的。传统的医学实践与循证医学区别的关键在于对证据的定义和定位不同。正确理解证据的涵义,是掌握循证的关键。"现有最好证据"说明,与医学实践和决策相关的证据是多层次的,有些证据是可靠的,有些是不可靠的;有些是直接相关的,有些是间接相关的。直接可以用于指导医学实践的证据来自以人为基本研究单位的关于疾病和健康一般规律的医学观察和科学研究,这类研究的方法论就是流行病学。基础研究的结果也是科学证据,如生化研究、分子生物学研究和动物研究的结果,是医学实践新思想、新方法的来源之一,对医疗卫生决策有一定的借鉴意义,但是这类证据不能直接用来指导医学实践活动,需要在人群中的流行病学研究的验证。

流行病学的研究种类很多,提供的证据质量和可靠性也各不相同。就干预措施的效果而言,最可靠的证据来自多个随机对照试验的系统综述;其次是单个随机对照试验;第三是前瞻性队列研究和病例对照研究;第四是病例回顾和临床经验;第五是个人的主管意见;第六是动物试验和离体实验室研究。循证医学强调医学实践必须基于现有最好的证据,把现代科学研究的证据放到了最高的位置。

三、循证医学中的成本效益

成本效益原则是指在会计信息供给与需求不平衡的状况下会计信息供给花费的成本和由此而产生需求之间要保持适当的比例,保证会计信息供给所花费的代价不能超过由此而获得的效益,否则应降低会计信息供给的成本。循证医学的研究,提供了大量的来源更为可靠的证据,为医疗保健工作者提供了检查和诊疗患者的依据,从而可以更有效地为患者服务,做到了疗效与效益的一致性。循证医学的研究将"成本-效益分析"作为临床决策的一个重要证据,是其与传统医学一个很大的差别。实施循证医学将会不断淘汰现行无效的医学干预措施,防止新的无效的措施进入医学实践,从而不断提高医疗卫生服务的质量和效率,充分利用有限的医学资源。

健康管理的目的是通过对人群的监测,发现危险因素,采取相应措施,减少高危人群向疾病的转换,是预防医学"关口前移"的重要手段。在此过程中,需时刻分析所选择的筛查项目、所采取的干预措施是否具有证据基础,是否符合成本效益原则,这样既体现了个体化管理的理念,又为卫生行政部门颁布相关政策提供了依据。由于健康管理是一门新兴学科,很多证据体现尚不完善,而且许多证据来源于国外的研究,不一定适合我国人群的健康管理,这都要求健康管理工作者具备循证健康管理的意识,有证据运用证据,无证据通过研究形成证据,在健康管理过程中体现成本效益原则。

四、循证医学的发展

20 世纪末期,循证医学已不仅仅局限于临床患者,而是扩展到整个保健系统,由此提出了循证保健(Evidence-Based Healthcare, HBHC)的全新理念。循证保健强调对个人、群体的任何保健策略和措施的制定不仅要考虑资源和价值,还要以当前科学研究的最佳成果为依据。循证保健与循证医学的主要不同在于前者是把最好的证据由于患者群体和人群,而后者只限于患者个体。

随着循证思想的日趋深入和广泛传播,出现了循证治疗(Evidence-Based Therapy)、循证护理(Evidence-Based Nursing)、循证药学(Evidence-Based Pharmacy)、循证精神卫生(Evidence-Based Mental Health)、循证儿童卫生(Evidence-Based Child Health)等诸多的循证应用领域,循证医学和循证保健已很难有一个明显的分界线,人们开始使用循证实践(Evidence-Based Practice, EBP)来概括发现、评价和应用科学证据制定临床决策和进行保健系统管理的整个过程。循证实践的最终目的是为决策者提供一种思想方法,即应用当前最佳的研究成果来制定临床和保健决策,以减少甚至消除无效的、不恰当的、昂贵的和可能有害的任何实践活动。

循证实践主要包括以下 5 个基本步骤:①提出问题;②检索文献寻找相关证据;③严格评价这些证据的真实性和用途;④在实践中使用这些证据;⑤自我评估。

第二节 健康管理中的循证实践

一、提出问题

提出一个明确的、可以回答的临床和/或预防问题是整个循证医学实践中的第一步,也是非常关键的一步,它关系到健康管理人员能否寻找到最佳的证据来解决所面对的健康管理问题,能否为服务对象提供一个满意的服务。

(一)临床问题的来源

临床问题实际上可以来自于以患者为中心的临床实践的任何方面,如表 10-1 所示。

表 10-1 临床常见问题

事 项	问 题
异常	一个人是否患病?什么才是患病?
诊断	在诊断疾病上,使用的检查法其准确性如何?
频率	这是不是常见病?频率如何?
危险因素	哪些因素与疾病的发生有关?
预后	病后会有什么结局?
治疗	治疗如何改变疾病的进程?
预防	某种干预是否能使健康人不发病?早期发现和治疗能否改变疾病的过程?
病因	什么条件下患病?机制如何?
费用	医疗费用如何?

(二)如何构建临床问题

作为健康管理工作者,在工作中每天都会遇到大量的问题。例如,你可能遇到一位 55 岁的绝经后妇女,来进行年度例行体检。她患有高血压,平时很少运动,且长期重度吸烟。为了预防骨质疏松和缺血性心脏病,她可以进行联合激素替代治疗。但是她 75 岁的母亲最近被诊断为乳腺癌。肿瘤科医生告诉她,因为有家族史,她发生乳腺癌的危险性也会增加,建议她不要进行激素替代治疗,因为这样会进一步增加其发生乳腺癌的危险性。现在这位妇女向你征询意见。对于诸如此类的疑问，著名的临床流行病学家 Sackett 提出了一个框架，包括 6 个部分，依次设计患者或疾病类型、干预、比较、感兴趣的结局、问题类型和研究类型，以帮助构造一个好的、可以回答的临床问题（见表 10-2）。

表 10-2　如何构建一个临床问题

患者或疾病	干　预	比　较	结　局	问题类型	研究类型
要点：描述患者的特点和同时存在的问题（如主要疾病、合并症以及其他有临床意义的特征）	正在考虑哪种主要的干预措施	是否有一种可以替代的方法	希望实现的治疗目标是什么	所提问题属于哪一类型	最佳的研究设计是什么
实例：一绝经后妇女，骨质疏松及心脏病的危险性增加，其母亲 75 岁时被诊断为乳腺癌……	进行长期的联合激素替代治疗（HRT）……	与短期进行 HRT 或不进行 HRT 进行比较……	可以预防缺血性心脏病和股骨骨折，且这一收益超过了可能会发生乳腺癌的危害	与治疗有关的问题	RCT，或系统综述或临床指南

回答不同类型的问题，有不同的研究设计可以选择，如表 10-3 所示。

表 10-3　回答不同类型问题的研究设计

问题类型	研　究　类　型
临床检查	前瞻性、盲法、与金标准进行比较
诊断性检验	前瞻性、盲法、与金标准进行比较
预后	队列研究＞病例对照＞病例系列研究
治疗	RCT* 是回答这个问题的唯一方法
病因	队列研究＞病例对照＞病例系列研究
预防	RCT*＞队列研究＞病例对照
成本	经济学分析

＊ RCT：随机化临床试验（Randomized Clinic Trial）

另外，从综合性文章（如综述、Meta 分析文章、实践指南等）中一般可以找到解决大多数问题的信息。

明确问题类型和研究类型的主要目的就是要使健康管理工作者明白自己需要的信息是什么类型的，从而进一步指导随后的查询研究证据的过程。

通过上面的实例，我们可以将问题总结为：对于乳腺癌家族史的绝经期妇女，是否可以采用雌激素替代疗法预防骨质疏松和心血管病？如果采用，治疗的效益和发生乳腺癌的危险孰大孰小？从而进一步构建文献查询策略，尽快找到所需要的文献资料和证据。

二、检索文献寻找证据

（一）证据来源

循证强调要获得"最佳证据"，即指经过对研究的科学价值和临床适用性评价后的信息。这些信息可以来源于经同行评估的高质量期刊上面发表的原始研究论著，亦可以来自经系统综述的各种出版物，如循证教科书、与证据相关的数据库、循证杂志和在线服务等。

（二）信息检索和应用的步骤

医学信息呈指数增长，如何从浩如烟海、质量参差不齐的各种信息中迅速收集到真实、有用的资料已成为医学工作的重要基础，也是医学工作者自我学习和实践能力提高的必需途径。在信息检索过程中，首先应当权衡信息来源的综合性和选择性，尽可能做到既不漏掉一篇重要的相关文章，也不在无关的"垃圾"文章上浪费时间，必要时可以选择两种或以上的信息资源进行检索。进一步要形成一个好的检索策略，如采用布尔（Boolean）检索，灵活运用 AND、OR、NEAR、截尾和通配符等来构建检索策略，并根据检索结果随时扩大或缩小检索范围直到能够回答所提出的问题。

（三）如何评价网上医学资源

网上信息资源的质量可通过对其准确性、权威性、客观性、时效性和覆盖范围的评估来进行。应用检索结果时应考虑信息的时效性如何，信息的发布者是否权威，如何链接到该信息、该网页界面设计是否友好及语言是否精炼等。初学者可从比较权威的网站开始实践，如美国国立医学图书馆研发和提供的数据库及信息资源等。

三、严格评价证据

循证的核心思想是指临床医疗决策或卫生决策应建立在当前最佳科学研究成果的基础之上。但由于科学研究质量参差不齐，内容丰富多彩，所以对文献的真实性和用途进行科学的评价是十分必要的。

（一）证据类型

要进行中肯的评价首先应当了解各种研究方法类型。

1. 原始研究

原始研究可以按目的不同分为两大范畴，一类主要是通过描述疾病、健康或卫生保健领域问题的分布,从而提出深入研究的线索,即产生假设的研究,主要是观察性研究;另一类是检验或验证病因或对防治疾病、促进健康的各种干预所示的效果进行评估,即检验假设的研究,主要是实验性研究。

2. 二次研究

(1) 系统综述。属于二次研究,它主要是在复习、分析、整理和综合原始文献的基础上进行。一个系统综述研究可能只包括一种类型的研究,比如一项 RCT 调查的系统回顾;也可以是不同研究方法的综合。由于系统综述(包括评论)信息量大而且比较容易获得,因此是很方便的证据来源。系统综述的主要特点有:①清楚地表明题目和目的;②采用综合检索策略;③明确的研究入选和排除标准;④列出所有入选的研究;⑤清楚地表达每个入选研究的特点并对它们的方法学质量进行分析;⑥阐明所有排除的研究的原因;⑦如果可能使用 Meta 分析合并合格的研究的结果;⑧如果可能对合称的结果进行敏感性分析;⑨采用统一的格式报告研究结果。

(2) Meta 分析。作为系统综述中使用的一种统计方法,Meta 分析是以综合研究结果为目的,通过查阅文献收集与某一特定问题相关的多个研究并对这些研究的结果所进行的统计分析。通常情况下,针对统一研究目的可能有多篇研究报道。单独任一研究都可能因为样本量太少或研究范围过于局限而很难得到一个明确的或具有一般性的结论。将这些结果进行整合后所得到的综合结果(证据)无疑比任何一个单独的研究结果更有说服力。因此,Meta 分析时循证决策的良好依据。

Meta 分析从本质上讲是定量化综述,但与传统文献综述又有区别。传统文献综述往往是定性的,且依赖于综述者的主观分析;在复习文献时缺乏共同遵守的原则和步骤,同类文献由不同的研究者进行综述,结果可能大相径庭;此外,综述者往往注重研究结果统计学上是否"有意义",而统计学是否"有意义"取决于研究样本的大小,许多小样本的研究可能得到的是假阴性的结果。Meta 分析则克服了传统文献综述的上述缺陷,而具有如下功能:①定量综合;②对同一问题可提供系统的、可重复的、客观的综合方法;③通过对同一主题多个小样本研究结果的综合,提高原结果的统计效能,解决研究结果的不一致性,改善效应估计值;④回答原各研究未提出的问题。

(3) 临床实践指南。是指人们针对特定的临床情况,系统制定出的帮助临床医师和患者做出恰当处理的指导性意见(推荐意见)。循证指南,即在复习和评价现有临床证据的基础上制定指南,在没有证据的情况下通过共识达成一致性推荐意见,最具权威性,可以帮助临床医师在指南的指导下选择当前相对较好的治疗方案,是连接研究证据与临床医疗实践的桥梁。

(二) 证据的分级

循证医学问世 20 余年来,其证据质量先后经历了"老五级"、"新五级"、"新九级"和"GRADE"四个阶段。前三者关注设计质量,而对过程质量监控和转化的需求重视不够;而"GRADE"关注转化质量,从证据分级出发,整合了分类、分级和转化标准。目前 GRADE 标准已被包括 WHO 和 Cochrane 协作网在内的 28 个国际组织、协会采纳,成为证据发展史上的里程碑事件(见表 10-4)。

表 10-4 GRADE 证据分级及推荐强度

证据水平	具 体 描 述	推荐级别	具 体 描 述
高质量	进一步研究也不可能改变该疗效评估的可信度	强	明显显示干预措施弊大于利或利大于弊
中等质量	进一步研究很可能影响该疗效评估结果的可信度,且可能改变评估结果	弱	利弊不确定或无论质量高低的证据均显示利弊相当
低质量	进一步研究极有可能影响该疗效评估结果的可信度,且该评估结果很可能改变		
极低质量	任何疗效评估结果都很不确定		

各种研究方法对检验因果关系和评价干预效果的论证强度是不同的,由强到弱依次为系统综述、随机对照试验、队列研究、病例对照研究、描述性研究。进一步可以根据证据的论证强度,在制订循证指南时提出对应的推荐意见的级别,如表10-5 所示。

表 10-5 证据的论证强度与推荐意见级别对照表

证据的强度	证据的类别	推荐意见的级别
Ⅰa	多个 RCT 的系统评价	A
Ⅰb	至少 1 个 RCT	A
Ⅱa	至少 1 个设计很好的非随机对照试验	B
Ⅱb	至少 1 个设计很好的无对照试验	B
Ⅲ	至少 1 个设计很好的描述性研究	B
Ⅳ	专家或权威的经验和意见	C

(三) 评价证据

1. 影响证据质量的因素

(1) 可能降低证据质量的因素:①研究的局限性,包括隐蔽分组缺失、盲法缺失、失访过多、观察到疗效就过早终止试验或未报道结果(通常是未观察到疗效的一些研究)。②研究结果不一致,不同研究间疗效评估相差甚远(异质性或结果的差异)意味着各种疗法的疗效确实存在差异。差异可能源于人群、干预措施、或结局指标。如对此差异未意识到,并未作出合理解释,证据质量亦随之降低。③间接证据。④精确度不够,如纳入研究的对象数量较少,或观察时间相对较少。⑤发表偏倚,发表偏倚指具有统计学显著性意义的研究结果较无显著性意义和无效的结果被报告和发表的可能性更大。如 Meta 分析只是基于已经发表的研究结果,可能会夸大疗效,甚至得到一个虚假的疗效。⑥可能的混杂因素也可能降低疗效。

(2) 可能增加证据质量的因素:①效应值很大,当方法学严谨的观察性研究显示疗效显著或非常显著,且结果一致时,将提高其证据质量。②剂量-效应关系,药物剂量及其效应大小间有明显关联。

2. 影响推荐强度的因素

(1) 强推荐。对于患者,在这种情况下,多数患者会采纳推荐方案,只有少数不会;此时若未予推荐,则应说明。对于临床医生,多数患者应该接受的方案。对于政策制定者,该推荐方案在大多数情况下会被采纳作为政策。

(2) 弱推荐。对于患者,在这种情况下,绝大多数患者会采纳推荐方案,但仍有不少患者不采用。对于临床医生,应该认识到不同患者有各自合适的方案,帮助每个患者作出体现他(她)价值观和意愿的决定。对于政策制定者,制定政策需要实质性讨论,并需要众多利益相关者的参与。

(3) 影响推荐强度的因素:①证据质量。证据质量越高,越适合强推荐;证据质量越低,越适合弱推荐。②利弊平衡。利弊间的差别越大,越适合强推荐;利弊差别越小,越适合弱推荐。③价值观和意愿。价值观和意愿差异越大,或不确定性越大,越适合弱推荐。如淋巴瘤年轻患者更重视化疗延长生命的作用而非毒副作用;而老年患者可能更在意化疗的毒副作用,而非其延寿作用。④成本。一项干预措施的花费越高,即消耗的资源越多,越不适合强推荐。反之,则适合强推荐。如肠溶阿司匹林预防缺血性脑卒中复发,成本低,可作为强推荐。

3. 如何评价证据

(1) 文献初筛。检索到一篇文献后,首先应进行初步评价,决定该文献是否值得花时间去深入阅读,只要花几分钟的时间阅读题目、题注、摘要,回答一下几个问题就可判断其可读性:①文献是否刊登在出版之前必须经过同行复审的杂志上?如果文献发表在此类杂志上,则可接着进行第 2 个问题。②文献的研究定位是否与我决策的方向一致?如果不一致,那么可以不阅读此文献,如果一致,接着回答第 3 个问题。③如果一项研究是由外界的资金资助,那么必须考虑资助本身会不会影响研究的结果,也就是研究有没有与商业利益相关联。如果研究由外界资助,并且影响了文献的质量,那么就没必要再阅读次文献了。④文献的信息能用于我所研究的人群吗？⑤文献所研究的问题在我的实际工作中常见吗？可行性如何？经过上述步骤，如果文献确实值得花时间去阅读，再进一步严格评价证据的真实性、重要性和适用性。

（2）真实性评价。对真实性的评价主要考虑两个问题：①研究方法适合需要解决的问题吗？②用合适的研究方法所得到的结果正确吗？具体，根据不同的研究类别，在对真实性进行评价时，所考虑的问题各异，如表 10-6 所示。

表 10-6　针对不同研究类别的真实性评价所需考虑的问题

研究类别	所需考虑的问题
RCT	1. 研究对象是否随机分配到治疗组和对照组？ 2. 进入实验的患者是否对结论都有贡献？（随访完成情况，不依从者仍在原来的组中被分析吗？） 3. 是否使用盲法？（患者，医生，研究者） 4. 实验开始时组间是否可比？ 5. 除了干预方法，其他处理是否相同？
病例对照研究	1. 对照的选取：除了疾病或研究的危险因素外，其余的情况是否与病例相匹配？ 2. 是否存在着测量偏倚？
队列研究	1. 研究对象的入选和排除是否有明确的标准？ 2. 如果以死亡作为结局，每个死亡病例是否均被观察到？ 3. 如果以其他指标为结局，那么测量这些指标的方法真实性如何？ 4. 数据分析时是否考虑到疾病的严重程度？ 5. 分析时是否考虑到其他疾病对结局的影响？
系统综述	1. 综述是否有一个明确的中心问题？ 2. 作者引用的论文类型是否合适？ 3. 是否包括所有重要的相关研究？ 4. 综述作者是否对囊括其中的论文质量作了充分的评价？ 5. 如果作者对论文的结果进行了合并，方法是否正确，结论是否合理？
定性研究	1. 研究的问题是否明确？ 2. 研究背景是否明确？ 3. 如果进行了抽样，抽样方法是否明确？ 4. 研究者是否强调了研究的主观性和资料收集问题？ 5. 是否使用了检验研究结果真实性的方法？ 6. 研究的结果和研究工作者作出的结论是否彼此独立？ 7. 如果定量研究是定性研究的必要补充，是否应用了定量研究？

（3）重要性评价。重要性主要指结果的大小，通过回答下面的 3 个问题来评价。①疗效是多少？一般根据资料的性质来计算疗效的大小。对于计数资料，危

险度评价指标有相对危险度（RR）、效果指数（IE）、相对危险度减少值（保护率）、绝对危险度减少值（ARR）和需治疗人数（NNT）。对于剂量资料，可以绝对改变量（即实验组实验前后某指标改变量与对照组实验前后某指标改变量的差值）来进行评价。②疗效的精确度是多少？参考 P 值大小或 95％可信限。③受益人群的比例。通常用 OR 值表示，OR＝实验组的卫生事件比（如死亡比）/对照组的卫生事件比。

（4）适用性评价。主要考虑将研究结果外推到全人群的把握度有多大。

由于研究通常采用抽样的方法，故将研究结果应用于人群时需考虑可信限或 P 值。此外，还要考虑：

① 干预措施的好处（有效性、安全性和可接受性）是否大于坏处？

· 好处大于坏处的干预措施，促进其实施。

· 坏处大于好处的干预措施，阻止其实施或停止其使用。

· 效果不能确定的干预措施，阻止其实施，进行 RCT。

② 研究结果适用于本地区的人群或卫生服务吗？

· 研究人群与本地区人群的差异对研究结果有影响吗？注意考虑研究人群与本地区人群的差异：遗传差异；健康状况：如暴露于疾病的危险因素不同；态度及信念不同，如本地区人群是否更乐于接受筛查等。

· 本地区的卫生服务是否具有达到试验中水平的潜能？

· 本地区的卫生服务系统能否得到与研究中水平相似的资源？

· 本地区是否具有传递足够质量服务的技能，如果没有，那么能否在支付得起费用的条件下发展这些技术？

· 重要的结局均被考虑了吗？

· 治疗收益与潜在的危险和费用的比较。

阅读文献的同时对上述各项内容回答"是，否或不清楚"并进行有关疗效大小的计算和卫生经济学评价，然后综合评价这些证据的价值。

四、应用证据

评价证据的目的是为了使用。通常各种临床治疗/预防指南、社区预防服务指南都是经过评价、得以肯定的最佳证据，健康管理工作者可以直接用来指导自己日常的实践。对于经评价证明是无效或有害的治疗或预防措施，应停止应用。在没有指南可借鉴的情况下，应严格按照循证的步骤来制定一个治疗或预防的模式，并进一步进行研究。无论是哪种方式，都应当考虑所获得的证据是否可以应用于自己的患者或人群，以及他们自己的观念和期望。

（一）循证临床指南

随着现代医学的发展,对疾病的诊断和治疗已经不再是临床医生的个人经验所决定的,而是要有经过系统的、严格的、科学的证据的支持。临床指南以循证医学为基础,由专科学会组织专家组指定,将规范化医疗与个体化医疗相结合,对提高医疗质量起了重要的推动作用。

目前,许多国家和一些国际组织都致力于制订循证临床指南,据保守估计,现有的各种临床指南多达数万个,对这些指南应当进行严格的评价,达到优胜劣汰的目的,同时还可以作为发展指南的辅助材料。

（二）社区预防服务指南

社区预防服务指南（Guide to Community Preventive Services）简称社区指南（Community Guide）,是由美国 CDC 下设的美国预防服务组织（USPSTF/TASK FORCE）发起和组织制订的,受到了公共卫生领域的广泛关注,被认为是"公共卫生的必备手册",并将对"教育、科研与公共卫生实践产生重要影响"。

TASK FORCE 是由 15 位成员组成的独立的非政府的工作小组,主要任务是选择对社会造成巨大负担或者通过预防服务可以取得成效的疾病或卫生问题,系统综述对决策有重要性影响的观点和证据,并具体指出在预防服务过程中存在的一些关键环节和问题,进而制定相应的社区预防服务指南,目的是通过提高有效干预的使用,降低无效干预的应用来促进公众的健康。

目前该指南选择的 15 个主题被分成了 3 类：①改变危险性行为；②一些特定的疾病或伤害（包括机动车职业损伤）；③环境和生态的健康问题。随着时间的推移,会有新的主题入选,上述主题的指南也会及时更新。指南中推荐的各种社区预防措施不仅可以指导保健工作者的实践；尤为重要的是,TASK FORCE 工作组在制定社区指南过程中还不断发展和完善系统评价的方法,并在美国预防医学杂志上进行系统介绍,这就为其他国家制订适合本国国情的社区指南提供了一整套可以借鉴的理论和方法。

五、自我评估

循证实践的最后一步就是自我评估,实际上这种评估应该贯穿于循证实践的每一过程,可以通过回答表 10-7 中的问题来考核循证实践的质量。

如果对表 10-7 中的大部分问题能给予肯定的答复,说明你已经基本掌握并能在临床和预防实践中贯彻循证的思想和理念；否则,表明你还需要针对不同的问题进行进一步的学习和强化训练,来不断提高自己进行循证决策的能力。

表 10-7　循证实践自我评估问题

过　程	自我评估问题
提出问题	1. 能提出一个临床或保健相关的问题吗？
	2. 是否依次按照患者或疾病类型、干预、比较和感兴趣的结局来提出问题？
	3. 是否找出了自己在问题相关的知识方面的欠缺？
	4. 提出可以回答的问题的成功率增加了吗？
寻找证据	1. 寻找证据了吗？
	2. 知道目前最佳的证据来源吗？
	3. 在实际工作中可以立刻查询证据吗？（硬件和软件是否具备？）
	4. 能更有效地查询证据吗？
	5. 使用 MEDLINE 检索时是否利用 MeSH 主题词、辞典、限制和智能查询等方法？
	6. 与图书馆工作人员或专家相比，我的检索策略是否可行？
评估证据	1. 严格评价外部证据了吗？
	2. 是否很容易地应用评价准则？
	3. 是否正确和有效地使用评价指标，如似然比、NNT 等？
	4. 能够自己完成一个严格评价的题目吗？
应用证据	1. 将严格评价的证据用于临床实践了吗？
	2. 是否正确和有效地使用适于个体患者的严格评价指标，如验前概率、NNT 等？
	3. 能否解释和解决缘于这些证据的决策和现行管理政策之间的不一致吗？
	4. 能进行临床决策分析吗？
	5. 是否对诊断、治疗或其他循证实践进行了审计？

第三节　实例运用

　　鉴于消化道肿瘤的发病率和病死率居肿瘤发病率和病死率的前列，在此以消化道肿瘤中常见的结肠癌（Colorectal Cancer，CRC）为例，具体阐述循证医学基本原则在健康管理实践中的运用。以下体现的循证证据主要是以指南为表现的二级证据。

一、证据指导的筛查

　　目前，在国际上有关结直肠癌筛查有较多指南，包括 2014 亚太共识建议的《结直肠癌筛查（更新版）》、2011 年中国共识的《中国大肠肿瘤筛查、早诊早治和综合预防共识意见》、2013 欧洲肿瘤内科学会（ESMO）的《早期结肠癌临床实践指南（诊治建议）》和 2009 美国胃肠病学院（AGA）的《结直肠癌筛查指南》等。本章节主要介绍 2014 亚太共识建议和 2011 年中国共识。

(一)2014 亚太共识建议的《结直肠癌筛查(更新版)》

1.筛查谁

(1)CRC筛查对象:50～75岁人群,男女均是(Ⅱ-2,B)。

(2)种族不同,CRC风险不同,筛查时应该把种族因素考虑进去(Ⅱ-3,B)。

(3)在亚太地区,年龄、男性、家族史、吸烟、肥胖是CRC和进展性腺瘤的危险因素(Ⅱ-2,A)。但上述危险因素只在亚洲地区最为流行。

2.怎样筛查

(1)粪隐血筛查。①粪隐血筛查CRC被证明是有价值的(Ⅰ,A)。②愈创木粪隐血筛查gFOBT由FIT(Faecal Immunochemical Test)代替(Ⅰ,A)。

(2)FIT能够鉴别出需要进行结肠镜检查的对象(Ⅱ-2,A)。

(3)乙状结肠镜对CRC的筛查是有效的(Ⅰ,A)。

(4)结肠镜筛查CRC是有效的(Ⅱ-2,B)。

(5)结肠镜在高危人群中是优先选择的(Ⅱ-2,B)。

(6)CTC不被推荐用于CRC的筛查。它可能被用于无法进行全结肠镜检查的个体(Ⅱ-1,B)。

(7)胶囊内镜在CRC的筛查没有被提到。它可能会用于无法进行全结肠镜检查的个体(Ⅱ-2,B)。

3.谁需要进行早期筛查

(1)小于50岁被诊断CRC的一级亲属,会增加发生结直肠腺瘤的风险,需要早期进行筛查(Ⅱ-2,B)。

(2)基于CRC的风险推荐采用分层筛选的方法(Ⅱ-3,B)。

4.如何减少遗漏

(1)用结肠镜进行检测的间隔时间,应根据大肠腺瘤的风险而有所调整(Ⅱ-1,A)。

(2)右侧病变和无蒂锯齿状息肉难以检测到和难以确定间隔时间(Ⅱ-2,A)。

(3)结肠镜:高质量的结肠镜检查是筛查成功的关键,结肠镜检查质量应当被审核(Ⅱ-2,A)。

(4)CRC筛查的所有项目组成员都需被审核及质量控制(Ⅲ,C)。

(二)2011 年中国共识的《中国大肠肿瘤筛查、早诊早治和综合预防共识意见》

1.筛查对象策略及方法

我国人口众多。大肠癌发病率上升,宜采用初筛获得高危人群,继而进行结肠镜检查的方法。目前大肠癌早诊早治项目中使用的初筛后结肠镜检查的筛查方案可作为大肠肿瘤筛查的参考方案。

（1）目标人群。建议为 50～74 岁人群。

（2）筛查方法。包括粪便隐血（FOBT）检测、基于高危因素的问卷调查、全结肠镜或乙状结肠镜检查等。结肠镜、乙状结肠镜、CT 模拟结肠镜和 FOBT 均是有效的 CRC 早期诊断或筛查方法，但目前比较适合我国国情的筛查方法是，首先以问卷调查和 FOBT 遴选出 CRC 高危人群，继而对高危者行全结肠镜检查。粪便 DNA 检测、CT 模拟肠镜检查等仅作为研究或试验应用，暂不建议用于人群筛查。

（3）筛查周期。如对人群进行持续性干预。筛查周期建议为 3 年。

2. 伺机性筛查

伺机性筛查（Opportunistic Screening），也称机会性筛查或个体筛查（Individual Screening）、个案筛查，可以是受检者主动就医，也可以是医生根据受检者的危险水平决定筛查的方式和策略。循证医学研究已经证实粪便隐血可作为大肠肿瘤初筛的方法。全结肠镜检查是精查手段。大肠肿瘤伺机性筛查可改善患者预后、提高生活质量，同时减轻我国庞大的医疗负担，是适合我国现行医疗制度和国情的筛查模式。

（1）筛查对象。按照罹患大肠癌危险性分成一般个体和高危个体，分别采用不同的策略进行筛查。所有精查对象登记建档、安排定期随访。

（2）筛查实施要点。①社区、医院门诊及健康体检中心均可实施初筛；②筛查方式和策略可因人而异；③分为初筛和精查两个步骤。

二、证据指导的风险评估

亚太风险评分对确定大肠进展型腺瘤的高危人群是有用的（Ⅱ-2，B）。

在 CRC 筛查负担过重或医疗资源有限的情况下，评分系统有助于筛查出高危人群。但现有的评分系统中尚未包括肥胖、糖尿病和其他可能的危险因素，因此需进一步完善（见表 10-8、表 10-9）。

表 10-8　亚太地区结肠癌风险因素分值

危险因素	特　征	分　值
年龄	50～69 岁	2
	≥70 岁	3
性别	男性	1
	女性	0
家族史	一级亲属曾患结肠癌	2
吸烟	现在或过去吸烟	1
	不吸烟	0

表 10-9 风险分层与相对风险评估结果

风险等级	分 值	OR 值
低风险	0～1	参考
中风险	2～3	2.6(1.1～6.0)
高风险	4～7	4.3(1.8～10.3)

三、证据指导的健康促进

1. 大肠肿瘤内镜处理后的监测与随访

内镜下摘除大肠腺瘤,尤其是进展性腺瘤,可在一定程度上预防大肠癌的发生,但腺瘤具有明显的再发倾向。

筛查和临床随访中,要重视间歇期大肠癌的发生和诊断。

大肠肿瘤摘除或手术后随访间期由病变不同而异。早期大肠癌内镜治疗后第1年,第 3、6、12 个月定期全结肠镜随访。无残留或再发者以后每年 1 次连续随访。有残留或复发者则追加外科手术切除,每 3 个月随访 1 次(包括血清肿瘤标志物检测、大便隐血试验等)。病变完全清除后每年复查一次肠镜。

2. 大肠肿瘤的化学预防

内镜下摘除大肠腺瘤不能预防大肠腺瘤再次发生。通常认为,预防大肠癌发生的化学预防(即大肠癌的一级预防)应包括针对腺瘤初发之腺瘤的一级预防和预防腺瘤内镜下摘除后再发之腺瘤的二级预防。

腺瘤的一级预防包括:①改善饮食结构,增加膳食纤维的摄入;②适当补充钙剂联合维生素 D;③对于血叶酸水平较低者,可适量补充:④戒烟。大肠肿瘤的高危人群(>50 岁,特别是男性、有大肠肿瘤或其他癌家族史、吸烟者、超重、或有胆囊手术史、血吸虫病史等),可考虑用包括阿司匹林等非甾体抗炎药(NSAIDs)和选择性 Cox2 抑制剂,但要注意其副作用。

预防腺瘤摘除后再发,比较公认的是 NSAIDs 和选择性 Cox2 抑制剂。另外。补充钙剂和维生素 D、纤维素饮食及其肠道代谢物短链脂肪酸可能具有一定的预防作用。

第十一章　中医健康管理理论与实践

第一节　中医健康管理理论基础

中医健康管理是运用中医学"整体观念"、"辨证论治"的核心思想,结合健康管理学的理论体系,为社会个体或群体的健康状况及影响健康的危险因素进行系统的信息采集,科学评估,及时干预,产生以中医为特色的全新的健康管理模式。

近年来,随着健康内涵的不断拓展及健康管理的积极发展,健康及健康管理越来越引起各方面的关注。中医学中虽无"健康"及"健康管理"一词,但是其对人体健康或疾病本质状态的认识早已形成了较为完成整的系统认识论和方法学,中医学健康的理念早在《黄帝内经》中就有所体现,中医学的体质学说、"治未病"理论及养生学说也都充分体现着现代健康管理的思想。

《素问·调经论》曰:"阴阳匀平,以充其形,九候若一,命曰平人。"《素问·生气通天论》曰:"阴平阳秘,精神乃治;阴阳离决,精气乃绝。""平人"及"阴平阳秘"都是中医对健康的高度概括,即:一般的健康者称为"平人"或"阴阳均平",而修炼有素、体赋特别者又有"真人"、"至人"、"圣人"、"贤人"等不同的境界。

一、中医体质学说

(一) 中医体质的思想内涵

1. 体质的概念

体质是指人体生命过程中,在先天禀赋与后天获得的基础上所形成的形态结构、生理功能和心理状态方面综合的、相对稳定的固有特质。其在生理上表现为个体机能、代谢及对外界刺激反应等方面的个体差异,在病理上表现为对某些病因和疾病的易感性或易罹性,以及产生病变的类型与疾病转变转归中的某种倾向性。

中医学的体质概念与其他学科体质概念的区别在于充分体现出中医学形神合一的生命观和天人合一的整体观。一方面强调人体体质的形成基于先天禀赋和后天调养两个基本因素,先天因素是人体体质形成的重要基础,而体质的转化与差异在很大程度上取决于后天因素的影响;另一方面强调机体内外环境相统一的整体观念,个体体质是在后天生长发育过程中,与外界环境相适应而形成的个体特征,即人与社会的统一,人与自然的统一。

2. 体质与疾病的关系

不同体质决定着发病不同倾向。具体可表现为病邪随体质的从化现象,以及内外合邪而发病,并且体质影响着疾病的预后和转归。

(1) 病邪随体质的从化现象。体质不同,感受外邪并作用于人体后,病邪随人体的体质而发生不同变化,就是病邪随体质的从化现象。即某种类型的体质在发病后,可表现出与该体质属性一致的疾病发展倾向,如阴虚或阳盛体质之人,发病后,证候易从热、从燥化;阳虚或阴盛体质之人,发病后,证候则易从寒、从湿化;从临床实际看,相同的病因作用于不同人群,体质虚弱者较体质强壮者易于感邪发病;而感邪后,阳性体质者易于从阳化热,阴性体质者则易于从阴化寒。

(2) 内外合邪而发病。指素体内有伏着之邪之人,容易招致外邪侵袭而发病,即:人体内部因疾病而出现的病理产物,如果不能及时祛除,则停留体内,成为致病因素,这种内邪,常常易在外邪的侵袭下而发病。如内有蕴热之人,则易感受风热燥邪,或感寒而迅即从热化。湿浊内伏,则抗御湿邪的功能低下,此时外界湿邪则易内犯。

(3) 体质影响疾病的预后和转归。疾病是否传变,虽与邪之盛衰、治疗得当与否有关,但主要还是取决于体质因素。体质差异不仅决定了发病与否,而且决定了发病的类型、病位和病证的性质,体质不同,疾病病理转归也就不同。

体质强壮或邪气轻微,则正气能够抗邪,则病可自愈。如果在邪气盛而体质虚弱又具备传变条件的情况下,疾病则可迅速转变。

(二) 现代中医体质学

1. 现代中医体质学简介

现代对中医体质学的研究,兴起于 20 世纪 70 年代,以 1978 年王琦、盛增秀《略论祖国医学体质学说及其实践意义》的发表为标志。中医体质学是以中医理论为指导,研究人类各种体质特征、体质类型的、病理特点,并以此分析疾病的反应状态、病变的性质及发展趋向,从而指导生理疾病预防、治疗以及养生康复的一门新兴学科。王琦将中医体质学的基本原理概括为:①体质过程论——体质是一种按时相展开的生命过程;②心身构成论——体质是特定躯体素质与一定心理素质的综合体;③环境制约论——环境、社会对体质的形成与发展始终起着重要的制约作用;④禀赋遗传论——先天禀赋与遗传是决定与影响体质形成和发展的内在重要因素。

2. 中医体质分型

进行体质辨识,首先要明确体质的分型。关于中医体质类型,从古至今有各种不同的分类。如中医学古代有二十五型分类。现代中医体质研究从临床应用角度出发,比较有代表性的有王琦九分法、匡调元的六分法、母国光的九分法、何裕民的六分法、田代华的十二分法、胡文俊的四分法等。

北京中医药大学王琦教授带领课题组经过 30 多年的努力,结合了形体结构、生理机能、心理特点等综合因素研究,提出了体质九分法,包括:平和质、气虚质、阳虚质、阴虚质、痰湿质、湿热质、瘀血质、气郁质、特禀质等 9 种基本类型。这种体质分类法现已为中医界广泛认同和应用。

在明确体质分类方法的基础上,以王琦教授为组长的 973 计划项目"基于因人制宜思想的中医体质理论基础研究"课题组编制了《中医 9 种基本体质分类量表》,并制定了《中医体质分类判定标准》(以下简称《标准》)。《标准》的填写以自评为主,由被测者按自己的主观感受进行填写,之后由专业人员对其得分予以转化、计算,最终判定出该被测者的体质类型。此标准现已被中华中医药学会认定为学会标准,并在全国范围内推广使用。

(三) 体质辨识在健康管理中的应用

1. 中医体质是实施个人健康管理的重要依据

健康管理不是泛泛的对整个人群提供同样的服务,而是通过健康评价对个体及人群进行筛选分类,然后根据其不同的健康问题和危险因素制定健康改善目标和干预措施,最终达到有效降低危险因素的目的。从健康到亚健康再到疾病,体质因素的影响不可忽视。各种偏颇体质是疾病发生、发展与转归的内在依据。临床上通过客观地评价个人的中医体质类型,可以更加全面地了解其健康状况,获得预测个人未来发病风险的资料;通过全面调整偏颇体质的方法,可以改善个人的健康水平,实现健康管理的目标。

2. 以中医体质辨识为基础的健康计划是健康管理的重要内容

健康计划是由健康学专家运用专业知识进行全面分析后,设计出的一整套安全、科学、有效的从治疗、保健、恢复等方面增进健康的方案。其目标是通过健康教育、预防和健康保护,帮助人们改变不良的生活方式(包括饮食、睡眠、嗜好等),以达到向理想的健康状态转移。按照中医体质学理论,根据四诊合参所收集的全面资料,对个人进行综合分析,辨定其体质类型。在此基础上,给出相应的中医健康改善计划(主要包括:中医辨体膳食(药膳)指导、情志调节指导、锻炼指导、生活方式调整指导等)。这对于改善个人健康水平,实现健康管理的目标,无疑具有重要的意义。

3. 中医体质辨识与现代健康管理思想的相融性

当今,医学模式已从生物医学模式向生物—社会—心理的整体医学模式转变,从以疾病为中心的群体医学向以人为中心的个体医学转变。人体生命过程中的特殊规律以及人群中个体差异性越来越多地受到关注。医学任务也将从以防病治病为主转向维护和增强健康,提高人的生命质量为主。而中医体质学作为生命科学范畴一部分,在注重调节人体整体机能的基础上,更加重视个体体质及个体之间的差异性,其以人为中心的模式与当今医学发展趋势相一致,今后中医体质辨识在健康管理中将会发挥越来越重要的作用。

4. 体质辨识为中医健康管理标准化探索提供了良好范例

"亿万苍生,九种体质,人各有质,体病相关;体质平和,健康之源,体质偏颇,百病之因。"中医体质辨识为中医体质与易发健康风险的宏观对应开辟了新的标准化途径,在此基础上综合运用中医"天人合一"的整体观、"体病相关、体质可分、体质可调"的中医体质学说理论和中医调理方案,可以实现"治未病"的中医健康管理目标。《中医体质分类判定标准》操作简单、方便理解、容易为使用者所接受,有助于中医药理论体系走近现代人生活,服务人民群众。

二、中医"治未病"学说

(一) 中医"治未病"的思想内涵

1. 中医"治未病"的起源与发展

中医"治未病"思想首见于《黄帝内经》,《素问·四气调神大论篇》谓:"圣人不治已病治未病,不治已乱治未乱,此之谓也。夫病已成而后药之,乱已成而后治之,譬如渴而穿井,斗而铸锥,不亦晚乎?"这段论述表明了治未病的重要性,同时也代表着"预防为主"的中医健康管理思想的雏形。

《黄帝内经》之后,历代名医无不重视治未病思想的传承与发展。

成书于东汉的《难经》对《黄帝内经》进行了补充和发挥,《难经·七十七难》:"所谓治未病者,见肝之病,则知肝当传之于脾,故先实其脾气,无令得受肝之邪。"阐述了治未病的内涵和意义;成书于东汉的《金匮要略》,在论治方面,重视预防和早期治疗;医圣张仲景运用五行乘侮规律开展"治未病"实践;华佗创编"五禽戏"是运动养生的具体体现;孙思邈将疾病划分为"未病"、"欲病"和"已病"三类,进一步发展了"治未病"思想。

金元时期学术争鸣,对治未病理论和方法更趋完善,如:宋《太平圣惠方》在治未病理论上重视食疗和药饵;《圣济总录》总结治未病理论重视未病先防,并强调气在防病中的作用;金·刘完素所撰的《素问·病机气宜保命集》和《素问·玄机原病式》重视精、气、神、形的调养,更注重和气;金·李杲的《脾胃论》在防治疾病上强调脾胃元气为根本,因而重视脾胃的调养;元朝的《格致余论》和《丹溪心法》在治未病方面,强调独重阴精,平时应该戒色欲、节饮食。

随着中医药学的发展,治未病理论在明清时期得到长足的发展。明·李梴《医学入门》认为治未病必须要精神内守,主张以理求静,寡欲以养心;明·龚廷贤《寿世保元》在治未病上重视调养体内脏腑,以恬脏腑调血脉宗旨;明·张景岳所撰写的《类经》、《景岳全书》强调气血对健康的重要性,劝告人们不可"其少壮何所不为",因为"人之常度有限,而情欲无穷;精气之生息有限,而耗损无穷";清·叶天士所撰写的《温热论》指出:"务在先安未受邪之地",体现了叶天士对于既病防变的深入研究。

2."未病"的含义

"未病"一词含义有四:其一,无病,即健康平衡稳态;这一层面的"未病"相当于身体、心里和社会适应能力三方面的健康状态。其二,病欲发而有先兆。"欲病"之说,源于唐代孙思邈《千金要方·论诊候第四》,书中记载:"古人善为医者,上医医未病之病,中医医欲病之病,下医医已病之病。"欲病之病,在外表上虽然有不适的症状表现,医生却不足以诊断为某一种疾病;欲病之人,常感全身不适,各项生理指标却未见异常,是人体处于未病与已病之间的状态,即疾病的前驱状态。欲病之人的身体状况与现代医学所说的亚健康状态一致。其三,既病防变,先安未受邪之地。《金匮要略·脏腑经络先后病脉证》:"夫治未病者,见肝之病,知肝传脾,当先实脾……余脏推此。"其四,病将愈,有可能出现的遗复。有些疾病通过治疗,邪去正复,渐趋康复。但此时调养不当,会出现复发或后遗症,《黄帝内经》即有"食复"、"劳复"的记载。

3."治未病"的含义

"治未病"的核心理念包括了以下3个层次的含义:一是未病先防——未病养生,防病于先。对于健康无病之人,《素问·上古天真论》中明确指出:"上古之人,其知道者,法于阴阳,和于术数,饮食有节,起居有常,不妄作劳,故能形与神俱,而尽终其天年,度百岁乃去。"同时认为:"虚贼邪风,避之有时,恬淡虚无,真气从之,精神内守,病安从来"明确提出,注重养生调摄、增强自身体质、提高人体正气,可以预防疾病的发生。二是既病防变——已病早治,防其传变。《金匮要略》所说的"见肝之病,知肝传脾,当先实脾";叶天士所强调的"先安未受邪之地"等,都是既病防变的体现。三是瘥后防复——瘥后调摄,防其复发。即针对未病之人、欲病之人、已病之人,分别采取固本培元、治本与固本并举,以及治标为先、治本为主、固本为根的干预措施,从而实现防病前"病"、防病中病、防病后病的目的。

(二)中医"治未病"思想与现代医学健康管理的相融性

1."预防为主"思想的相融

中医学将人体生命曲线公式总结为"未病—欲病—已病";根据疾病的发生、发展、转归趋势,现代医学对于生命曲线的公式可归纳为"健康—亚健康—疾病"。中医学"未病"理念实际上涵盖了现代医学的健康、亚健康和疾病状态,其出发点和归宿都落在"防"字上,与健康管理所主张的"预防为主"、"防患未然"有异曲同工之妙。

2."防治结合"思想的相融

中医"治未病"思想理论与西医的预防理论相比,更加重视内因与个体,重视情志因素的影响,强调天人合一,提倡防治一体,其"上医治未病,中医治欲病,下医治已病"的思想与现代医学防治结合理念不谋而合。

3. 操作层次的相融

有研究者将"上医治未病、中医治欲病、下医治已病"等同于预防医学中的三级预防"病因预防、临床前期预防、临床预防"。一级预防以养生保健为主,二级预防采用治疗干预措施,三级预防结合治疗和保健,注重病后调摄,恢复正气,促进康复。

4. 中医"治未病"理论体系与健康管理思想的相融

中医"治未病"的医学思想充分体现了健康管理理念。中医治未病的理念与健康管理变被动的疾病治疗为主动地管理健康的模式的主旨思想是相通的,中医治未病的过程就是对个体健康进行管理的过程;中医的治未病思想主张通过精神调摄、饮食、良好生活习惯、运动等方法,如"虚邪贼风,避之有时,精神内守,病安从来","应四时、慎起居、节饮食、调情志",来维护身体的阴阳平衡和健康状态。

(三) 中医"治未病"在健康管理中的应用

1."治未病"思想是中医健康管理的核心思想

在中医"治未病"思想的影响下,一个成体系的完善的中医健康管理应该是针对不同健康状态的人提供相应的分类管理。对于健康人群,也就是"未病之人",应用中医的"未病先防"思想结合具体的体质辨识情况,为健康的人群提供中医养生保健知识自主改善生活方式,形成健康行为的自觉性,达到固本培元的目的;同时对于亚健康、高危、康复的人群,提供中医健康咨询和传统的干预措施,提高个体或群体的健康体质,防"成病"的风险和"发病"的风险,达到"未病先防",降低医疗成本;对于疾病的人群协助就医,建立健康档案,体质判定并进行健康风险评估。根据未病之人、欲病之人、已病之人不同的健康状态,给予合理的中医健康管理系统,对个体进行干预、评估、长期跟踪。中医"治未病"的医学思想为健康管理提供了思想支撑和理论基础,充分体现了预防医学和个性化诊疗的健康管理理念,是中医健康管理的核心思想。

2."治未病"理论为中医健康管理提供了具体的干预方法

在中医"治未病"理论的指导下,历代医家积累了许多健康干预的具体方法和手段。综合起来,主要包括饮食、运动、心理、中医保健、药物等。

(1)饮食干预。中医文献中早就有关于膳食的记载,认为药膳有助于调理人体脏腑。《素问·藏气法时论》指出:"五谷为养,五果为助,五畜为益,五菜为充,气味合而服之,以补益精气。"同时提倡注意饮食宜忌,既要定时定量,不可过饥过饱,又要注意饮食卫生，不吃不洁、腐败的食物，还要避免饮食偏嗜。祖国医学完备膳食的观点与现代营养学所提倡的平衡膳食在科学性上也是相一致的。

（2）运动干预。中医学认为强健的身体有助预防疾病，《吕氏春秋》以"流水不腐、户枢不蠹，动也"为例，阐释了"形气亦然，形不动则精不流，精不流则气郁"的道理。中医学将此理论引入养生保健之中，认为锻炼形体并辅之以调息调神，可以促进气血流畅，使人肌肉筋骨强健，脏腑功能旺盛，从而实现动静互涵、形神共养，达到预防疾病、益寿延年的目的。如华佗将五禽戏传给其弟子吴普时，曾告诉他："以古之仙者为导引之事，熊经鹤顾，引挽腰体，诸动关节，以求难老。吾有一术，名五禽之戏：一曰虎，二曰鹿，三曰熊，四曰猿，五曰鸟。亦以除疾，兼利蹄足，以当导引。体有不快，起作一禽之戏，怡而汗出，因以著粉，身体轻便而欲食。"

（3）心理干预。中医理论重视情志因素的影响，认为情志不和是引发疾病的重要原因之一，强调道德修养的提高和性情的陶冶，提倡恬愉乐俗，正确对待外界因素的刺激，以保持身心健康；强调"先治其心，而后医其身"，在五行制约理论的基础上，根据脏腑之间相互依存和相互制约关系创建了情志相胜的心理治疗原则，即"悲胜怒、恐胜喜、怒胜思、喜胜忧、思胜恐"。历代医家将此原理运用于临床，获得了显著的疗效。

（4）中医保健。中医成熟完善的理疗手段与手法，如按摩、针灸、保健推拿等，以其简单、便利、快捷、廉价等诸多优势，广泛应用于养生防病当中，发挥着极为重要的作用。《灵枢·九针论第七十八》认为，对于不同的"形"病，"形乐志苦，病生于脉，治之以灸刺形苦志乐；病生于筋，治之以熨引形乐志乐；病生于肉，治之以针石形苦志苦；病生于咽喝，治之以甘药形数惊恐，筋脉不通；病生于不仁，治之以按摩醪药。"

（5）药物干预。数千年的中医药种植和使用经验，奠定了中医学在治病、防病等方面的优势和特色。《灵枢·邪气脏腑病形第四》指出："诸小者，阴阳形气俱不足，勿取以针，而调以甘药也。"对于体质偏差较大和体弱多病者，应根据患者的阴阳气血的偏颇而选用有针对性的药物，长期服用以平调阴阳。

三、中医养生学

（一）中医养生的思想内涵

1. 中医养生学概述

"养生"一词最早见于《庄子·内篇》。所谓生，就是生命、生存、生长之意；所谓养，即保养、调养、培养、补养、护养之意。养生是通过养精神、调饮食、练形体、慎房事、适寒温等各种方法去实现的，是一种综合性的强身益寿活动。养生的理论与方法亦称之为"养生之道"。《素问·上古天真论》说："上古之人，其知道者，法于阴阳,和于术数,食饮有节,起居有常,不妄作劳,故能形与神俱,而尽终其天年,度百岁乃去。"此中所言之"道",就是养生之道。

中医养生学是中医关于人体生命养护的理论、原则、经验和方法的知识体系,是在中医理论的指导下,探索和研究中国传统颐养身心、增强体质、预防疾病、延年益寿的理论和方法,并用这种理论和方法指导人们保健活动的实用科学。

中医养生学是一个系统完整的知识体系,它包括有智慧前瞻的养生理论、多元独特的养生技法、自然广博的养生资源、底蕴深厚的养生文化等,而这个体系的核心精髓就是来源于中国古代哲学的传统养生理念——中医养生理念。

中医养生理念在历代养生学家的不断实践和应用中得到较大的发展和完善。综合历代文献中涉及养生文化的记载,归纳而言之,中医养生理念实则为"三观"理念,即"天人相应"的自然观、"辨体施养"的个性观、"阴平阳秘"的平衡观。在这"三观"理念的影响下,古代医家在长期医疗保健的实践中,逐步创立并完善了一整套中医养生理论。例如:"春夏养阳、秋冬养阴"的四季养生理论;"顺时而养"的昼夜调摄理论;"未病先防、已病防变、瘥后防复"的"上工治未病"理论;"五谷为养、五果为助、五畜为益、五菜为充,气味和而服之"的饮食均衡理论;"恬淡虚无,真气从之,精神内守,病安从来"的形神共养理论;亦动亦静、动静互涵的运动养生理论以及现代创立的"体质分类"理论等诸方面。形成了一个广泛涉及人们生活起居、饮食、精神、运动等全面系统的理论体系。

2. 中医养生学的特点

(1)以中医理论为指导。中医养生以"人与天地相参"、"顺应自然"、"形神合一"等中医学理论为基础,特别强调人与自然环境及社会环境的协调,讲究体内气化升降及心理与生理的协调一致,协调平衡是其核心思想。

(2)以"治未病"为根本目的。中医养生是通过各种养生方法来颐养天命,增强体质,预防疾病,从而达到延年益寿的一种医事活动,可见中医养生是为了预防疾病的发生及发展,养生的过程就是对健康的自我管理,因此中医养生是中医"治未病"的基础工作和根本出发点。

(3)以综合施养为原则。针对不同个体和不同方面采取多种调养方法,内调外养相结合,扶正祛邪,中医养生所包括的饮食养生、精神养生、运动养生、环境养生等均与提高和改善人们生活质量密切相关。

(4)体现个性化理念。中医养生讲究因时、因地、因人而异,即要因不同体质、不同季节、不同时间、不同地区而采取不同的养生方法,只有这样,才能取得事半功倍的效果,这是中医养生中最具时代特征的特点,也是中医养生独具强大生命力的原因所在。

(5)具有普适性。中医养生方法简廉易行,且不论男女老幼,不分国别种族,都可以从中医养生学中获取自我管理生命的经验借鉴。

(二) 中医养生学与健康管理

1. 中医养生学充分体现了预防为主的健康管理理念

现代医学健康管理主要通过控制人们生活方式中的健康危险因素和行为，来有效降低危险因素，达到维护人们健康的目的。而中医养生是中医"治未病"的基础工作和根本出发点，其以"防"作为其核心，充分体现了"预防为主"的先进理念，强调应重视疾病的早期诊断治疗，及早发现，及时治疗，从而达到"治未病"的目的。

2. 中医养生学充分体现了以人为本的健康管理理念

中医养生在"整体观念"、"辨证论治"理论指导下，其"不治已病治未病"、"因时、因地、因人制宜"等养生思想更多地体现出自我疗法、整体疗法，可充分调动机体潜力，重视精神诱导等以人为本的优势。

3. 中医养生学为健康管理提供了应用支撑

中医养生学在中医理论指导下，确立了形神共养、协调阴阳、顺应自然、饮食调养、谨慎起居、和调脏腑、通畅经络、节欲保精、益气调息、动静适宜等一系列的养生原则，使养生活动有章可循、有法可依。如饮食养生强调食养、食节、食忌、食禁等，药物保健则注意药养、药治、药忌、药禁等。运动养生更是功种繁多，动功如太极拳、八段锦、易筋经等，静功如内养功、强壮功、意气功等。而中医对于目前化学药品的毒副反应、药源性疾病、疾病谱的改变、医源性疾病的日益增多，以及新发流行性、传染性疾病的不断出现的现状有着更好的资源优势。

(三) 中医养生学说在健康管理中的应用

中医的养生方法，《灵枢·病传第四十二》提出了"有导引行气、乔摩、灸、熨、刺、炳、饮药"等方法。在健康管理的实践中，祖国医学发挥中医药"简、便、廉、验"的特点，通过调摄情志、起居调摄、辨体施膳、辨体养神、运动养生、经络养生等具体干预手段，从源头上防止或延缓疾病的发生与恶化，有效节约了卫生资源。

1. 调摄情志，修身养性

养生当中，最重要的是养心，"一生淡泊养心机"。人有喜、怒、哀、乐、悲、恐、惊等七种情志，情志能够影响脏腑气血的功能活动，促使疾病痊愈或导致疾病加重。精神乐观，情志畅达，脏气和调，就能增强抗病能力，防止疾病发生。反之，情志的超常变化（如过怒、过喜、过悲等），就会损伤内脏（怒伤肝、喜伤心、思伤脾、忧伤肺、恐伤肾），使气机逆乱，阴阳失调，气血不和，而发病或加重病情。所以，调摄情志，修身养性，保持乐观的精神、开朗的性格、豁达的胸怀和良好的心情，是防止疾病发生或加重的重要条件。"常观天下之人，凡气之温和者寿，质之慈良者寿，量之宽宏者寿，言之简默者寿。盖四者，仁之端也，故曰仁者寿"。

2. 和于阴阳，顺应四时

"阴阳者，天地之道也。"《内经》认识到阴阳是万物变化的根本，强调人的起居、饮食、劳逸以及精神活动等，均应顺应四时气候的变化，适合自然规律，遵从春生、夏长、秋收、冬藏之机，使气血周流不息，阴阳平和，生机旺盛。才能达到养生防病的目的。

3. 起居有常，劳逸适度

起居有常指生活要有正常良好的规律，顺应规律起居和生活，就能保持健康少病，精力充沛，益寿延年。《素问·四气调神大论》指出：卧起有四时早晚之分，安居要有规律，要求人们做到"春三月，夜卧早起，广步于庭"；"夏三月，夜卧早起，无厌于日"；"秋三月，早卧早起，与鸡俱兴"；"冬三月，早卧晚起，必待日光"。《千金要方·养性第一》亦云："是以善摄生者，卧起有四时之早晚，兴居有至和之常制"。反之，若"起居无节"、"以妄为常"，则会耗伤人体正气，诱发疾病。

适当的运动，能促进气血流通，增强生命活力。正常的睡眠和休息，可以保养精、气、神，恢复体力和脑力。《养性延命录》曰："养性之道，莫久行、久坐、久卧、久视、久听……此所谓能中和。能中和者，必久寿也。"如果劳或逸太过，超过了一定限度，就会损伤脏腑精气，削弱机体抗病能力，导致疾病发生。正如华佗所说："人体欲得劳动，但不当使极耳"。所以，人们在生活起居和劳动休息时，必须有一定的规律和适当的限度，这对保护身体、增强体质、预防疾病具有重要作用。

逸适度还应包括节房事，房劳养生是古代养生家十分强调的一个原则。《洞玄子》《素女经》等是研究"房中术"的书籍，讲究阴阳和谐，并强调欲不可早，不可过度。孔子在《论语·季氏》中提出"少之时，血气未定，戒之在色"。即告诫人们青少年时，身心发育成熟，不可恋色早婚，不可快情纵欲。张仲景亦提出"房室勿令竭乏"。华佗认为"色欲过度则伤肾，起居过度则伤肝"。若起居无节，酒色过度，可损伤人体正气，导致各种疾病。

4. 饮食调理，以资气血

饮食五味是人类赖以生存的基本条件，是五脏气血的本源。《素问·脏气法时论》云："五谷为养，五果为助，五畜为益，五菜为充，气味合而服之，以补精益气"。食疗在我国有着悠久的历史，《周礼·天官》记载有"食医"，专门讲究饮食养生。古代文献最多记载为食治，宜食忌食。如《金匮要略》中分篇列举了禽兽虫鱼禁忌和果实菜谷禁忌，指出"凡饮食滋味，以养于生，食之有妨，反能为害"，"所食之味，有与病相宜，有与身为苦，若得宜则益体，害则成疾"。同时提出了具体的饮食养生措施："春不食肝，夏不食心，秋不食肺，冬不食肾，四季不食脾。"孙思邈在著作中列出食养、食疗食物154种，指出"夏六十二日，省苦增辛，以养肺气"；"秋气燥，宜食麻以润其燥，禁寒饮"。同时亦提出了"安身之本，必资于食，是故食能排邪而安脏腑，悦神爽志以资气血,若能用食平疴,释情遣疾者,可谓良工"。也就是说,食物为人体的滋养作用,本身就是最重要的增进健康、益寿延年的途径。合理安排饮食,可保证机体的营养,使五脏功能旺盛,气血充实,提高适应自然界变化的应变能力,增强抵御外邪的力量。

5. 养生方药,防病祛邪

在养生方药方面,古人积累和总结出一些行之有效的方法和经验。两千多年前,人们就用焚香、佩香囊、香枕、药物沐浴及服药等方法预防多种传染病。唐代孙思邈十分重视通过药物内服来强身防病。在其著作《千金要方》里,不仅记载了根据时令服食药物的防病方法,同时还载有内服外施的辟疫防病之方。自唐以后,在内服药物方面,医家大多从健脾固肾、补养精血入手,研究药物的防病、健身、增寿抗老之方,或从固护肌表入手,研究御邪防病之法。元代滑寿在其《麻疹全书》中主张在麻疹流行季节应用消毒保婴丹、代天宣化丸等来防患于未然的方法,是用药物进行疾病预防的明确记载。又如《石室秘录》记载,春服迎春汤,夏服养夏汤,秋服润秋汤,冬服温冬饮。四时服药防病,主要是每逢节气来临之时,预先调整机体,使之与外界季节气候变化适应,达到强身防病之目的。

6. 养生锻炼,通调气血

养生锻炼,在我国起源甚早。《老子》说"专气致柔,能婴儿乎",很可能是论气功的最早的出处。马王堆出土医书帛画导引图,已是养生锻炼比较成熟后的产物。在运动养生方面,著名医家和养生家华佗说:"人体欲得劳动,但不当使极耳。动摇则谷气得消,血脉流通,病不得生。譬犹户枢不朽是也。"基于这个观点,华佗编创了"五禽戏"。此后,医家整理出了易筋经、八段锦和太极拳等,使筋骨关节得到适度活动,促进机体精气血脉流通,达到内以养生、外以却邪的效果。

7. 按摩针灸,强身壮体

按摩针灸用于防病延年,在古代养生措施方面占有重要地位。《古今医统大全·摄生要义》云:"按摩者,开关利气之道,自外而达内者也,故医家行之,以佐宣通。而摄生者,贵之以泄壅滞",可见按摩可以起到通利关节、强身健体的养生目的。针灸治未病,即所谓的"逆针灸",即在无病或疾病发生之前选择一定的时机,应用针灸方法激发经络之气,以增强机体的抵抗力,防止疾病的发生、减轻疾病的损害程度或保健延年。《素问·刺热篇》曰:"肝热病者,左颊先赤。心热病者,颜先赤。脾热病者,鼻先赤。肺热病者,右颊先赤。肾热病者,颐先赤。病虽未发,见赤色者刺之,名曰治未病"。明代针灸大家杨继洲在《针灸大成·治症总要》论中风云:"但未中风之时,必不时足胫上发酸重麻,良久方解,从将中风之候也,便宜急灸三里、绝骨四处……常令二足有灸疮为妙。"对预防脑血管疾病有一定的指导意义,并且提出:"有性畏针者,逐以手指于肾俞行补泻之"。更加把针灸治未病的思想家庭化,以手代针点穴,为针灸防病益寿奠定了大众化基础。

第二节　中医健康管理实践

一、开展中医预防保健服务体系建设的背景

国家中医药管理局于 2007 年启动了中医"治未病"健康工程,开始了中医公共卫生服务体系建设的探索,希望通过多年的努力在全国构建起比较完善的中医预防保健服务体系,通过构建中医特色的预防保健服务体系实现"治未病"思想与健康管理理念的完美融合,形成科学的现代中医健康管理体系。

(一) 公共卫生与健康管理的关系

健康管理是一个较新的提法,尚缺乏国内外权威的定义。借鉴美国的经验,国内学者在《健康管理师培训教材》中将其描述为对个人或人群的健康危险因素进行全面监测、分析、评估以及预测,并进行计划、预防和控制的全过程。其核心是找出隐藏在人群中可能引起疾病的危险因素,并加以预防或解决。

与健康管理相比,公共卫生则有着非常广泛的内涵和外延,比如个人的卫生习惯、环境卫生、室内卫生、传染病的监测与控制等。WHO 在《WTO 与公共卫生协议案》中对一个完整的公共卫生体系解释为传染病的控制、食品的安全、烟草的控制、药品和疫苗的可得性、环境卫生、健康教育与促进、食品保障与营养,以及卫生服务 8 个大类。其防治重点是传染病、寄生虫病、地方病以及慢性非传染性疾病等,人群重点是职业人群、妇女、儿童、青少年以及老年人等,主要手段是健康教育、健康政策干预等。

健康管理的系统建设是疾病预防控制体系工作的基础内容之一,以健康危险因素为核心的健康管理内容,实质上是针对重点人群所采取的众多疾病预防和控制活动的一个大类。目前,健康管理的应用范畴主要是慢性非传染性疾病的防治与管理,而公共卫生关注的重点则是传染病和流行病的防治。

(二) 中医预防保健服务体系建设的必要性及现实意义

公共卫生是随着人类与疾病斗争而不断完善起来的学科,在早期往往带着宗教和超自然观的烙印,但当时的一些规定、实践活动的确对预防疾病、保障公众。

卫生安全起了积极的作用。国外如古希腊、古罗马、古埃及人分别建立的清洁饮水系统;古罗马人对职业病的发现和预防;市场清洁制度(佛罗伦萨)、传染病报告和隔离制度(黑死病、天花等)等。我国类似的实践也很多,最早如"殷人洒扫火燎防疫图"、殷墟等夏商遗迹中发现的完善排水系统;春秋战国时期提出的养生和

食疗概念、秦汉导引术的发明及推广、晋代传染病隔离区的使用及疟疾的防治、明代人痘法预防天花等。

但祖国医学在公共卫生领域最大贡献在于其形成了一套完善、至今仍有指导意义的预防保健理论和实践体系。中医药的理论精髓是"人与自然的平衡"以及"未病先防"的预防保健理念,提倡了以合理生活方式、精神状态来避免疾病的发生,而"治未病"理念尤能体现其核心价值,该理念经历代医家的不断完善和补充,目前已经形成完整的理论体系和诊疗措施,可以概括为"未病先防、既病早治、已病防变、瘥后防复",在病前、病中、病后均体现了"预防保健"的概念。这与西医学的最新"生理、心理、社会、环境相结合的新医学模式"有着紧密的契合。

多年来,我国着力于开展公共卫生服务体系建设和改革。2003 年原卫生部确定了中国公共卫生体系建设的总体目标:建立健全我国突发公共卫生事件应急处理体系、疾病预防控制体系和卫生监督体系;完善农村初级卫生保健体系、城市基本医疗服务体系、卫生科普宣传体系和财政经费保障体系。2009 年 7 月我国正式启动国家基本公共卫生服务项目,这标志着宏观层面的全民公共卫生运动正式展开。

目前,我国公共卫生服务组织体系由履行卫生服务职能的政府部门和直接提供卫生服务的国有卫生事业单位构成。该体系有利于减少环境对人群健康的不良影响,促进人们维护和改善自身健康;加强卫生服务的保证,有效保证卫生服务质量、公平性、安全性。但该体系本身也存在一些不足,如:公共卫生支出明显不足、卫生资源分布不均、广大居民自我保健意识淡薄等问题;与此同时,我国传统西医预防保健服务体系已无法满足人们对越来越高的预防保健服务需求;而且严重急性呼吸道传染病(SARS)疫情、人禽流感疫情、艾滋病(AIDS)等新发传染病不断涌现,对现有的公共卫生的体系形成挑战。

因此,2007 年时任国务院副总理的吴仪在全国中医药工作会议发表重要讲话,提出"治未病"预防保健理念,国家开展了中医公共卫生服务体系建设的探索。中医公共卫生服务项目一般也称为中医预防保健服务项目、中医养生保健项目,一些官方新闻或文件也成为中医"治未病"项目。其主要概念就是在政府主导下,运用中医药传统方法,比如养生保健(比如药膳、中药茶饮、穴位按摩等),调整情绪、饮食、生活方式等,在疾病未发生前、或者疾病缓解期,防止疾病发生、发展,维护健康的方法。

开展中医"治未病"健康管理服务,充分发挥中医药在基本公共卫生服务中的优势和作用,是促进基本公共卫生服务逐步均等化的重要内容,也是传播中医"治未病"理念、传授中医药养生保健知识和技术方法、传承中医药文化的有效途径,对于提高人民健康水平具有十分重要的意义。

（三）中医药政策支持保障

1. 积极扩大中医药服务政策

2002 年,卫生部等七部门在《中国农村初级卫生保健发展纲要（2001—2010）年》中提出中医药参与农村初级卫生保健的政策。2004 年国务院办公厅批转卫生部等十部门《关于进一步做好新型农村合作医疗试点工作指导意见的通知》中,对中医药参与合作医疗作出了政策规定,与此同时还制定了中医药社区卫生服务和参与公共卫生服务等政策:一是中医药参与农村初级卫生保健。充分利用中医药资源,发挥中医特点与优势,不断提高农村基层的服务水平,在农村卫生技术人员中加强中医药知识和技能培训,推广中医药适宜技术。二是中医药参与合作医疗。在合作医疗中,充分发挥中医药作用和优势,重视和加强中医药和民族医药的应用,将符合条件的中医药医疗机构列为定点机构,将适宜的中药和中医药治疗项目列入合作医疗基本药品和诊疗目录。三是中医药参与社区卫生服务。在城市社区卫生服务网络建设中,充分利用中医药资源,健全中医药服务网络,完善中医药服务功能,提高中医药服务能力。四是中医药参与公共卫生。中医药要积极参与传染病的预防与控制,加强中医药应急建设和管理、积极参与艾滋病等重大传染病防治。

2. 中医药预防保健政策

近年来国家中医药管理局颁布了一系列积极实施中医药预防保健的措施。国务院 2009 年《关于扶持和促进中医药事业发展的若干意见》中,强调要发展中医预防保健。一是积极发展中医预防保健服务。充分发挥中医药预防保健特色优势,将中医药纳入公共卫生服务项目。在疾病的预防控制中积极运用中医药方法和技术。二是加快建设中医药预防保健服务体系。要以现有医疗卫生服务机构为主要依托,各级中医院和有条件的综合医院都设立中医药预防保健科室即治未病中心。社区卫生服务中心和乡镇卫生院也应开展中医药预防保健服务。鼓励社会力量兴办中医药预防保健服务机构。三是加强中医药预防保健队伍建设。鼓励中医执业医师提供预防保健服务,培养一批中医预防保健医师队伍和职业技能人员,建立完善执业医师与职业技能人员相结合的中医预防保健服务技术人员结构体系。四是健全完善中医预防保健服务保障措施。加强政府引导,积极运用市场机制,整合各方面资源,形成发展中医预防保健的合力。要加强领导,科学规划,合理布局,增加投入力度,加强行业管理,加强督促检查。

3. 中医"治未病"的方法和技术纳入国家基本公共卫生服务项目

2009 年 5 月出台的《国家基本公共卫生服务规范》中,要求提供 6 个方面的中医药服务,包括:运用中医理论知识对城乡居民开展养生保健知识宣教等中医健康教育;运用中医药方法在饮食起居、食疗药膳等方面给居民开展孕期、哺乳期保健服务;应用中医药方法开展高血压患者健康管理服务,为老年人提供养生保健、疾病防治等健康指导等。

2011年4月出台的《国家基本公共卫生服务规范》中,明确了11项国家基本公共卫生服务项目中有7项要求有中医药服务内容,包括:居民健康档案、健康教育、0～6岁儿童健康管理、孕产妇健康管理、老年人健康管理、2型糖尿病患者健康管理、高血压患者健康管理。

2012年6月,"治未病"预防保健服务试点单位第7次工作会议发布《区域中医预防保健服务工作指南(讨论稿)》,国家中医药管理局提出区域卫生行政部门应将中医预防保健服务纳入基本公共卫生服务范围,并加大投入,其中中医预防保健服务经费占基本公共卫生总费用的10%及以上,区域中医医院应设立"治未病"科室(中心),作为医院的一级临床科室。这意味着国家已经正式将"治未病"预防保健工作纳入"医疗－医保－医药"的改革体系。"治未病"健康工程为中医"治未病"健康管理的发展提供了有力的政策支持,是中国特色健康管理体系构建的指挥棒。

2013年我国人均基本公共卫生服务经费补助标准由每年25元提高至30元,在扩大部分项目服务范围、提高部分项目补助标准的同时,增加了中医药健康管理服务项目。2013年7月31日,国家卫生和计划生育委员会、国家中医药管理局联合印发了《中医药健康管理服务规范》,要求2013年在基本公共卫生服务项目中增加中医药健康管理服务项目。

4. 中医预防保健(治未病)服务科技创新纲要(2013—2020年)

为贯彻落实《国务院关于扶持和促进中医药事业发展的若干意见》精神,加强中医预防保健(治未病)服务科技创新,支撑和引领中医预防保健(治未病)服务进一步科学规范和健康发展,国家中医药管理局组织制定了《中医预防保健(治未病)服务科技创新纲要(2013—2020年)》,于2013年3月25日发布。

《纲要》提出到2020年末,系统整理和诠释中医预防保健(治未病)理论,建立理论体系框架;优化集成一批效果明确、经济实用的中医预防保健方法和技术;建立相对系统的中医预防保健服务标准和规范;完善中医预防保健服务业态和服务模式;初步形成中医预防保健(治未病)服务科技创新体系,持续推动中医预防保健服务发展。

《纲要》明确把满足人民群众对中医预防保健服务的需求作为出发点和落脚点,以理论提升为基础,技术集成为核心,效果评价为抓手,服务应用为重点,案例示范为引导,机制创新为保障,为提高中医预防保健学术水平和服务能力提供科技支撑。

二、中医健康管理的实践及取得的成效

(一)"治未病"健康工程的实施

为认真贯彻党的十七大提出的提高全民健康水平的战略部署,落实吴仪副总理关于开展医治未病工作的指示精神,充分发挥中医治未病的特色和优势,国家中医药管理局决定在全国实施治未病健康工程。其目标是:努力构建中医特色明显、技术适宜、形式多样、服务规范的预保健服务体系。其目的是:不断提高中医预防保健服务能力和水平,满足人民群众日益增长的多层次多样化的中医预防保健服务需求。其载体是:以国家中医药管理局已经确定的治未病预防保健服务试点单位为主体,并根据发展要求和条件基础,在严格把关指导下,逐步扩大试点单位。其模式是:积极探索和完善以治未病理念为指导,融健康文化、健康管理、健康保险为一体的健康保障服务模式,通称 KY3H 健康保障服务模式,积极创新治未病服务内容和方法以及规范技术方案、完善评价体系。其机制是:积极探索治未病政府引导、市场主导、多方参与的运行机制,以及治未患者才培养机制、科技创新机制、文化传播机制等。

2007 年 11 月 29 日,时任副总理的吴仪亲自参加国家中医药管理局在广州召开的"中医中药中国行暨治未病健康工程启动仪式"并宣布"工程"正式启动,全国"治未病健康工程"的正式启动。这一工程的正式实施,标志着中国政府正式将中医纳入保障全民健康的医疗服务体系之中。2008 年 1 月,"治未病健康工程"在上海市正式启动。同年 8 月国家中医药管理局出台了《"治未病"健康工程实施方案(2008—2010 年)》。

自 2007 年"治未病健康工程"试点以来,"治未病健康工程"在全国先后确定了四批 173 所中医预防保健服务试点单位,涵盖了各种类型医疗机构。先从点开始,逐步向片推进;经过六年的试点,至 2013 年已经形成了"治未病"工作的总体思路和方法。下阶段将逐步把点变成区,计划在整个地区通过几年时间把区域的体系框架勾勒出来,然后再扩,由片到面,经过若干年之后,形成富有中医特色的预防保健服务体系的雏形。

(二)中医预防保健服务体系的平台构建

通过试点,初步构建了中医预防保健服务体系的四个平台。

1. 服务提供平台

(1) 医疗卫生机构,包括以中医院为主的医疗卫生机构和社区卫生服务机构、妇幼保健院、CDC、精神卫生中心、疗养院等其他的医疗卫生机构。选择了很多单位进行试点,探索在这些机构中如何开展"治未病"工作。通过试点,制定了如何在

这些机构开展"治未病"工作的指南,目前形成的指南有几个:一是 2013 年 1 月 5 日国家中医药管理局印发《中医医院"治未病"科建设与管理指南(试行)》,对治未病科的基本条件、人员队伍及服务技术等进行了规范。二是基层医疗卫生机构,包括社区和农村,如何开展"治未病"工作的指南。三是形成了其他医疗卫生机构开展"治未病"工作的指南,目前这些指南正在试点单位试用。

(2) 社会、企业性质的机构,比如养生堂等。对于这部分机构,中管局选择了 23 个地区开展了为期 3 年多的试点。这些试点地区按照一个标准去对非医疗性质的养生堂等机构进行了摸底,并且开展了对这些机构的培训和引导。有一些试点地区已经开始对这些机构以学会的名义和工商部门联合给他们颁发这方面的牌匾。因为国家中医药管理局目前对这种机构还没有准入权,没有上位法授权,所以这项工作目前的规范管理(管理模式)还是由中管局和工商部门共同来做,中管局出标准,工商部门进行准入,行业学会发标识性的牌匾。

2. 服务技术支撑建设

(1) 技术标准及规范。国家中管局构建中医药预防保健服务体系的步骤,前期初步计划是两个阶段。第一阶段(2008—2012 年):选择设点单位进行试点;第二阶段(2013—2017 年):总结试点工作,在前几年探索工作的基础上形成指南、路径、技术方案等。目前已经进入第二阶段,一些指南、技术规范等陆续完成,正式出台的有:

国家中管局委托相关的技术部门制定了 8 项中医养生保健技术规范并于 2010 年 12 月 23 日通过中华中医药学会发布。本批规范包括《脊柱推拿》、《全身推拿》、《少儿推拿》、《膏方》、《砭术》、《艾灸》、《药酒》、《穴位贴敷》共八类,该规范科学严谨、简明实用、可操作性强,符合法规和法律要求,具有指导性、普遍性及可参照性,对于规范养生保健从业人员的技术操作、提高中医养生保健技术操作水平具有重要指导意义。

2011 年 5 月卫生部《国家基本公共卫生服务技术规范(2011 版)》出台,其中由中医药和公共卫生服务专家共同起草的中医健康管理技术规范作为专门的章节列出,包括 5 项内容,即:《0~6 岁儿童中医健康管理技术规范》、《孕产妇中医健康管理技术规范》、《老年人中医健康管理技术规范》、《高血压患者中医健康管理技术规范》、《2 型糖尿病中医健康管理技术规范》。

2013 年 8 月国家卫生计生委、国家中医药管理局出台《中医药健康管理服务规范》,规范要求 2013 年在基本公共卫生服务项目中增加中医药健康管理服务项目,每年为老年人提供中医药健康管理服务,同时在儿童不同月龄段对家长进行儿童中医药健康指导。即开展中医药健康管理服务的乡镇卫生院、村卫生室和社区卫生服务中心(站)每年应为 65 岁及以上老年人提供一次中医药健康管理服务,在中医体质辨识的基础上对不同体质老年人从情志调摄、饮食调养、起居调摄、运动保健、穴位保健等方面进行相应的中医药保健指导；对辖区内居住的 0～36 个月龄儿童，应向家长提供儿童中医饮食调养、起居活动指导，并在儿童 6 月龄、12 月龄时给家长传授摩腹和捏脊方法，在 18 月龄、24 月龄时传授按揉迎香穴、足三里穴的方法，在 30 月龄、36 月龄时传授按揉四神聪穴的方法。通过实施中医药健康管理，对老年人健康状况进行中医体质分类，并根据不同体质给予中医药保健指导，可以有效改善其健康状况；通过对家长进行儿童中医饮食调养、起居生活等指导，传授常用穴位按揉、摩腹、捏脊等中医保健方法，可以改善儿童健康状况、促进儿童生长发育，更好地发挥中医药在维护健康、预防疾病中的作用。

（2）组织专家筛选研发中医健康评估及体质辨识等方面设备。

（3）鼓励一些企业和社会组织积极开发中医养生保健的产品。

3. 人才队伍建设

（1）中医医生：鼓励一部分参与其中，做体质辨识、开膏方、做干预方案。

（2）工人：即职业技能型人才。中管局研究提出了中医预防保健调理师的标准，开展了中医预防保健调理师培训及考试试点工作，中医预防保健调理师的试点，和人保部的技能人才有所不同，其分类比较细，刮痧师、足疗师，调理师，现在已经开始了为期一年的试点。

这两类人的分工，医生主要是动脑，咨询指导，工人类主要是动手操作，包括仪器的操作。

4. 政策保障建设

把有效的中医"治未病"的方法和技术纳入国家公共卫生服务项目，各地也积极探索"治未病"服务在项目收费及价格等方面的政策研究。

（三）中医健康管理模式

开展中医健康管理是一种新的健康保障服务，没有现成的模式可以借鉴，目前也尚未形成统一的中医健康管理模式。

（四）具体应用

在中医健康管理的实践中，有关健康养生和当前高发慢性病有关病症的防治研究较多。随着各种高发慢性病对人类健康威胁的不断加大，预防发病以及发病后的治疗可充分发挥"治未病"的优势。

第十二章　健康保险学

第一节　概　述

一、健康

(一) 健康概念的发展

健康的英文是 Wellness,健康状况/状态的英文是 Health。在一些词典中,"健康"通常被简单定义为"机体处于正常运作状态,没有疾病"。如在《辞海》中健康的概念是:"人体各器官系统发育良好、功能正常、体质健壮、精力充沛并具有良好劳动效能的状态。通常用人体测量、体格检查和各种生理指标来衡量。"这种提法要比"健康就是没有病"完善些,但仍然是把人作为生物有机体来对待。因为它虽然提出了"劳动效能"这一概念,但仍未把人当作社会人来对待。

《简明不列颠百科全书》1987 年中文版的定义是:"健康,使个体能长时期地适应环境的身体、情绪、精神及社交方面的能力。""疾病,是以产生症状或体征的异常生理或心理状态",是"人体在致病因素的影响下,器官组织的形态,功能偏离正常标准的状态"。"健康可用可测量的数值(如身高、体重、体温、脉搏、血压、视力等)来衡量,但其标准很难掌握。"这一概念虽然在定义中提到心理因素,但在测量和疾病分类方面没有具体内容。

(二) 现代健康概念

1946 年世界卫生组织(WHO)成立时在它的宪章中所提到的健康概念应该是标准概念:"健康乃是一种在身体上,心理上和社会上的完满状态,而不仅仅是没有疾病和虚弱的状态。"(Health is a state of complete physical, mental and social well-being and not merely the absence of disease or infirmity. WHO 1948)世界卫生组织关于健康的这一定义,把人的健康从生物学的意义,扩展到了精神和社会关系(社会相互影响的质量)两个方面的健康状态,把人的身心、家庭和社会生活的健康状态均包括在内,无疑是最权威和全面的描述。

现代健康的含义是多元的、广泛的和深层次的,包括生理、心理和社会适应性3 个方面,其中社会适应性归根结底取决于生理和心理素质状况。心理健康是身体健康的精神支柱,身体健康又是心理健康物质基础。良好的情绪状态可以使生理功能处于最佳状态,反之则会降低或破坏某种功能而引起疾病。身体状况改变可能带来相应的心理问题,生理上的缺陷、疾病,往往会使人产生烦恼、焦躁、忧虑、抑郁等不良情绪,导致各种不正常的心理状态。

二、健康风险

一般说,健康风险(Health Risk Factors)是能引起身心疾病的所有因素。风险因素的作用过程可分为 6 个阶段:

1. 无风险阶段

在这一阶段人们的周围环境和行为生活方式中不存在风险因素,预防措施是保持良好的生产生活环境和健康生活方式。通过健康教育使人们认识风险因素的有害影响,防止可能出现风险因素。

2. 出现风险因素

随着年龄增加和环境改变,在人们的生产、生活环境中出现了风险因素,由于作用时间短暂及程度轻微,风险因素并没有产生明显危害,或者对人体危害作用还不易被检出。

3. 致病因素出现

随着风险因素数量增加及作用时间延长,风险因素转化为致病因素对机体产生危害的作用逐渐显现。这一时期人们处在可能发生疾病的风险阶段,由于机体防御机制的作用以及致病因素的弱化,疾病尚不足以形成。

4. 症状出现

这一阶段疾病已经形成,症状开始出现,疾病已经形成可逆的形态功能损害,用生理生化的诊断手段可以发现异常的变化。

5. 体征出现

症状和体征可能并行或程度不一地先后出现。患者发现形态或功能障碍,患者因症状和体征明显而主动就医,即使停止风险因素的继续作用,一般不易改变病程。

6. 劳动力丧失

劳动力丧失是疾病自然发展进程的最后阶段。由于症状加剧,病程继续发展,丧失生活和劳动能力。这个阶段的主要措施是康复治疗。

三、健康管理

(一)健康管理的概念

健康管理是指对个体和群体的健康进行全面监测、分析、评估、提供健康咨询和指导以及对健康危险因素进行干预的全过程。其宗旨是调动个体、群体及整个社会的积极性,有效地利用有限的资源来达到最大的健康效果。健康管理的具体做法就是为个体和群体(包括政府)提供有针对性的科学健康信息并创造条件采取行动来改善健康。

(二) 健康管理的发展

健康管理是 20 世纪 50 年代末最先在美国提出的概念(Managed Care),其核心内容医疗保险机构通过对其医疗保险客户(包括疾病患者或高危人群)开展系统的健康管理,达到有效控制疾病的发生或发展,显著降低出险概率和实际医疗支出,从而减少医疗保险赔付损失的目的。美国最初的健康管理(Managed Care)概念还包括医疗保险机构和医疗机构之间签订最经济适用处方协议,以保证医疗保险客户可以享受到较低的医疗费用,从而减轻医疗保险公司的赔付负担。

(三) 健康管理流程

1. 健康状况的信息采集

这一流程即寻找、发现健康危险因素的过程。信息采集的途径包括日常生活调查、正常体检(健康体检)和因病检查等方式。采集的信息中既有患者的年龄、性别、身高、体重等基本情况,也有体检后身体各系统的功能状况、实验室检查后的血糖、血脂等一些重要指标,还包括家族史、膳食习惯(如谷类、肉类、干豆类以及咸菜、酒类等摄入情况)、生活方式(如吸烟、睡眠、体力活动、锻炼、精神及社会因素等)等多方面资料。

通过健康信息采集,全面收集个人健康状况信息,为被管理者建立健康档案,进行健康危险因素的分析和评价,及早发现健康危险因素,为制定健康促进计划提供基础资料。

2. 健康状况的评价和预测

这一流程即认识健康危险因素的过程。根据采集到的被管理者的各种信息,对其健康状况进行评估,确定处于何种健康状况,并系统分析存在的危险因素及其发展变化趋势,为促使其改变不良的生活方式、降低危险因素做好前期工作。

3. 健康促进、行为干预、咨询指导

这一流程即解决健康危险因素的过程。根据评估、预测结果,制定个性化的健康计划,并督促实施,把健康理念和健康计划转化为健康行为,指导被管理者采取正确的生活方式和行为来减少发病危险。这是整个健康管理过程的核心。

在此过程中,要通过各种途径,与被管理者保持联系,对其给予及时的咨询和科学指导,并对其健康状况的改变及时了解,定期进行重复评估,给个人提供最新的健康维护方案。

4. 效果评价

通过以上步骤,如健康促进、行为干预、咨询指导,对个体和群体的健康干预效果进行评价;同时实施反馈,进一步制定下一步的干预计划。

四、健康保险

(一) 健康保险的概念

健康保险(health insurance)是以被保险人的身体为保险标的,使被保险人在疾病或意外事故所致伤害时发生的费用或损失获得补偿的一种保险。

从行业发展特点来看,在城市化推动下,居民潜在的医疗保障需求,人口老龄化和环境污染带来的长期医疗护理和健康保健需求,正在支撑着健康保险发展。尤其是 2014 年国务院大力提倡商业健康保险,将在一定时期内是商业健康保险的春天。

2013 年中国商业健康保险保费收入已超过 1121.67 亿元。未来 10 年的保费收入有望达到 1.8 万亿元,年增长率在 28%～37%之间。

(二) 健康保险的分类

1. 按照保险责任分类

健康保险按照保险责任,健康保险分为疾病保险、医疗保险、收入保障保险等。

构成健康保险所指的疾病必须有以下 3 个条件:①必须是由于明显非外来原因所造成的。②必须是非先天性的原因所造成的。③必须是由于非长存的原因所造成的。

2. 按给付方式划分

(1) 给付型。保险公司在被保险人患保险合同约定的疾病或发生合同约定的情况时,按照合同规定向被保险人给付保险金。保险金的数目是确定的,一旦确诊,保险公司按合同所载的保险金额一次性给付保险金。各保险公司的重大疾病保险等就属于给付型。

(2) 报销型。保险公司依照被保险人实际支出的各项医疗费用按保险合同约定的比例报销。如住院医疗保险、意外伤害医疗保险等就属于报销型。

(3) 津贴型。保险公司依照被保险人实际住院天数及手术项目赔付保险金。保险金一般按天计算,保险金的总数依住院天数及手术项目的不同而不同。如住院医疗补贴保险、住院安心保险等就属于津贴型。

(三) 健康保险的特点

1. 保险期限

除重大疾病等保险以外,绝大多数健康保险尤其是医疗费用保险常为一年期的短期合同。

2. 精算技术

健康保险产品的定价主要考虑疾病率、伤残率和疾病(伤残)持续时间。健康保险费率的计算以保险金额损失率为基础,年末未到期责任准备金一般按当年保费收入的一定比例提存。此外,等待期、免责期、免赔额、共付比例和给付方式、给付限额也会影响最终的费率。

3. 健康保险的给付

关于"健康保险是否适用补偿原则"问题,不能一概而论,费用型健康保险适用该原则,是补偿性的给付;而定额给付型健康险则不适用,保险金的给付与实际损失无关。

4. 经营风险的特殊性

健康保险经营的是伤病发生的风险,其影响因素远较人寿保险复杂,逆选择和道德风险都更严重。此外,健康保险的风险还来源于医疗服务提供者,医疗服务的数量和价格在很大程度上由他们决定,作为支付方的保险公司很难加以控制。

5. 成本分摊

由于健康保险有风险大、不易控制和难以预测的特性,因此,在健康保险中,保险人对所承担的疾病医疗保险金的给付责任往往带有很多限制或制约性条款。

6. 合同条款的特殊性

健康保险无需指定受益人,且被保险人和受益人常为同一个人。健康保险合同中,除适用一般寿险的不可抗辩条款、宽限期条款、不丧失价值条款等外,还采用一些特有的条款,如既存状况条款、转换条款、协调给付条款、体检条款、免赔额条款、等待期条款等。

7. 健康保险的除外责任

健康保险的除外责任一般包括战争或军事行动,故意自杀或企图自杀造成的疾病、死亡和残废,堕胎导致的疾病、残废、流产、死亡等。

五、保险学

(一) 保险学的概念

保险学的产生与发展,是一个不断变化和不断升华的过程,保险学逐渐成为一门相对独立的学科,其研究对象是保险商品关系。作为保险学研究对象的保险商品关系是指保险当事人双方之间遵循商品等价交换原则,通过签订保险合同的法律形式确立双方的权利与义务,实现保险商品的经济补偿功能。在保险商品关系中,一方当事人按照合同的规定向另一方缴纳一定数额的费用,另一方当事人按照合同的规定承担经济补偿责任,即当发生保险事故或出现约定事件时,保险人按照合同规定的责任范围,对对方的经济损失进行补偿或给付,以保障对方的生产或生活的正常运行。

保险学的学科定义是:保险学是一门研究保险及保险相关事物运动规律的经济学科。保险涉及的领域是多元化的,包括金融学、法学、医学、数学、经济学以及自然科学。

(二)保险学的学科特点

1. 多属性

指保险学是一门社会科学和自然科学相互交叉的综合管理科学,所研究的内容既有属于社会科学的,也有属于自然科学的。

2. 广泛性

指保险学所研究的内容,涉及面非常广泛。因为保险的对象具有广泛性,社会生产的各个环节、各行各业都需要保险;保险工作人员要与各种自然灾害和意外事故打交道,还要配合各部门搞好防灾防损工作 。

3. 法律性

保险合同的订立和履行,都以民法和合同法为依据,涉外的保险业务还与国际私法、国际商法和海商法有着密切关系。

4. 实践性

保险学主要是一门应用学科。保险学源于生活,提醒风险存在同时在风险发生后降低损失的一种保障行为,在生活各个方面保险学得到了实践应用。

六、健康保险学

健康保险学(Health Insurance)是保险学领域内人身保险的一个新的研究方向,也有人称作医疗保险学,主要研究人的生命周期、病种规律与风险赔付之间的关系,其研究对象主要是相对于意外保险、分红保险、财产保险而言的。

第二节 健康保险的发展

一、日本

日本是社会保障制度发育比较成熟的国家之一。1922 年,日本制定了《健康保险法》,1961 年实现了国民皆保险,其医疗保险制度的内容一直延续至今。

日本人一般没有公共机关发行的身份证,但有两种证件被社会普遍承认为身份证明,一个是驾驶执照,另一个就是健康保险证明。健康保险证明不仅去医院看病可以用,开设银行账户、签署租购房屋合同、办理护照等也可以使用。由此可见,在日本健康保险已经深入人心了。根据"国民皆保险制度",所有人必须加入某一种健康保险,支付保险金并享受保险待遇。据统计,日本保险的普及率高达99.9%。

日本的医疗保险从大的方面划分为被用者保险、国民保险及以二者为基础的老人医疗保险。

被用者保险包括政府掌管健康保险(面对中小企业,由政府运营)、组合掌管健康保险(由大企业运营)、船员保险、各种共济组合(国家公务员、地方公务员、私立学校教职员)。规定了1个月内在同一医疗机构分担的最高费用,超出部分则全部偿还个人。

国民健康保险是由市、町、村运营的,以居住地范围内的一般居民、自营业者和农民为对象。被保险者负担不超过30.0%的医疗费,高额医疗费个人则不需要分担。为使市、町、村的保险持续运营下去,国民健康保险的医疗费用由国家和地方政府共同负担。

老人医疗制度的对象是加入被用者保险和国民保险的70岁以上者,或者65岁以上、70岁未满但被确认有残疾或卧床不起者。从2002年10月开始,到2006年10月,老人医疗对象的年龄将分阶段地提高到75岁(1年提高1岁)。2002年修改的《健康保险法》规定:从2003年4月开始,高龄患者要负担10.0%的医疗费用(收入在一定水平以上的要自付20.0%的医疗费用),而此前是不需要负担的。

在日本,加入健康保险的手续非常简单,国家和地方政府的公务员以及企业和公司职工,只要参加工作,就自然而然地加入了健康保险,手续全部在单位办理,保险金也是由所在单位从工资中扣除。自营业者和个体户等则要去居住地的区一级政府登记并缴纳保险金。保险金的支付比例是根据工资或年收入而分为不同的档次,一般占工资的1%~4%,平均为2.5%。

日本公民只要手持"健康保险证明",便可以到任何一家医院就医。无论是综合性大医院,还是私人诊所,都只认"健康保险证明",投保者看一次病,只需缴纳医疗费用的10%,其子女也只缴纳30%,其余由设立保险的政府有关部门支付。

健康保险是日本所有的保险制度中最基本的保险之一。与其他社会保险制度相比较的特色为:具补充性及排他性;具浓厚的社会福利性质,社会保险色彩较淡薄;随老龄化社会的到来,老龄者被保险人的比率极高;退职者医疗制度融入国民健康保险;与老人保健接轨;与看护保险制度并行。在权限分配上,国民健康保险事务,原则上为国家事务,且由国家及地方共同执行,不过亦有地方自治团体的自治事务。至于费用负担方面,主要由国民健康保险费(或保险税)、国库及被保险人自付额共同支付。

二、新加坡

1974 年以前,新加坡的医疗保障制度是借鉴英国的。在经历了 20 世纪 70 年代卫生费用的急剧增长之后,政府意识到必须对过去福利型医疗保健制度进行改革。新加坡及时调整了国家医疗保健的指导思想,由过去国家包下来,转变为强调以个人责任为基础,政府分担部分费用,来保证基本医疗服务。新加坡在实践中始终坚持这个正确的指导思想,门诊费用在国家补助的基础上个人自付,体现个人责任基础。后来把 1955 年开始实行并获得成功的中央公积金制度中的强制储蓄机制移植过来,建立了医疗保健储蓄账户,用于帮助公民筹集住院费用。

(一) 新加坡医疗保障模式

新加坡的医疗保障模式可分为 3 个层次,分别为保健储蓄(Medisave)、健保双全(Medishield)和保健基金(Medisfund),形成"三位一体"的健康保护网(见表 12-1)。

表 12-1　新加坡医疗保险筹资及支付情况(1999 年)

医疗保险类型	覆盖人数/ (百元·人)	筹集资金/ (亿·新元)	利用率/%	自付率/%	封顶线
个人储蓄账户	268	198	87	—	—
健保双全	202	—	—	20	2 万(新元)/年 8 万(新元)/终身
保健基金	0.335	7			

1. 政府津贴

政府补贴是政府对全体国民住院、门诊医药费用的直接补贴,门诊和住院患者最高可享受医药费用 80% 的补贴。政府将医院病房分为 A、B、C 级,A 级病房 1～2 张床位,设施最好,政府不补贴;B1 级病房 3～4 张床位,政府补贴 20%;B2 级病房 5～6 张病床,政府补贴 50%～60%;C 级病房 6 张以上床位,政府补贴 80%。随着补贴比例的增高,病房设施条件也相应递减,如 B2 级以下病房一律不设空调。在社区综合诊所和医院就诊的门诊患者也相应享受政府 50%～70% 的医药费用补贴。政府补助以外的费用,按相应规定自付现金或动用保健储蓄、健保双全和保健基金支付。

2. 保健储蓄

保健储蓄成立于 1984 年,在原有公积金制度的基础上建立,是一项强制性的全民性储蓄计划,用以帮助个人储备和支付医疗费用。新加坡职工每月缴纳工资的 6%～8%(35 岁以下缴纳本人工资的 6%,36～44 岁缴纳 7%,45 岁以缴纳8%,由雇主和雇员各承担一半),作为社会保障金。55 岁以下的公民,保健储蓄存款上限是 2 万新元,超出这一上限的存款将存入其公积金普通账户内。年满 55 岁的会员可提取公积金存款,但必须保留 1.5 万新元在保健储蓄账户内,以确保投保人在退休后患病时有足够的储蓄金支付住院费。保健储蓄账户所有者去世后,余额可以作为遗产由家属继承且免交遗产税。保健储蓄用于支付本人及家庭成员住院的基本费用,原则上不支付门诊费用,但部分昂贵的门诊检查及治疗费用可例外,如化疗的门诊费用。外科手术根据其复杂程度分成 7 类,每类根据病房的收费标准分成 A、B、C 三种,外科手术个人账户支付限定如表 12-2 所示。

表 12-2 外科手术个人账户支付限定

手术种类	每次手术个人账户支付的限额/新元
1A~1C	150~250
2A~2C	350~600
3A~3C	800~1200
4A~4C	1400~1800
5A~5C	2000~2400
6A~6C	2800~3600
7A~7C	4000~5000

3. 健保双全

1990 年,为了弥补保健储蓄计划的不足,新加坡政府制定了健保双全计划。这是一种非强制性的低价医疗保险计划,带有社会统筹性质,其设立的目的是为了帮助参加者支付大病或慢性病的医疗费用。它由中央公积金局从参加这项保险计划的会员账户中提取少量费用,实行社会统筹,调济使用。重病住院的医疗费用,先按保健储蓄计划规定支付一定数额后,剩余部分再按健保双全计划,从统筹基金中支付 80%。

4. 保健基金

保健基金是新加坡政府为帮助贫困的新加坡人支付医疗保险费用而特别建立的一种捐赠的基金,其性质是救济基金,专为那些无钱支付医疗费用的穷人提供一个安全网。保健基金始于 1993 年。它保障了所有的新加坡人,无论他们的社会经济地位如何,都将能得到良好的、基本的医疗保健。医疗基金由此从第一笔 2000 万新元捐赠开始,只要经济持续增长和预算增加,政府将每年给医疗基金 1000 万新元,只有这些捐赠基金的利息收入可以用于支付穷人的住院费用。这些捐赠基金的收入分到公立医院。那些不能支付其住院费用的人可以申请医疗基金的帮助。每一个公立医院都有一个由政府任命的医院医疗基金委员会,审批申请和发放基金。这个委员会由积极参与社区工作的私营和公立部门的人组成。

（二）新加坡模式与我国现行医疗保险制度的异同

1. 共同点

新加坡医疗保险障的保健储蓄计划、健保双全计划和保健基金计划三部分呈"T"形结构，很好地将个人自我积累与社会统筹共济结合起来，一同承担起对国民的医疗保障任务。中国的医疗保障制度主要指"统账"结合的医疗保险制度，与新加坡非常相似。同样结合了强调个人积累的个人账户制度和强调社会共济的社会统筹制度；同时，两者也均在强调个人责任、自我约束的同时，实现了整个社会的互助互济，风险共担；在融资方面，两者都由企业和个人共同缴费形成基金，由国家负责投资和管理，两者的缴费比例也很相似：新加坡6％～8％，中国单位与个人分别是6％和2％。此外，在社会统筹部分，两国均规定了起付线和共付比例。

2. 区别

（1）投入力度不同。对比新加坡的三保合一，我国个人账户与社会统筹的作用及力度相对较弱，我国的个人账户主要有支付本人的门诊费用（按门诊和住院方式划分）和小额医疗费用（按金额大小划分）两种作用，归根结底只能有防小病的作用，而且面临着"一人参保，全家吃药"的道德危害和信用风险。而新加坡的保健储蓄计划从一开始便考虑家庭的因素，即把获益范围定为支付投保人本人及其家属的住院费用及部分昂贵的门诊检查费用。

（2）保病范围不同。新加坡的健保双全计划是一项基本的大病保险计划，它的设立是为了帮助参保者支付大病或慢性病的医疗费用。此计划无支付上限，投保人超过起付线的医疗费用，可按50％的比例报销。中国的社会统筹计划只是一项普通的住院及慢性病保障计划，它的支付上限定位于本地职工上年平均工资的4倍左右。

（三）新加坡模式对我国医疗保险的启示

1. 加大医疗保障覆盖率

在新加坡，保健储蓄作为基本医疗保险，覆盖率达80％以上。我国保险覆盖面较低，与"低水平、广覆盖"的目标还有很大的差距。建议应进一步扩大基本医疗保险的覆盖面，使更多居民享有基本卫生服务，以争取达到"2020年人人享有基本医疗保障"的目标。

2. 尽快解决离退休人员医疗保险筹资问题

新加坡医疗保险制度的成功，与其稳定的收支平衡机制不无关系。而中国由于离退休人员医疗费用缺乏稳定的筹资来源，其支出给整个制度的收支平衡带来了巨大的压力。因而，有必要"未雨绸缪"，尽快向医疗保险制度补充离退休人员的医疗保险费。由于这部分资金的性质类似于基本养老保险的"隐性负债",因而应由国家负责偿还。实践中可采用从退休工资中划出一部分资金进入统筹制度的方式实施。

3. 建立医疗救助制度

新加坡的医疗保障制度之所以取得了突出的保障效果,是因为其覆盖了所有公民,保障了公民所有医疗项目的支出。中国的国情决定了中国的保障标准必须限于"基本医疗",但是保障范围必须要覆盖包括失业、下岗、城市贫困人口在内的所有城镇人口。具体可设立专门的医疗救助制度,通过从最低生活保障制度、失业保险制度中拨付部分资金,以及财政补贴等方式筹集资金,交民政部门统一管理,由其代替确实无力支付医疗费的患者,向医疗机构付费。

三、中国台湾地区

(一) 全民健康保险的运作机构

健保的规划、研制、推动及业务的开办,均由台湾卫生署主导策划与掌管。在卫生署下还设立了4个平行机构,具体维持健保体制的运作:①台湾健康保险局,负责执行各项健保具体业务;②全民健康保险监理委员会,负责监理健保各项业务;③全民健康保险争议审议委员会。负责审议健保产生的各项争议;④全民健康保险医疗费用协定委员会负责协定全民健保医疗费用。

作为保险人,台湾健康保险局是整个健保运作的具体承担者。健保局总局综合管理全局业务,负责业务制度规划、督导、研究发展、人力培训、信息管理等。下面6个分局,直接办理承保业务、保险费收缴、医疗费用审查核对及特约医疗机构管理等业务。健保局又陆续增设了22个联络办公室,负责和民众联系。以提高服务效率健保局还有4个直属的联合国门诊中心,提供医疗服务和咨询。

(二) 保险费分担方式

被保险人中有收入者通过其所属单位投保,无工作者通过乡镇、市、区公所投保,其家属依附于被保险人办理投保,具有被保险人身份者,不得以家属身份加保。全民健康保险费按政府、雇主和被保险人三方缴纳的原则征缴。保险费按依据有收入的被保险人之投保金额、费率、三方各自负担比例及平均家属数而定。被保险人和投保单位具体缴纳的保险费计算公式分别为:①有收入的被保险人:投保金额×4.25%×负担比率×(平均家属数);②投保单位:投保金额×4.25%×负担比率×(平均家属数)。

政府、雇主和被保险人三方缴纳的保险费比例依据不同行业,将保险对象划分为6个类别计11个等次。按不同等次确定不同的分担比例。参加健保的保险对象,在缴纳保险费并领取健保卡后,凡发生疾病、伤害、生育等情况者,皆可凭卡至特约医院及诊所、特约药局、指定医疗检验机构等,接受必需及完备的医疗服务(见表 12-3)。

表 12-3　保险费用负担比率(%)

	保险对象类别	政府	投保单位	被保险人
第一类	公民营事业单位人员	10	60	30
	公务或公职人员	60	40	
	私利学校教职员	30	30	40
	个体或私营企业者			100
第二类	职业工人及外雇船员		40	60
第三类	农民/渔民		70	30
第四类	军人家属		60	40
第五类	低收入户		100	
第六类	退伍军人		100	
	退伍军人家属		70	30
	偏远地区人口		40	60

保险对象如因紧急情况去非特约医疗服务机构就医,可先自垫医疗费用,并于就(急)诊或出院当天起 6 个月内,出示收据和费用明细表,经过投保单位向健保局申请核退,再由健保局按标准核退。被保险对象个人负担情况为了促使被保险对象自我费用约束,纠正不正当的就医行为,避免医疗资源的滥用和浪费,健保条例规定保险对象在就医时,需自付部分医疗费用,包括门诊医疗费用和住院医疗费用自付。前者按照居民平均收入的 6%计算,后者按居民平均收入的 10%计算,对于部分需要长期治疗且医疗费用很高的疾病,可以依据《健保法》第 36 条规定免除部分负担,其中包括重大疾病、分娩及预防保健服务列入重大疾病范畴的共有 31 类疾病,如恶性肿瘤、先天性凝血因子异常、严重贫血及再生不良性贫血、慢性肾衰竭、全身性自身免疫性疾病、慢性精神病等。健保局与医疗机构的结算方式主要是采取按服务量付费,即以完成项目之多寡作为支付标准。分为西医与牙科、中医两大类,其中前者包括基本诊疗、家庭病房、精神病患者社区康复、特定诊疗、特殊材料、预防保健等服务项目部分采取按病种付费方式。

(三) 全民健康保险特色

台湾全民健康保险制度已实施多年,保障了居民的基本医疗。它的特色可归为:①普及全民;②强制纳保的健康保险;③由政府主办;④提供综合性的医疗服务;⑤财务自负盈亏;⑥由政府、雇主及被保险人三方缴纳保险费;⑦医疗费用实施个人部分负担;⑧多元支付方式。

（四）台湾地区全民健康保险成就

（1）全民纳保、风险分摊,民众不再因贫忌医或因病而贫。全民健康保险开办以前,台湾地区有约 800 万人没有相关社会医疗保险的保障,而这些人多半是 14 岁以下的儿童,家庭主妇以及 65 岁以上的老人,离岛或偏远山区居民,或是没有固定所得的人口,正是最需要医疗照护也最容易受困于贫病的人口。

（2）低所得者负担降低,有助于缩小贫富差距。同一笔医疗费用对于所得不同的人而言,会有不同的冲击。例如,骨折需要花 5000 元台币看病,对 1 个月入 25000 元台币的家庭而言,这 5000 元台币占其家庭收入的二成,严重地影响到其他的生活开销,因此 5000 元台币对低所得者而言,就可能是很重的负担。一个重视社会正义与人性尊严的社会,除了会确保没有人因为贫穷而无法获得所需的医疗服务以外,还会使医疗费用占低所得者收入的比例尽可能降低,以调和弱势者立足点的不公平。全民健保实施以后,由于全体国民均有义务加入保险,分担彼此的风险;全民健康保险保费的费率采取量能负担的设计,使高所得者负担比较多的保费;加上政府与雇用者共同负担低所得者大部分的全民健康保险费用。因此,全民健康保险的费用占低所得家庭支出的比例大幅减少。

（3）全民健康保险就医十分自由与便利。全民健保实施以后,全地区九成以上的医疗院所均与健康保险局有特约关系,这意味着民众加入健保以后就医仍十分便利,可以就近自由选择自己就医的医疗院所,并不会因为加入全民健康保险以后就无法选择医疗院所。

（4）医疗给付项目普及、民众满意度高。全民健保给付的范围,原则上只要是民众生病、受伤或生产所必要的医疗服务,全民健保均会负担,除非全民健康保险法明文不给付,再加上就医的方便性与自由度增加。这也是民众满意度普遍达七成以上的主因。全民健康保险开办以来,给付的范围日益扩大,例如艾滋病给付、孤儿药给付等。

（5）居民医疗保健支出成长趋于稳定,居民平均寿命延长。随着医疗科技的进步与新药的开发,医疗服务越来越昂贵,且由于台湾地区人均寿命延长,老年人占总人口的比例也逐渐增加,社会对于医疗服务的总量亦呈增加,因此在正常情况下,国民医疗保健支出应会逐年增加。虽然,医疗费用的增加,部分来自医疗资源的未妥善利用,民众也因而需多承担此部分的医疗费用。但是,全民健康保险对医疗院所的服务有审查的责任,透过医疗费用申报制度,已有效抑制医疗费用的成长,因此全民健康保险实施后,每人医疗费用年成长率已由全民健康保险前的 15.00% 降至目前的 7.00%。

第三节　健康保险的优势与措施

一、健康保险的优势

（1）保护劳动者健康，促进生产发展，维护社会安定。与国家基本医疗保险一样，健康保险同样可以保证劳动者的身心健康，保证了劳动力的再生产，解除劳动者的后顾之忧，使其安心工作，从而提高劳动生产率，促进生产的发展。通过健康保险，可以对劳动者在患病时给予经济上的帮助，减轻其疾病经济负担，维持其正常生活，有助于消除因疾病带来的社会不安定因素。

（2）从宏观的角度来讲，健康保险可以降低国家对于医疗保障的负担。根据现状，国家对于公民健康的投入占国家财政总支出的很大一部分比例，而我国人口众多，用于医疗保险的费用虽然多，但是水平并不高。因此，国家提倡财力条件允许的公民加入健康保险，既可以使这些公民等到更好更多的医疗保障，又为国家节省了一定的财政支出，可以使国家财政投入到其他方面，获得更大的效益。

（3）满足市场规律，商业保险属于财政金融体制，是以由国家有关部门审查批准的专门经营保险业的法人为主体。各保险公司独立核算，自主经营，自我发展。当今保险公司很多，每家保险公司都为了各自的发展进行竞争，不断进行创新来满足客户需求，受市场规律的调节作用，在激烈竞争中得到共同发展，或者被淘汰，从而达到实现卫生服务资源的更优化配置，完善整个卫生服务市场的作用。

（4）提供的健康保险种类多样，相对于基本医疗保险更加灵活。被保险人可以根据生命不同阶段、身体不同部分或根据可能出现的危险进行投保，以获得一定的经济补偿。目前，全国各保险公司开办的医疗保险险种有很多种，可以满足被保险人多种方面的健康保险需求。被保险人的身体状况有所差异，所需要的健康保险的方面也有很大的不同，投保适合自己的健康保险，在更大程度上获得满足。

（5）商业保险的保障水平完全取决于投保人缴纳保险费的多少和投保时间的长短。投保人为了使自己获得更好的健康保险，可以在自己的健康方面，以及在自身财力范围的允许情况下进行健康保险。而基本医疗保险则重在保证基本的医疗消费，保障范围虽然宽，但是深度不能满足一些人的健康保障需求。因此，通过健康保险，可以由投保人的意愿选择保障的水平和投保时间的长短。

二、健康保险可持续发展具体措施

（一）强化政府职责

国际经验表明，政府在医疗保障制度的构建和完善中，都承担着义不容辞的责任。我国的医疗保障制度,在其健全和完善过程中,也要进一步强化政府责任。政府必须颁布相关的法律、法规,特别是尽快出台《健康保险法》,建立基本医疗保障制度的运行框架,做到有法可依;加大对医疗保障的财政投入,为其提供坚实的物质基础;规范相关利益群体的行为,建立合理的医疗费用分担机制,确保医疗保障制度平稳运行。

(二) 与预防相结合

在与国际医疗保险制度的探讨比较中,要提出探索我国医疗与预防相结合的健康保险模式,逐步实现医疗保险到健康保险的转变。

医疗保险制度建立的初衷,就是对疾病给个人带来的经济损失进行补偿。在建立医疗保险制度的初期,各国都把疾病补贴纳入医疗保险中,随后又增加了治疗费用,并逐步过渡到一般医疗服务。随着社会的发展和公众保健意识的增强,人们对医疗保险功能的认识也日益加深。像英国等一些发达国家,已考虑把老年护理和医疗保健等内容纳入到医疗保险中。有学者认为,政府应加强健康教育,并倡导积极健康的生活方式,推行医疗费用包干预付制(指按照服务人权、服务质量或经测算的平均费用核定的医疗费用总额预先支付给医疗机构,由医疗机构掌握费用支出,结余归己,超支自付的一种医疗费用结算方法),来调动医疗机构实施预防保健的积极性,逐步把预防保健纳入到医疗保险范围,这不仅有利于降低疾病风险和提高早期疾病的发现率,而且有利于控制医疗费用,从而达到提高人民健康水平的目的。

(三) 加强政策研究和支持

在我国目前的市场环境下,政府的政策支持是解决健康保险发展问题的重要措施。也可以探讨在不增加政府财政支出的思维模式下,一是把部分法定医疗保险费用支付业务委托给保险公司管理;二是对鼓励发展的健康险业务免征营业税和所得税,甚至给予一定的财政补贴;三是对购买商业健康保险的单位在一定限额内允许税前列入成本,对个人则免缴其购买健康险部分的个人所得税。推动商业健康保险发展,不仅需要法律和财税政策支持,医疗服务提供环境的改善,还需要加大宣传力度,加强对社会大众普及健康知识,养成良好的生活习惯,增强社会各界的健康保障意识,提高人们的整体生活质量,共同构建社会主义和谐社会。

1. 建立商业保险公司与医疗机构之间的新型战略合作关系

商业保险公司可投资控股医院,与医院之间建立股权关系。要与医疗机构密切配合,成为利益共同体,改变保险公司在医疗保险中仅承担付费的义务而在医疗过程中对定价、控制资源浪费、保证患者治疗的真实性等方面无权过问的被动局面,保证商业健康险的稳定发展。这不仅有利于解决商业健康保险的风险管理难题,也可以配合国家医疗卫生体制改革,为患病者和投保人提供更好的服务。同时,各保险公司之间可以通过建立"黑名单"制度等措施,最大限度地控制风险。

2. 构建商业健康保险专业监管的系统框架并实施监管

《健康保险管理办法》、《健康保险精算规定》、《合作医院管理指引》和《健康管理服务办法》等既是监管的标尺,又是行业发展的基础。健康保险数据标准化建设和核保、理赔服务标准建设有利于维护行业声誉,也为疾病发生率表和医疗费用支出数据等精算基础累计了数据。我们应在此基础上吸取国外监管经验及体系构建过程中的经验教训,努力构建适合我国政治经济环境,与当前商业健康保险发展阶段相适应的,包括精算、法律和财务在内的专业监管体系。由于商业健康保险的复杂性和特殊国情,在制定相应的监管政策和法规体系时还应注意,要尽力在规范、监管和支持发展间寻求平衡点。对商业健康保险的监管不应只考虑市场公平和保险公司的偿付能力,还应代表公众监督其在国民健康保障体系中承担的责任。为此,应突破行业政策和技术层面的局限,从国家卫生政策的高度对商业健康保险市场失灵的情况进行校正。

（四）实施社区首诊、双向转诊、医院社区联动的体制和机制

1. 健康保险支付手段利用按照人头支付的方式

政府根据服务人群利用税收转移支付方式支付服务提供方健康保险费用。

2. 加强社区首诊

采取政策引导和制度设计联动方式,对适合在社区卫生服务机构就医的患者实行首诊制度。同时积极开展社区慢性病费用控制和综合干预措施的试点工作。劳动保障部门积极配合支持社区慢性病费用控制试点,调整医疗保险相关报销政策,简化结算办法。在试点社区卫生服务机构内使用高血压、糖尿病等试点病种的乙类药品,取消个人先行负担的 10% 费用,引导参保人员到社区卫生服务机构就医,同时加强全科医生培养。

3. 加强双向转诊制度的完善。

该制度也要采取政策引导和制度设计联动方式。当然,一旦实行了按照区域和按照人头付费,就可以顺利实施社区首诊和双向转诊。

（五）建立人才储备机制

健康保险是一项专业技术性强、管理难度大的业务,迫切需要一支高素质、专业化的人才队伍,如医学技术人才、精算人才、核保核赔人才、统计分析人才等。因此,应该在开展健康保险业务的同时,不仅应在公司内部着重加强对健康险专业人才的培养,而且,各公司要建立自己的"造血"机制,建立与健康保险相关人员的专业培训体系,提升健康保险队伍的专业素质,并有计划有步骤地从国外及其他与健康保险相关的领域引进专业人才,建立起一支能满足我国健康保险市场需要的复合型人才。

第十三章　健康经济学

第一节　健康需求理论

一、需求函数

对于健康服务,需求量与价格间存在反向变动关系,对此可用替代效应和收入效应来解释。当一种健康服务的价格上涨,消费者可以用其他相关服务来替代变得更贵的服务,从而减少对该服务的需求量,即为替代效应。而当某种服务价格上涨时,将导致消费者的购买力下降,即为收入效应。健康的需求函数可以用如下函数关系来表示。除了价格因素外,人们对健康服务需求还受其他因素影响,人们的收入、其他相关服务的价格及人们对健康服务的偏好,需求函数可写为

$$Q_d = f(P, I, P_0, T)$$

式中,Q_d 是市场对某种健康服务的需求量;P 是该服务的价格;I 为收入;P_0 为相关服务的价格;T 为消费者的消费偏好。

二、健康经济中的弹性系数

(一) 价格弹性

在市场经济条件下,了解市场需求及其变化趋势,是生产者进行管理决策的基础和出发点,也是政府制定产品生产和销售的重要依据。消费者的消费心理、收入水平和对价格的反应程度等因素,是决定市场需求的基本变量。弹性表示当两个经济变量之间存在函数关系时,因变量的相对变化对自变量的相对变化的反应程度。健康服务需求价格弹性系数是指健康服务需求量变动对价格变动的反应程度。若以健康服务需求量变动率与价格变动率来表示,卫生服务需求的价格弹性系数为

$$健康服务需求价格弹性系数(E_{dp}) = \frac{该种卫生服务需求量变动率}{某种卫生服务价格变动率}$$

(二) 收入弹性

不同服务的需求收入弹性不同。在价格不变的条件下,家庭收入的提高一般会引起家庭对服务项需求的增加,因而,需求收入弹性一般为正值($E > 0$)。需求

收入弹性为负值的产品称为低档产品或劣质品,需求收入弹性在 0～1 间的产品称为正常品,需求收入弹性＞1 的产品为高档品。对于收入不同的人,需求收入弹性会有所不同。收入低的人,收入的增加会更多用于基本生活消费,对卫生服务的增加量往往低于收入的增加量,因此,其收入弹性＜1。而对于收入高的家庭,基本生活已得到满足,他们将会把更多的收入用于购买更多的高质量的卫生服务,如购买健康保健服务,他们对卫生服务投入的增加量往往高于收入的增加量,因此其收入弹性＞1。

三、效用理论

(一) 效用的概念

总效用是指消费者在一定时间内,消费一种或几种商品所获得的效用总和。$TU=f(Q)$,边际效用是指消费者在一定时间内增加单位商品所引起的总效用的增加量。"边际"是西方经济学中很重要的一个概念,边际分析是最基本的分析方法,如边际成本、边际收益等。理解"边际"时要注意:第一,"边际"表示的是两个变量之间的关系,这两个变量就是自变量与因变量;第二,"边际"表示增量变动,即自变量变动所引起的因变量变动。

(二) 边际效用递减规律

从图 13-1 中可以看出,随着消费者对某种物品消费量的增加,其该物品满足消费者欲望的程度却越来越下降,这种现象普遍存在,称为边际效用递减规律。

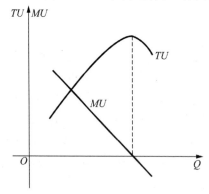

图 13-1　效用理论

边际效用递减规律决定需求定理:即需求量和价格成反方向变化。因为消费者购买商品是为了取得效用,对边际效用大的商品,消费者就愿意支付较高价格,即消费者购买商品支付价格以边际效用为标准。按边际效用递减规律:购买商品越多,边际效用越小,商品价格越低;反之,购买商品越少,边际效用越大,商品价格越高。

(三) 产品的分类

按收入与商品需求量的关系,我们把商品分为正常商品、低档商品。在正常商品当中又分为必需品(收入增加需求量也增加,但增加的比率越来越小)和奢侈品(随着收入的增加需求量也增加,但增加的比率越来越大);低档商品(随着收入的增加,需求量反而减少)。陈洪海、黄丞等在《我国卫生费用与经济增长关系研究》文章中分析了我国卫生服务需求弹性为 1.319 大于 1,说明在整体上我国卫生服务属于奢侈品,表明在大多数情况下,卫生服务费用的增长将以比真实收入增长更快的速度增长。

四、健康服务的特点

健康服务作为一种产品不仅具有一般服务产品的非实物性,生产与消费的同时性,非贮存性,差异性,顾客参与生产的程度高,产品具有组合性、生产的及时无误性等特点,同时还具有不确定性(健康结果与费用)、信息不对称等特征。早在 1909 年,欧文·费雪(Irving Fisher)提交给美国国会的"国家健康报告"中就已经提到,从广义的角度看,健康首先是一个财富的形式。费雪在报告中还界定了疾病所带来的损失包括 3 个部分:一是因为早亡而丧失的未来收益的净现值,二是因为疾病而丧失的工作时间,三是花费在治疗上的成本。丹尼逊(Denison)在规模收益不变的假设下,估算出如果病死率在 1960—1970 年期间下降 10 个百分点,则美国经济增长率可以提高 0.02 个百分点。马斯(Mushkin,1962)在《健康作为一种投资》一文中,计算了美国 1900—1960 年期间由于人口病死率的下降带来的经济收益约为 8200 亿美元,进而归纳出了由于疾病对人力资本和劳动生产率造成损失的"3D"框架,即死亡(Death)、伤残(Disability)和体弱(Debility)。世界银行(1993)"投资于健康"的世界发展报告,是迄今为止最全面、最权威的关于疾病经济负担的研究,报告中首次提出了一揽子卫生服务(包括公共卫生和基本临床服务)的健康投资策略,因为综合措施会以低廉的代价产生巨大的收益。2001 年,世界卫生组织宏观经济与卫生委员会报告中认为"良好的居民健康是对整个社会扶贫、经济增长和长远经济发展的关键投入"(WHO,中译本 2002)。健康和教育都作为人力资本的两个主要组成部分,关于它们的资本性投资具有长期性,只是两者的回报有所侧重,健康主要通过增加可劳动的时间,而教育主要通过增加生产率来提高收入能力。根据一些估算,除去市场消费、纯粹的长寿效应和疾病带来的痛苦和烦恼等,平均而言,一个人一年的寿命大约值 3 倍的年收入(WHO,中译本 2002)。经济学中,产品是指增加人们效用水平的东西。健康显然能够增加人们的效用水平,给人带来幸福。从这个意义上说,健康的确能理解为一种产品,它有数理表现在某个时点上的健康状况或称健康水平,称之为健康存量(Stock of Health),而且可以用一些测量工具来衡量它。如果一个人的健康存量用 H 来表示,消费所有其他产品的集合用 X 表示,则此人的健康效用函数简单表示为:$U=f(H,X)$。当给定 X 的数量后,H 给这个人带来的效用即可确定。

第二节 生产理论

一、生产函数

生产函数是指在一定时期内,在技术水平不变的情况下,生产中所使用的各种生产要素的数量与所能生产的最大产量之间的关系。它可以用一个数理模型、图表或图形来表示。换句话说,就是一定技术条件下投入与产出之间的关系,在处理实际的经济问题时,生产函数不仅是表示投入与产出之间关系的对应,更是一种生产技术的制约。例如,在考虑成本最小化问题时,必须要考虑到技术制约,而这个制约正是由生产函数给出的。另外,在宏观经济学的增长理论中,在讨论技术进步的时候,生产函数得到了很大的讨论。

1. 生产

从经济学角度来讲,生产的含义是十分广泛的,它不仅意味着制造了一台机器或生产出一些钢材等,它还包含了各种各样的经济活动。如医生为患者看病等。这些活动都涉及某个人或经济实体提供产品或服务。因此,简单地讲,任何创造价值的活动都是生产。

在经济学分析中,通常只使用劳动(L)和资本(K)这两种生产要素,所以生产函数可以写成:$Q=f(L,K)$,其中 Q 为在每一时期所能生产的最大产量。

2. 生产要素

在西方经济学中,生产要素一般被划分为劳动、土地、资本和企业家才能这 4 种类型。

(1)劳动。指人们在生产过程中提供的体力和脑力的总和。

(2)土地。不仅指土地本身,还包括地上和地下的一切自然资源,如森林、江河湖泊、海洋和矿藏等。

(3)资本。资本可以表现为实物形态或货币形态。资本的货币形态又称为货币资本;资本的实物形态又称资本品或投资品,如厂房、机器、原材料等。

(4)企业家才能。指企业家组织建立和经营管理企业的才能。

3. 规模报酬

它是指因为生产规模变动而引起的产量或报酬的变动,也叫规模收益。也就是说,资本和劳动两种要素按同方向同比例变动对产量变动的影响。考察规模报酬,是以生产技术不变为前提。

(1) 规模报酬不变指各种要素的投入量增加的比例和产量增加的比例相同。

(2) 规模报酬递增是指产量增加的比例超过了要素投入量增加的比例,西方经济学把这种情况称之为规模经济。

(3) 规模报酬递减是指产量增长的比例小于要素投入量增加的比例,它是规模不经济的结果。

4. 生产函数分类

(1) 一种可变投入生产函数。对既定产品,技术条件不变,固定投入(通常是资本)一定,一种可变动投入(通常是劳动)与可能生产的最大产量间的关系,通常又称作短期生产函数。

(2) 多种可变投入生产函数。在考察时间足够长时,可能两种或两种以上的投入都可以变动,甚至所有的投入都可以变动,通常称为长期生产函数。

5. 常见的生产函数

(1) 固定投入比例生产函数。指在每一个产量水平上任何一对要素投入量之间的比例都是固定的生产函数。

(2) 柯布-道格拉斯生产函数。指由数学家柯布(C. W. Cobb)和经济学家道格拉斯(Paul H. Douglas)于 20 世纪 30 年代提出来的。柯布-道格拉斯生产函数被认为是一种很有用的生产函数,因为该函数以其简单的形式具备了经济学家所关心一些性质,它在经济理论的分析和应用中都具有一定意义。

二、成本函数

1. 成本

成本通常是指以货币支出来衡量的从事某项经济活动所必须支付的代价。企业的生产成本是指企业生产一定量产量对所购买的生产要素的货币支出。取决于产量 Q 及各种生产要素的价格 P。成本函数可表示为:$C=f(Q,P)$。

2. 机会成本

机会成本是以放弃同样的资源来生产其他产品或将同样资源投入另外一种用途时所能获得的收入来衡量的。理解机会成本应注意的问题:

(1) 机会成本不同于实际成本,它不是作出某项选择时实际支付的费用或损失,而是观念上的成本或损失。

(2) 机会成本是作出一种选择时所放弃的其他若干种可能的选择中最好的一种。

（3）机会成本并不全是由个人选择所引起的。

第三节 成本效益分析

在健康服务的决策过程中，经常面临着重要的问题是，在哪个点上提供更多的医疗服务所增加的成本会超过改善健康所带来的效益。在实践中，对于这个问题的回答很复杂，因为成本和效益由很多影响因素所决定，例如医疗资源的可获得性，患者的优先选择性以及疾病的严重程度等。

卫生服务的成本包括直接医疗服务成本、间接非医疗成本和间接成本。直接医疗服务成本指的是医疗服务提供者产生的所有成本，如医院检验和检查成本、医疗管理成本及任何后续治疗成本。直接非医疗成本表现为非医疗服务人员，包括患者所花费的货币成本，如患者的来往医院的交通费等。间接成本由治疗过程中相关的时间成本组成，如包括因计划影响而产生的对患者或其他任何人的时间的机会成本，以及因为卫生行为和医疗条件导致的损伤、失能和失去生命所造成的生产力的丧失。

在成本效益分析中，净效益指的是一个决策的预期收益与预期成本的差。那么医疗卫生服务总的净社会效益（$TNSB$）就等于卫生服务消费所产生的社会总效益（TSB）与社会总成本（TSC）之间的差。我们可以把社会总效益视为消费卫生服务所产生的满意度的货币价值，而社会总成本可视为生产卫生服务所消耗的货币价值。$TNSB(Q)=TSB(Q)-TSC(Q)$，该公式表明，效益、成本和净社会效益的水平是医疗卫生服务的数量 Q 决定。对医疗卫生服务数量的最佳选择，使总的净社会效益（$TNSB$）最大化。如图 13-2 所示。

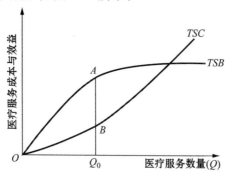

图 13-2 医疗卫生服务数量效益最大化图例

TSB 曲线表示医疗服务消费所带来的总的社会效益的货币价值，曲线的正向斜率说明消费更多的医疗服务所增加的货币效益。TSB 曲线斜率 $MSB(Q)=$

$\Delta TSB/\Delta Q$,曲线弧度向下,表明随着医疗服务的增加,社会的边际效益递减。TSC 曲线表示医疗卫生服务的总的社会成本,它的倾斜表示更多的医疗服务被生产出来的同时总成本也在不断上升。TSC 曲线斜率 $MSC(Q)=\Delta TSC/\Delta Q$。曲线的弧向纵轴,说明多生产一个单位的医疗卫生服务所产生的边际成本增加。当两条曲线的纵向距离在医疗卫生服务水平 Q_0 点时达到最大时,边际净社会效益等于 0,总的净社会效益最大。反之,Q_0 点右边的产出水平边际净社会效益为负,意味着生产了过多的医疗服务,Q_0 点左边的产出水平边际净社会效益为负,意味着生产了过少的医疗服务。

总的社会净效益 $TNSB$ 在图 13-3 中,可由边际社会效益(MSB)曲线下方与边际社会成本(MSC)曲线上方的区域表示,这是因为 $TNSB$ 等于边际净社会效益的总和,或者等于每单位实际生产的医疗服务的 MSB 与 MSC 之间的差额。因此,在下图中,ABC 区域表示在资源有效分配的情况下,社会能获得的最大 $TNSB$。

从图 13-3 中可看出,MSB 曲线代表医疗服务消费所产生的边际社会效益,MSC 曲线表示生产医疗服务的边际社会成本。$TNSB$ 在 Q_0 点的医疗卫生服务水平最大。如果提供的医疗服务量为 Q_L,那么 MSB 将超过 MSC,如果能提供更多的医疗服务,社会效益将更大。如果提供的医疗服务量为 Q_R,那么 MSB 将小于 MSC,也就是说,提供的医疗服务过剩,即导致失掉 GCH 部分。GCH 区域表示由于提供过多的医疗服务单位以及生产了过少的其他产品和服务所造成的社会净成本。

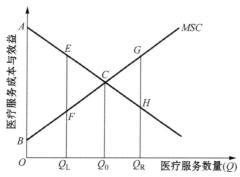

图 13-3 资源效益图例

卫生决策在实际操作中并不是件容易的事情,因为这需要决策者确定由一个既定的卫生决策所引起的所有成本和收益的货币价值。但现实中问题会被复杂化,一些由间接因素引起的成本和效益很难被量化。效益或者医疗干预的转移成本可分为四大类,第一、因疾病预防造成的医疗成本转移;第二、因延缓死亡所引起的生产中损失的货币价值的转移;第三,因健康的恢复而减少的生产中潜在损失的货币价值;第四,由于生命延长或/和较好的健康转变为满意度或效用而损失的货币价值。第一种效益通常很容易计算,它包括原来将会发生的医学治疗;但并未实施的医疗成本的估算。接下来的两项效益包括可能由于疾病或死亡而损失的个人收入的价值。最后一类效益是最主观的,因此也最难以量化,因为它包含个人从延长生命或获得的健康中所得到的满足的货币价值。许多研究仅仅计算了其他 3 种类型的效益。最终的数据被认为是对总效益的较低程度的估算。

任何医疗卫生决策的成本和效益与其说发生在一个时点上,还不如说是在整个时期。例如接种脊髓灰质炎疫苗的效益是让可能遭受脊髓灰质炎折磨的孩子过正常、健康和活泼的生活。在这个例子中,效益会延续几十年。由于当前得到的效益(或产生的成本)的价值要大于将来得到效益(或产生的成本)的价值,因此必须做出调整/说明,这说明,在做适当的比较之前,必须用现值表示某一活动所产生的一系列将来回报的净效益。

现值(PV)指未来收到的一组现金流以合适的折现率折现到当前的价值,公式为

$$PV = 未来现金流 / (1 + 折现率)$$

例如,一笔一年后可以得到的 1000 元钱,5% 的折现率,其现值为 952.38 元 (1000÷(1+5%)),也就是说,如果现在就想收到这笔钱,未来的 1000 元放在当前只值 952.38 元,这体现了金钱的时间价值概念,即现在的钱比未来的钱值钱。当涉及 N 个周期,计算现值 NPV 的公式要复杂些。

$$NPV = \sum I_t / (1+R)t - \sum O_t / (1+R)t$$

式中,NPV 表示净现值;I_t 表示第 t 年的发生的效益;O_t 表示第 t 年的发生的成本;R 表示折现率,又叫贴现率。

医学治疗的影响或发生在整个时期的全部成本效益研究中,都要慎重考虑对贴现率的选择,这是因为对于未来支付额的利率的缩小会对这一计划的现值产生很大影响。前面脊髓灰质炎疫苗接种计划的成本效益分析包括未来 70 年的潜在效益的现值(美国人的平均期望寿命为 75 岁)。选择的利率太高,会导致选择产生短期净效益的医疗干预措施。反之,选择的利率太低,会导致选择产生长期净效益的医疗计划。

确定生命货币价值最常用的方法是人力资本法。其本质上是将生命价值等同于一个人在预期的一生中生产出产量的市场价值,这种方法要估计由于生命的延长或改善所获得将来的收入现值。用于测量生命价值的另一种方法是支付意愿法。这种方法的基础是人们对于死亡可能性的略微减少所愿意支付的价值。假设社会上的人选择每人每年花费 100 美元在一些改进环境质量的设备上,并使一个人的死亡概率降低为万分之一。在这个例子中,可以归结为人均生命价值为 100

万美元(100 美元÷1/10000)。支付意愿法的优点是它对整个生命价值的估算,而不只是劳动力市场的价值。通过支付意愿法形成的生命价值包括所放弃收入的价值加上从生命和好的健康中获得的非市场价值。结果,用支付意愿法估算出的生命价值高于人力资本法计算出的价值。

由于围绕确定人的生命价值的最佳方法方面有着相当大的争议。当能够明确确定健康效益产生于某项特定的政策而又是人们所想要的,那么成本效果分析常常被采纳。成本效益分析与成本效果分析的主要差别在于所提出的基本问题:成本效益分析问的问题是:计划的成本和效益的货币价值是多少,经过充分计算,效益是否超过成本,这些结果的假定时间选择,能否证明开展该计划是正确的。而成本效果分析问的问题是:假定达到一个事先详细说明的目标,那么为达到目标使用不同方法的成本分别是多少? 成本效果分析使决策制定者能通过对不同类型的医疗干预措施,比较其挽救一个生命年的成本,做出关于稀缺医疗资源利用的明智选择。成本效果分析也受到批评,比如有人争辩说挽回的生命是各不相同的。有时一项医疗干预措施挽救生命年的数量很明显,但同时降低了生命质量。相反,也有可能一项医疗干预措施挽救很少生命年,但提高了生命质量。例如冠状动脉搭桥手术很少能延长老年男性患者的生命,但却能让他们更安乐地度过余生。

另一种成本效用分析方法也经常被用到。成本效用分析会结合生命质量,考虑一项特定的医疗干预措施所挽救的生命年数。同样地,它用指数(范围为 0~1)对获得的生命年的数量进行调整,这一指数反映了健康状况或生命质量。例如指数可以是不同健康指标比,例如死亡、疼痛、失能的加权平均数。使用成本效用分析方法的难处在于发展一个恰当的指数来测量效用。用两种方法可以用来建立这个指数。第一种方法是,让具有相同健康状态的人来估计自己的生命质量;第二种方法是向一群描述这种健康状况,这些人自身没有这种状况,然后让他们对生命质量或效用进行测量。这些询问可包括一群对这种医疗结果有充分了解的人,例如,医生和护士。一旦这个指数被建立起来,用它乘以挽救的生命年数来确定的质量调整生命年(QALYs)。例如,截肢后生活一年可能相当于 0.5 个 QALYs。

第四节　计量分析方法

一、常见数据形式

(一) 横截面数据

横截面数据是在同一时间,不同统计单位相同统计指标组成的数据列。与时序数据相比较,其区别在于数据的排列标准不同,时序数据是按时间顺序排列的,横截面数据是按照统计单位排列的。因此,横截面数据不要求统计对象及其范围相同,但要求统计的时间相同。也就是说必须是同一时间截面上的数据。与时间数据完全一样,横截面数据的统计口径和计算方法(包括价值量的计算方法)也应当是可比的.

(二) 时间序列数据

时间在不同时间点上收集到的数据,这类数据反映了某一事物、现象等随时间的变化状态或程度。如我国国内生产总值从 1949 年到 2009 年的变化就是时间序列数据。时间序列数据可作季度数据、月度数据等细分,其中很有代表性的季度时间序列模型就是因为其数据具有四季一样变化规律,虽然变化周期不尽相同,但是整体的变化趋势都是按照周期变化的。

(三) 面板数据

面板数据(Panel Data)是截面数据与时间序列数据综合起来的一种数据类型,有时间序列和截面两个维度,当这类数据按两个维度排列时,是排在一个平面上,与只有一个维度的数据排在一条线上有着明显的不同,整个表格像是一个面板,所以把 Panel Data 译作"面板数据"。但是,如果从其内在含义上讲,把 Panel Data 译为"时间序列-截面数据"更能揭示这类数据的本质上的特点。也有译作"平行数据"或"TS-CS 数据(Time Series-Cross Section)"。

二、常用估计方法

(一) 普通最小二乘法估计(OLS 估计)

最小二乘法(又称最小平方法)是一种数学优化技术。它通过最小化误差的平方和寻找数据的最佳函数匹配。利用最小二乘法可以简便地求得未知的数据,并使得这些求得的数据与实际数据之间误差的平方和为最小。最小二乘法还可用于曲线拟合。

为了使样本回归函数尽可能接近总体回归函数,对于每一个特定的样本来说,就是要使样本回归方程的拟合值与实际观测值的误差即残差越小越好。由于残差有正有负,简单的代数和会相互抵消,为了便于数学上的处理,我们使用残差平方和最小准则即最小二乘法估计模型的回归参数。最小二乘法估计对模型中的随机误差项和解释变量作了以下一些假定:

假设 1. 随机误差项的期望为零,即

$$E(\mu_i) = 0$$

假设 2. 不同的随机误差项之间相互独立,即

$$Cov(\mu_t, \mu_s) = E[(\mu_t - E(\mu_t))(\mu_s - E(\mu_s)) = E(\mu_t\mu_s) = 0$$
$$(t \neq s, s = 1, 2, \cdots, n)$$

假设 3. 随机误差项的方差与 t 无关,即

$$var(\mu_t) = \sigma^2(t = 1, 2, \cdots, n)$$

即同方差假设。

假设 4. 随机误差项与解释变量不相关。

假设 5. 随机误差项为服从正态分布的随机变量,即 $\mu_t \sim N(0, \sigma^2)$,所以由此可以推断 y_t 服从正态分布,$b_j(j = 1, 2, \cdots, k)$ 也服从正态分布,这为待估参数的统计推断提供了分布形式上的依据。

假设 6. 解释变量之间不存在多重共线性,即假定各解释变量之间不存在线性关系。

以上 6 个假设条件合称多元线性回归模型的经典假设条件。

样本回归模型:$Y = X\hat{B} + \varepsilon$ 两边同乘观测值矩阵 X 的转置 X',则

$$X'Y = X'X\hat{B} + X'\varepsilon$$

为使残差达到最小,即 $X'\varepsilon = 0$,所以得正规方程组

$$X'Y = X'X\hat{B}$$

由古典假定条件 6 知 $(X'X)^{-1}$ 存在,用该式左乘上述方程两端,得 B 的最小二乘估计为

$$\hat{B} = (X'X)^{-1}X'Y$$

(二) 广义最小二乘法估计(GLS)

在横截面数据中,不同的研究实体之间存在很大的差异。如果直接用最小二乘法进行估计,不符合上述经典假设 6 条中的第 3 条即来自不同实体的方差不一样,估计出的参数将出现较大偏差。理想的估计方法是对来自变异较大的总体的观测值做较小的加权,而对来自变异较小的总体的观测值做较大的加权。数学式表达如下:

$$Y_i = \beta_1 + \beta_2 X_i + \mu_i$$

为了便于代数上的处理,将上式模型改写成

$$Y_i = \beta_1 X_{0i} + \beta_2 X_i + \mu_i$$

式中,对每个 i 均有 $X_{0i} = 1$。

现在假定相异的方差 σ_i 已知,用 σ_i 除上式模型两边得

$$\frac{Y_i}{\sigma_i} = \beta_1\left(\frac{X_{0i}}{\sigma_i}\right) + \beta_2\left(\frac{X_i}{\sigma_i}\right) + \left(\frac{\mu_i}{\sigma_i}\right)$$

即：$Y_i^* = \beta_1^* X_{0i}^* + \beta_2^* X_i^* + \mu_i^*$

变换后的误差项 μ_i^* 具有如下特点：

$$var(\mu_i^*) = E(\mu_i^*)^2 = E\left(\frac{\mu_i}{\sigma_i}\right)^2 = \frac{1}{\sigma_i^2}E(\mu_i^2) = 1$$

也就是说，变换后误差项具有了同方差性。如果把 OLS 应用到转换后的模型将产生最优线性无偏估计量（BLUE）。

（三）随机前沿分析

Aigner 和 Chu(1968)首先提出设定函数型态的边界模式，并将第 i 个部门（Decision-Making Unit，DMU），在生产上的无效率(U_i)归因于人为所致，且未受随机性因素的影响。又假设所有 DMU 面对的技术讯息是相同的，即在相同的技术水准下从事生产，故有相同的生产边界，其乃采线性规划方式进行参数的估计。Afriat(1972)引进统计概念，假设 U_i 为 Gamma 分配，并改用最大概似估计法（MLE）估计参数；Richmond(1974)指出 Afriat 的模型也可以使用普通最小平方法(OLS)加以估计，但在截距项的参数会有估计偏误，须向上调整；Schmidt(1976)又假设 U_i 是指数分配或半常态分配，亦用 MLE 估计参数，发现所得结果与 Aigner and Chu(1968) 相同。随机性统计边界法（Stochastic Statistical Frontier Analysis，SFA)来进行绩效评估，是所谓的绝对效率概念，亦即以估计决策单位 DMU 在投入水平下应达成的目标与实际值间之比较。

假设有 N 家 DMU，且是以 Cobb-Douglas 的边界函数进行生产，模式为

$$Y_i = BX_i - U_i, \quad i = 1, 2, \cdots, N \tag{1}$$

其中，$Y_i = \ln(Y_i)$ 为第 i 家 DMU 的产出对数值 $X_i = \ln(X_i)$ 为第 i 家 DMU 的 K 个投入向量，$\beta = (\beta_0, \beta_1, \beta_2, \cdots, \beta_k)$ 是待估计的未知参数向量；U_i 是非负数，表示 DMU$_i$ 的生产技术无效率。

上述第(1)式可在假设 U_i 为各种非负的统计分配下，利用 MLE 估计，进而估算边界产出，以衡量第 i 家 DMU 的效率：

$$TE_i = \frac{Y_i}{\exp(\hat{\beta}x_i)} \tag{2}$$

此为产出导向的绝对效率，即以实际产出与透过投入所估计的边界产出两者之比较衡量而称之。

Aigner，et al.(1977)、Meeusen 和 Vanden(1977)则指出在生产的过程中，亦会受非人为因素之随机影响，如天灾、气候、地理……因此生产的误差项应再加上随机性误差项(V_i)，故 DMU 所形成的边界是随机移动而非确定性的。以随机边界法估算技术效率，其边界函数型态一般有生产函数与成本函数二种设定形式。生产函数系描述产出与投入量之间的关系，以产业的生产技术分析其经济特性；成

本函数系描述成本与产出量、投入价格之间的关系,由于要素投入价格常不易搜集,因此多使用生产函数探讨产业结构特性。

生产函数的形式可分为默认函数限制与不默认函数限制等型态,前者如Cobb-Douglas 函数,系指函数本身对产业的所有投入要素间之交叉弹性均限制为固定常数,且投入要素的替代弹性亦须等于 1,因此函数型态较简洁;后者如Translog(Transcenden Tal Logarithmic)函数,系指对要素替代弹性与规模弹性均不默认限制。以较简洁的 C-D 生产函数为例,进行 TE 的估计。延续第(1)式,但改以随机性统计边界法介绍绝对效率的评估过程,因此模式变为

$$y_i = \beta x_i + V_i - U_i, \ i = 1, 2, \cdots, N \tag{3}$$

其中除 V_i 为服从正常态分布 $N(0, \sigma_v)$,表第 i 家 DMU 之随机性效率影响因素,且与 U_i 彼此独立外,其余符号均同前。由于 V_i 是无从观察,故无法计算个别DMU 的随机边界产出,即根据第(3)式是为 $\exp(\beta X_i + V_i)$,但基于期望平均值$E(V_i) = 0$,因此可衡量所有 DMU 的平均技术效率为

$$E(TE_i) = \left[\frac{Y_i}{\exp(\hat{\beta} x_i + V_i)} \right] = \frac{E(Y_i)}{E[\exp(\hat{\beta} x_i + V_i)]} \tag{4}$$

将第(3)式改写为

$$Y_i = \exp(\hat{\beta} x_i + V_i - U_i) = \exp(\hat{\beta} x_i + V_i)\exp(-U_i) \tag{5}$$

将第(5)式代入第(4)式

$$E(TE_i) = \frac{E[\exp(\hat{\beta} x_i + V_i)\exp(-U_i)]}{E[\exp(\hat{\beta} x_i + V_i)]} = E[\exp(-U_i)] \tag{6}$$

Jondrow,et al. (1982)则利用条件几率,求算出第 i 家 DMU 的技术效率值

$$TE_i = \exp\{E[-U_i \mid (V_i - U_i)]\} \tag{7}$$

(四) 数据包络分析

Charnes,et al. (1978)将 Farrell 所提的效率边界概念,在衡量个别 DMU 的效率时,采未默认边界函数的型态,而是由所有的 DMU 之投入与产出,建立固定规模报酬下的边界线,并以线性规划模式求出相对效率。由于是应用在多项投入与多项产出,且所得的边界线乃是为包络线,因此就称为数据报络分析法,又称为 CCR 模型。该模型有以下 3 种生产假设为前提:

(1) 固定规模报酬:即增加或减少所有投入规模,产出报酬的幅度不会呈递增或递减。

(2) 固定边际生产率:即不论产量多寡,每增加或减少一单位的某项投入,所增加或减少的产出是相同的。

(3) 固定资源浪费率:即若 DMU 之效率不彰,则其所浪费的所有资源是呈固定的比例。

DEA法因可同时处理多项投入与多项产出的效率问题，且不受研究者主观想法的影响，除了效率分析外，该法还提供差额（Slack）变量信息可资运用，但DEA法也存在其不足之处，由于其效率前缘线是以所有观察的DMU组成，故如有极端值的DMU出现，或选择不同的投入项与产出项，都可能会影响所获得效率值的变化。

数据包络分析法与其他DMU比较而言，所获得的绩效水平则为相对效率概念。前面所说随机前沿方法（SFA）所求得的绝对效率在说明DMU的绩效表现上，可能会存在一些问题，例如当DMU的绝对效率高，而相对效率较低时，DMU仍有可能因竞争力不足遭到淘汰，因为DMU的绩效虽有进步，但进步的幅度不如其他单位，因此仍然不具竞争力；当然如果绝对效率低，但相对效率较高之DMU，也是须改善绩效，但至少其在市场中仍具竞争力，故SFA计算所得的绝对效率参考价值较低。

SFA与DRA两种方法法的理论比较：SFA法运用计量回归法估计，以求出近似函数，再将DMU与最佳可能达成值作比较，以求出DMU的绝对效率；DEA法则以所衡量的DMU与其他最佳DMU所形成的最大产出组合（或最小投入组合）作比较，即应用线性规划求出相对效率。在衡量的效率种类方面，SFA法可分析技术效率、规模弹性、规模效率、分配效率、技术水准及总要素生产力；而DEA法则较SFA法多了可衡量拥挤效率。

两法的基本假设亦不同，SFA法认为DMU所面对的效率前缘是随机变动的，采扣除随机因素的影响后，再算效率值；而DEA法则认为效率前缘是由样本中所有最佳DMU构成，因此是确定的，所有与前缘间之差距均被视为无效率。

SFA的优点为将各种随机与DMU可能的误差因素皆纳入考虑，可执行假设检定，且不必事先假设厂商是有效率的；但不足之处是必须先假设函数型态才能进行估计，而且样本数要够大，否则将会影响其信度，同时其所假设的统计分配对效率的评估是敏感的。

DEA的优点为可同时处理多项投入与多项产出的效率评估问题，而且无函数假设与参数估计，亦不受计量单位之影响。效率的结果是一综合性指标，可一目了然DMU的整体表现。又模式中的权重是由数学规划产生，可减少人为判断的误差，准确性较高。除比率尺度数据外，还可处理顺序尺度数据，应用弹性较大；而缺点是未将统计上的误差予以考虑，因此不能进行检定，又易受极端值之影响。

第五节　实例运用

"十一五"期间我国医疗卫生得到进一步发展，但是"看病难，看病贵"仍困扰着我们,如何利用有限资本、发挥更大效率一直是社会探讨的热点。通过研究企业的效率,来探索医疗卫生行业的经济效益。

一、广义最小二乘法估计运用

(一)模型选择

柯布-道格拉斯生产函数(Cobb-Douglas Production Function)是由数学家柯布(C. W. Cobb)和经济学家道格拉斯(Paul H. Douglas)于20世纪30年代提出来的。柯布-道格拉斯生产函数被认为是一种很有用的生产函数,因为该函数以其简单的形式具备了经济学家所关心一些性质,它在经济理论的分析和应用中都具有一定意义。用来预测国家和地区的工业系统或大企业的生产和分析发展生产的途径的一种经济数学模型,简称生产函数。它的基本的形式为

$$Y = AL^{\alpha}K^{\beta}\varepsilon^{\mu}$$

式中,Y是工业总产值;A是综合技术水平;L是投入的劳动力数(单位是万人或人);K是投入的资本,一般指固定资产净值(单位是亿元或万元,但必须与劳动力数的单位相对应,如劳动力用万人作单位,固定资产净值就用亿元作单位);α是劳动力产出的弹性系数;β是资本产出的弹性系数;μ表示随机干扰的影响,$\mu \leqslant 1$。

从这个模型看出,决定工业系统发展水平的主要因素是投入的劳动力数、固定资产和综合技术水平(包括经营管理水平、劳动力素质、引进先进技术等)。根据α和β的组合情况,它有3种类型:

(1)$\alpha+\beta>1$,称为递增报酬型,即"规模经济",即在该规模下,按现有技术用扩大生产规模来增加产出是有利的。

(2)$\alpha+\beta<1$,称为递减报酬型,表明按现有技术用扩大生产规模来增加产出是得不偿失的。

(3)$\alpha+\beta=1$,称为不变报酬型,表明生产效率并不会随着生产规模的扩大而提高,只有提高技术水平,才会提高经济效益。

(二)指标选取

本研究中的模型涉及的指标主要有投入指标和产出指标。投入指标主要包括资金投入和人力资源投入两个部分:资金投入主要选取医疗机构的固定资产作为指标,人力资源投入选取卫生技术人员人数作为指标。本研究对产出的指标选择,考虑到医疗行业的社会公益性,更多地表现为提供卫生服务的数量,而不是业务收入,因此选取门诊人次数、住院人次数和家庭卫生服务人次数之和。

（三）统计软件的选择

本研究使用 EVIEWS 6.0 统计软件。

（四）数据来源

选取《中国卫生统计年鉴》，以各省市 2009 年截面数据为统计单位，如表 13-1 所示。

表 13-1　2009 年中国医疗卫生行业投入产出情况

地　区	卫生人员数/万人	卫生技术人员/万人	固定资产/亿元	服务人次数/万人
北京	211714	16.11	488.16	13478.90
天津	93366	6.79	175.59	6612.10
河北	407351	26.80	426.15	30271.99
山西	264352	18.63	461.55	10883.43
内蒙古	177697	13.50	173.57	8195.74
辽宁	310007	22.64	395.12	14557.40
吉林	180775	13.26	188.74	8495.50
黑龙江	242973	17.53	263.37	10008.60
上海	169506	13.28	433.30	18733.20
江苏	437008	30.90	805.95	37187.90
浙江	327014	26.60	703.11	34187.70
安徽	305499	20.86	295.00	19988.00
福建	184866	13.10	1010.37	16056.50
江西	223480	15.10	221.62	15840.40
山东	602143	41.50	708.99	46103.00
河南	572773	35.99	434.29	40007.80
湖北	337113	24.70	392.94	22521.90
湖南	351160	25.35	522.42	20262.30
广东	555799	42.13	1025.77	56478.50
广西	245611	17.29	254.69	19113.80
海南	49898	3.79	59.50	3191.20
重庆	146033	10.00	170.50	11589.10
四川	437760	30.31	418.41	36328.50
贵州	143868	9.68	105.91	10096.80
云南	196796	13.52	248.83	17066.70

（续表）

地　区	卫生人员数/万人	卫生技术人员/万人	固定资产/亿元	服务人次数/万人
西藏	16040	1.01	21.35	1032.90
陕西	245352	17.18	241.42	14007.50
甘肃	126388	9.13	367.81	9352.90
青海	34429	2.40	4.95	1853.20
宁夏	37734	2.80	53.73	2524.50
新疆	146943	11.60	224.89	7708.40

注：数据来源于《2010 年中国卫生统计年鉴》

（五）结果分析

1. 建立我国医疗卫生行业生产函数

将柯布-道格拉斯生产函数模型通过对数变换使之线性化，并减少异方差，得如下模型

$$\ln Y = \ln A + \alpha \ln L + \beta \ln K + \upsilon$$

即得：

$$Y^* = A^* + \alpha L^* + \beta K^* + \upsilon$$

利用 EVIEWS 进行 GLS 回归，结果如表 13-2 所示。

表 13-2　我国医疗卫生行业柯布—道格拉斯函数回归结果

因变量：LNSER
方　法：最小二乘法
样　本：131
观察数：31

变　量	系　数	标准差	t 检验	P 值
C	6.398558	0.261981	24.42377	0.0000
LNLABOUR	0.907685	0.110653	8.202963	0.0000
LNK	0.125753	0.084476	1.488614	0.1478
拟合系数	0.929448	Mean dependent var		9.475399
调整拟合系数	0.924409	S. D. dependent var		0.935492
标准回归	0.257203	赤池信息准则		0.213861
残值平方和	1.852290	施丸茨准则		0.352634
对数拟然比	−0.314845	海库准则		0.259097
F 统计	184.4362	德宾统计		1.119765
可能性	0.000000			

由此建立我国医疗卫生行业柯布-道格斯生产函数为：

$\ln SER=6.398558+0.907685\ln L+0.125753\ln K$

$s=(0.261981)\qquad(0.110653)\qquad(0.084476)$

$t=(24.42377)\qquad(8.202963)\qquad(1.488614)$

$R=0.929448\quad \bar{R}^2=0.924409\quad F=184.4362\quad DW=1.119765$

2. 确定我国医疗卫生行业规模报酬系数

$\alpha+\beta=0.907685+0.125753=1.055201$，近似为1，对$\alpha+\beta$是否为1进行沃尔德（Wald）检验。检验结果显示，$\alpha+\beta=1$假设成立（见表13-3）。

表 13-3　我国医疗卫生行业规模报酬系数检验

沃尔德检验：

t 检验	值	自由度	P 值
F 统计	0.355417	(1,28)	0.5559
χ^2 值	0.355417	1	0.5511

Null Hypothesis Summary：

Normalized Restriction（=0）	Value	Std. Err.
$-1+C(2)+C(3)$	0.033438	0.056088

Restrictions are linear in coefficients.

（六）讨论与政策建议

1. 我国医疗卫生人力资本与资金投入效果分析

从模型的拟合结果来看，0.907685表示产出对劳动投入的弹性，也就是说，在资本投入保持不变的条件下，劳动投入每增加一个百分点，平均产出将增加0.91%。类似地，在劳动投入保持不变的条件下，资本投入每增加一个百分点，产出将平均增加0.13%。这主要是因为医疗卫生行业是劳动密集型行业，且知识性很强，人的因素影响大。由此可见，加强卫生技术人员的培养将更大地产生效益。卫生部《医药卫生中长期人才发展规划（2011—2020年）》提出到2015年，卫生人员总量达到953万人，比2009年增长175万人；到2020年，卫生人员总量达到1255万人，人才规模基本满足我国人民群众健康服务需求。

2. 我国医疗行业当前发展特征是规模报酬不变

通过揭示当前我国医疗机构发展规模特点，为政府合理规划与发展医疗卫生资源提供了依据。从本研究的模型两个弹性系数之和为1，表示规模报酬不变，即劳动投入和资本投入同时扩大1倍时，则产出也扩大1倍。医疗行业的效率并不会随着医疗行业规模的扩大而提高，只有提高综合技术水平，才会提高经济效益，因此要提高我国医疗行业的效率，仅仅投资是有限的，要善于从医疗行业内部的管理、经营等角度完善,才能提高医疗行业的效率。

二、随机前沿函数分析法运用

(一) 模型选择

$$Y = AL^a K^\beta \varepsilon^{\gamma - \mu}$$

与前面广义分析法不同之是将道格拉斯函数的随机项分成两部分,一部分为 γ(随机误差项),一部分为 μ(无技术效率项, $\mu \geqslant 0$),这样处理有利于将无技术效率项 μ 分离出来,有利分析相关指标。

(二) 指标选取

因变量指标为服务人次数,自变量指标为卫生人员数、固定资产。

(三) 统计软件的选择

采用 Front 4.1 统计软件。

(四) 数据来源

2009 年《中国卫生统计年鉴》。

(五) 结果分析

分析结果显示,上海、浙江、广东、四川等省市(地区)的技术效率较高,均超过 0.92,而辽宁、吉林、黑龙江、西藏、新疆等省市(地区)技术效率较低,均低于 0.5 (见表 13-4)。

表 13-4　2009 年全国各省市(地区)医疗卫生技术效率情况

地 区	技术效率	地 区	技术效率	地 区	技术效率	地 区	技术效率
北京	0.5736	上海	0.9392	湖北	0.7113	云南	0.6299
天津	0.6310	江苏	0.8776	湖南	0.6022	西藏	0.3687
河北	0.8846	浙江	0.9295	广东	0.9998	陕西	0.6320
山西	0.4201	安徽	0.7513	广西	0.8528	甘肃	0.6283
内蒙古	0.4662	福建	0.6290	海南	0.5203	青海	0.4506
辽宁	0.4935	江西	0.8017	重庆	0.8377	宁夏	0.5024
吉林	0.4861	山东	0.8756	四川	0.9593	新疆	0.4795
黑龙江	0.4398	河南	0.9081	贵州	0.7858		

三、数据包络分析

(一) 指标选取

因变量指标为服务人次数,自变量指标为卫生人员数、固定资产。

（二）统计软件的选择

采用 Deap 2.1 统计软件。

（三）数据来源

2009 年《中国卫生统计年鉴》。

（四）结果分析

包络分析数据显示：上海、广东、四川等省市（地区）相对技术效率高，以它们为对照（即技术效率为 1），其他省份（地区）的技术效率各有不同，总体上来说东部如浙江地区、江苏等地，技术效率较高，而山西、黑龙江、新疆等地技术效率较低，还有很大空间有待进一步提高（见表 13-5）。

表 13-5　2009 年全国各省市（地区）医疗卫生技术效率情况

地 区	技术效率	地 区	技术效率	地 区	技术效率	地 区	技术效率
北京	0.602	上海	1.000	湖北	0.742	云南	0.634
天津	0.718	江苏	0.888	湖南	0.617	西藏	0.793
河北	0.919	浙江	0.946	广东	1.000	陕西	0.677
山西	0.435	安徽	0.795	广西	0.912	甘肃	0.730
内蒙古	0.521	福建	0.870	海南	0.686	青海	0.552
辽宁	0.515	江西	0.866	重庆	0.931	宁夏	0.708
吉林	0.530	山东	0.892	四川	1.000	新疆	0.521
黑龙江	0.470	河南	0.979	贵州	0.952		

参 考 文 献

[1] 亚当·斯密. 国富论[M]. 南京:译林出版社,2011.

[2] 乔治·埃尔顿·梅奥. 工业文明的人类问题[M]. 北京:电子工业出版社,
2013.

[3] 乔治·埃尔顿·梅奥. 工业文明的社会问题[M]. 北京:北京理工大学出版
社,2013.

[4] 弗雷德里克·温斯洛·泰勒. 科学管理原理[M]. 北京:机械工业出版社,
2007.

[5] 亨利·法约尔. 工业管理与一般管理[M]. 北京:机械工业出版社,2007.

[6] 亚伯拉罕·马斯洛. 人的动机理论[M]. 北京:华夏出版社,1987.

[7] 彼得·圣吉. 第五项修炼[M]. 上海:上海三联书店,1998.

[8] 郭咸纲. 西方管理思想史(第三版)[M]. 北京:经济管理出版社,2004.

[9] 斯图尔特·克雷纳. 管理百年[M]. 北京:中国人民大学出版社,2013.

[10] 李晓淳. 健康管理[M]. 北京:人民卫生出版社,2012.

[11] 张开金,夏俊杰. 健康管理的理论与实践[M]. 南京:东南大学出版社,2011.

[12] 鲍勇,吴克明,顾沈兵. 家庭健康管理学[M]. 上海:上海交通大学出版社,
2013.

[13] 陈君石,黄建始. 健康管理师[M]. 北京:中国协和医科大学出版社,2007.

[14] 孙爱萍. 健康管理实用技术[M]. 北京:中国医药科技出版社,2009.

[15] 吴思静,郭清. 国内外电子健康档案的应用现状与发展困境[J]. 中国全科医
学,2011,14(2):226-228.

[16] 王波,吕筠,李立明. 生物医学大数据:现状与展望[J]. 中华流行病学杂志,
2014,35(6):617-619.

[17] 周杨,王碧华. 对健康档案网络化管理的伦理学思考[J]. 中国医学伦理学,
2009,22(5):126-128.

[18] 郭念峰. 心理咨询师[M]. 北京:民族出版社,2005.

[19] 鲍勇. 家庭医生技能实训教程(第一版)[M]. 上海:上海交通大学出版社,
2012.

[20] 鲍勇. 社区卫生服务概论(第一版)[M]. 南京:东南大学出版社,2010.

[21] 鲍勇. 社区卫生服务制度(第一版)[M]. 南京:东南大学出版社,2010.

[22] 鲍勇. 社区卫生服务流程化管理(第一版)[M]. 南京:东南大学出版社,2010.

［23］鲍勇.社区卫生服务绩效评价（第一版）［M］.南京：东南大学出版社,2010.

［24］于保荣,陈柏廷.日本医疗保险制度及介护保险制度介绍［J］.中国卫生经济，2005(6).

［25］日本健康保险深入千家万户.1994-2009. China Academic Journal Electronic Publishing House.

［26］中华医院管理学会赴台考察团.台湾医院管理与全民健康保险考察报告［R］.中国医院,2002,(3).

［27］陈文辉.发展商业健康保险 完善医疗保障体系［J］.保险研究,2006,5:6-8.

［28］胡咏梅.计量经济学基础与 STATA 应用［M］.北京：北京师范大学出版集团,2010.

［29］威廉.H.格林.计量经济分析（第五版）［M］.北京：中国人民大学出版社，2007.

［30］上海市闵行区地方志编纂委员会.闵行年鉴 2013［R］.上海：学林出版社，2013.

［31］Center for Disease Control and Prevention, National Center for Health Statistics, U. S. Department of Health and Human Services. Health, United States, 2008. Public Health Services, Washington. U. S. Government Printing Office, February, 2009.

［32］Center for Disease Control and Prevention, National Center for Health Statistics, U. S. Department of Health and Human Service. Health, United States, 2012. Public Health Services, Washington. U. S. Government Printing Office, May, 2013.

［33］Center for Disease Control and Prevention, National Center for Health Statistics, U. S. Department of Health and Human Service. Deaths: Final Data for 2010. National Vital Statistics Reports. May 8, 2013; 61(4):1-7.

［34］Burney LE. Smoking and lung cancer: a statement of the Public Health Service. JAMA 1959;171:1829-27.

［35］U. S. Department of Health and Human Services. Smoking and Health: Report of the Advisory Committee to the Surgeon General of the Public Health Services. Public Health Services, Washington. U. S. Government Printing Office, 1964.

［36］U. S. Department of Health and Human Services, Center for Disease Control and Prevention, National Center for Chronic Disease Prevention and Health Promotion, Office on Smoking and Health. The Health

Consequences of the Smoking—50 Years of Progress: AReport of the Surgeon General. Atlanta, GA, January, 2014.

[37] 严慈庆,艾鼎敦. 健康之经济战略意义[J]. 中华健康管理学杂志,2009,3(3): 183-186.

[38] Mahmood SS, Levy D, Vasan RS, Wang TJ. The Framingham Heart Study and the epidemiology of cardiovascular disease: a historical perspective. LancetMarch 15, 2014;383:999-1008.

[39] Robbins LC, Hall JH. How to Practice Prospective Medicine. Methodist Hospital of Indiana, Indianapolis, Indiana. 1970.

[40] Lasco R, Moriarty DG, Nelson, CF. CDC Health Risk Appraisal User Manual. U. S. Centers for Disease Control, Division of Health Education, Center for Health Promotion and Education, Atlanta. 1984.

[41] U. S. Department of Health, Education, and Welfare. Healthy People— The Surgeon General's Report on Health Promotion and Disease Prevention, 1979. Public Health Service, DHEW (PHS) Publication No. 79-55071, Washington, D. C. 1979.

[42] Edington, DW, Edington, MP, Yen, L. The formula for proving your program's worth. EmployeeServices Management, 1988—1989;31(10):12-17.

[43] DeJoy, DM, Dyal M, Padilla HM, Wilson MG. National Workplace Health Promotion Surveys: The Affordable Care Act and future surveys. Am J Health Prom. 2014;26(3):142-145.

[44] U. S. Department of Commerce, Census Bureau, "Income, Poverty, and Health Insurance Coverage in the United, States: 2012." September, 2013.

[45] Center for Disease Control and Prevention, National Center for Health Statistics, U. S. Department of Health and Human Service. Health, United States, 2013. Public Health Services, Washington. U. S. Government Printing Office, May, 2014.

[46] Blanchard, K, Edington, DW, Blanchard, M. The One Minute Manager Gets Fit. William Morrow &. Company, Inc. New York, 1986.

[47] Amler RW, Moriarty DG, Hutchins EB (eds). Healthier People: The Carter Center of Emory University Health Risk Appraisal Program Guides and Documentation. The Carter Center of Emory University, Atlanta.

January, 1988.

[48] U. S. Census Bureau. 65+ in the United States: 2010. U. S. Government Printing Office, Washington, DC. June, 2014

[49] Willed W. Balance life-style and genomics research for disease prevention. Science. 2002; 296:695-698.

[50] World Health Organization. Preventing Chronic Diseases: A Vital Investment. Geneva: World Health Organization; 2005. http://www. who. int/chp/chronic_disease_report/full_report. pdf

[51] Yen L, McDonald T, Hirschland D, Edington DW. Association between wellness score from a health risk appraisal and prospective medical claims costs. Journal of Occupational and Environmental Medicine. 2003; 45(10): 1049-1057.

[52] U. S. Department of Health and Human Services, Agency for Healthcare Research and Quality, The Guide to Clinical Preventive Services 2012. October, 2012. AHRQ Pub. No. 12-05154. http://www. ahrq. gov/ professionals/clinicians-providers/guidelines-recommendations/guide/guide-clinical-preventive-services. pdf

[53] Hyner GC, Peterson KW, Travis JW, Dewey JE, Foerster JJ Framer EM, eds. SPMHandbook of Health Assessment Tools. Pittsburgh, PA: The Society of Prospective Medicine& The Institute for Health and Productivity Management. 1999.

[54] 111th Congress of the United States of American, An Act Entitled The Patient Protection and Affordable Care Act. http://www. gpo. gov/fdsys/ pkg/BILLS-111hr3590enr/pdf/BILLS-111hr3590enr. pdf

[56] National Center for Health Statistics. Healthy People 2010 Final Review. Hyattsville, MD. 2012.

[57] Edington DW, Yen L. Worksite health promotion utilizing health risk appraisal. Proceedings of the 21st Annual Meeting of the Society of Prospective Medicine. San Francisco, November, 1985.

[58] Smith KW, McKinlay SM, McKinlay JB. The validity of health risk appraisal for coronary health disease: results from a randomized field trial. American Journal of Public Health. 1991; 81(4): 466-470.

[59] Edington DW, Yen L. Reliability, Validity and effectiveness of health risk appraisal II. In: Peterson KW, Hilles SB, Eds. The Society of Prospective

Medicine：Directory of Health Risk Appraisals（Third Edition）. Indianapolis，IN：The Society of Prospective Medicine. 1996：135-141.

［60］Edington DW. Zero Trends：Health as a Serious Economic Strategy. Health Management Research Center，University of Michigan，Ann Arbor，Michigan. March，2009.

［61］Yen L，Li Y，Edington MP，Lu C，Edington DW. Stratification of health risks and behaviors：Dynamic status. Proceedings of the 34th Annual Meeting of the Society of Prospective Medicine. Rhone Island，October，1998.

［62］Edington DW，Yen L，Li Y，Li J，Musich S. The relative importance of low-risk maintenance versus high-risk reduction. Proceedings of the 34th Annual Meeting of the Society of Prospective Medicine. Rhone Island，October，1998.

［63］上海市闵行区卫生局. 健康伴我行—闵行区卫生公共产品目录［M］. 上海：上海科学技术文献出版社，2011.

［64］陈君石，黄建始. 健康管理师［M］. 北京：中国协和医科大学出版社，2007.

［65］陈文彬，潘祥林. 诊断学（第 6 版）［M］. 北京：人民卫生出版社，2006.

［66］马骁. 健康教育学（第 2 版）［M］. 北京：人民卫生出版社，2012.

［67］孙长颢. 营养与食品卫生学（第 6 版）［M］. 北京：人民卫生出版社，2007.

［68］李鲁. 社会医学（第 2 版）［M］. 北京：人民卫生出版社，2006.

［69］龚幼龙，严非. 社会医学（第三版）［M］. 上海：复旦大学出版社，2009.

［70］卫生部疾病控制局，高血压联盟（中国），国家心血管病中心. 中国高血压防治指南（第三版 2010 年修订版）［S］.

［71］中华医学会糖尿病学分会. 中国 2 型糖尿病防治指南（2010 年版）［S］. 北京：北京大学出版社，2011.

［72］李立明. 流行病学（第 6 版）［M］. 北京：人民卫生出版社，2008.

［73］沈福民. 流行病学原理与方法［M］. 上海：复旦大学出版社/上海医科大学出版社，2001.

［74］陈君石，黄建始. 健康管理师［M］. 北京：中国协和医科大学出版社，2007

［75］谢惠民. 合理用药［M］. 北京：人民卫生出版社，2007.

［76］杨秉辉，祝墡珠等. 全科医学概论［M］. 北京：人民卫生出版社，2013.

［77］王陇德. 中国居民营养与健康状况调查报告（综合报告）［R］. 北京：人民卫生出版社，2005.

［78］祝墡珠，王维民，等. 全科医生临床实践［M］. 北京：人民卫生出版社，2013.

[79] 郭念峰. 心理咨询师[M]. 北京:民族出版社,2005.

[80] 全国卫生专业技术资格考试专家组. 心理治疗学[M]. 北京:人民卫生出版社,2011.

[81] (美)S. Cormier,B,Cormier,张建新等译. 心理咨询师的问诊策略[M]. 北京:中国轻工出版社,2000.

[82] Muir Gray,唐金陵. 循证医学 循证医疗卫生决策[M]. 北京:北京大学医学出版社,2004.

[83] 李立明. 对循证医学与循证健康管理的思考[J]. 中华健康管理学杂志,2011,5(2):70-71.

[84] 于迎,杜渐,薛崇成,等. 基于《内经》的中医健康观[J]. 中国中医基础医学杂志,2011,17(2):147.

[85] 王琦. 中医体质学[M]. 北京:人民卫生出版社,2005:2.

[86] 王苏娜,韩励兵. 浅议针灸"治未病"[J]. 中国针灸,2009,29(8):668.

[87] 蒋力生. 中医养生学释义[J]. 江西中医学院学报,2007,19(1):35.

[88] 陈沛沛. 中医养生理念与现代自我保健[C],2011全国中医药科普高层论坛文集,133.

[89] 李晓泓,解秸萍,翟景慧. 针灸"治未病"的思考[J]. 中国临床康复,2004,8(13):2525-2527.

[90] 黄建始. 美国的健康管理:源自无法遏制的医疗费用增长[J]. 中华医学信息导报,2006,21(12):6.

[91] 涂晓玲. 引入健康管理元素完善我国公共卫生体系建设[J]. 预防医学情报杂志,2009,25(8):659.

[92] 程兆盛,方明金. 中医药政策概述[J]. 中医药管理杂志,2013,21(11):1142.

[93] 胡咏梅. 计量经济学基础与STATA应用[M]. 北京:北京师范大学出版集团,2010.

[94] 孙敬水. 中级计量经济学[M]. 上海:上海财经大学出版社,2008.

[95] 威廉. H. 格林. 计量经济分析(第五版)[M]. 北京:中国人民大学出版社,2007.

[96] 程晓明,罗五金,等. 卫生经济学[M]. 北京:人民卫生出版社,2006.